Stefan Nitschkoff
Blutdruckvariabilität der
Hyper- und Hypotonie

Blutdruckvariabilität der

Stefan Nitschkoff

Hyper- und Hypotonie

Eine Selbstmessungsstudie

Mit 59 Abbildungen und 24 Tabellen

Akademie-Verlag · Berlin 1981

MR ChA Prof. Dr. sc. med. Dr. phil.
Stefan Nitschkoff
Zentralinstitut für Herz- und Kreislauf-Regulationsforschung der Akademie der Wissenschaften der DDR, Berlin-Buch

Erschienen im Akademie-Verlag,
DDR-1080 Berlin, Leipziger Straße 3–4
Lektor: Christiane Grunow

Lizenznummer: 202 · 100/494/81
Einband und Schutzumschlag: Rolf Kunze
Gesamtherstellung: VEB Druckerei
„Thomas Müntzer", 5820 Bad Langensalza
Bestellnummer: 762 865 5 (6596) · LSV 2075
Printed in GDR

DDR 25,– M

Geleitwort

Ärzte und Patienten sind oft überrascht von der Variabilität des Blutdruckes. Prof. NITSCHKOFF, ein langjähriger Mitarbeiter unseres Institutes, hat im Laufe einer 20jährigen tierexperimentellen und klinischen Forschung sich die Mühe gemacht, dem Problem der Blutdruckvariabilität nachzugehen. In der theoretischen Darlegung dieses Buches unter dem Aspekt der komplizierten Blutdruckregulation im Sinne von zerebroviszeralen Grundmechanismen lehnt sich der Autor z. T. an die Arbeiten von Akademiemitglied Prof. R. BAUMANN an.

Das Besondere an dieser Monografie ist der Versuch, zwei klinische Syndrome einander gegenüberzustellen — die essentielle Hypertonie und Hypotonie. Die eine Krankheit läßt sich klinisch und biokybernetisch teilweise durch die andere interpretieren. Manche Fragen, die der Autor aus seiner Sicht anschneidet, können nicht als endgültig geklärt angesehen werden und sollen als Hinweise zur weiteren Bearbeitung dienen.

Ein Schwerpunkt dieser Arbeit behandelt die Selbstmessung des Blutdrukkes. Die Aussagekraft dieser Studie gewinnt an Bedeutung durch das umfangreiche Material und die Langzeitbeobachtung durch den Autor. Die Selbstmessung des Blutdruckes trägt zur Klärung der Diagnose mancher Blutdruckvariabilität bei, was auch therapeutische Konsequenzen hat und insbesondere den Dialog zwischen Arzt und Patienten verbessert. Selbstmessung heißt jedoch nicht Selbstbehandlung. Der Physiologe, Pathophysiologe und Kliniker können durch diese Monografie eine Vielzahl von Informationen erhalten. Neben der Anleitung zum Selbstmessen werden therapeutische Aspekte und Compleance abgehandelt, ebenso Fragen der Borderline-Hypertonie sowie weitere klinisch relevante Probleme. Der Autor erhebt keinen Anspruch, in dieser Monographie detaillierte theoretische und experimentelle Resultate vorzulegen. Er möchte vielmehr Regulationsprobleme anhand klinischer Modelle, wie Hypo- und Hypertonie, erläutern. Diese umfangreiche und gründliche Studie soll den Dialog zwischen Arzt und Patient verbessern helfen und einschließlich der nichtmedikamentösen Therapie zu einer optimalen Behandlung des Kranken beitragen. Manche interessante und neue Ergebnisse dieser Arbeit regen an zu einer kritischen Überprüfung mancher eingefahrener epidemiologischer, diagnostischer und therapeutischer Verfahren.

MR Prof. Dr. sc. med. H. Heine
Direktor des Zentralinstituts
für Herz- und Kreislauf-Regulationsforschung
der AdW der DDR

Vorwort

Die an und für sich einfache Methode zur Ermittlung des Blutdruckes ist trotz ihrer subjektiven und objektiven Fehlerbreite für die Diagnostik und die therapeutischen Maßnahmen bei Erkrankungen des kardiovaskulären Systems entscheidend. Wegen der wenig typischen und sehr polymorphen Anamnese sowohl bei Hypo- als auch bei Hypertonikern besteht die Gefahr, durch den Blutdruckwert ein Syndrom zu präjudizieren. Da so gut wie nichts bekannt ist über Schäden durch diagnostische und therapeutische Maßnahmen, können die Folgen einer Fehlbehandlung für den Patienten schwerwiegend sein. Eine einmalige Blutdruckmessung mit einem zufälligen pathologischen Wert kann eine iatrogene Wirkung auf den Patienten haben. Daraus ist die Wichtigkeit der Erfassung des „wahren" Blutdruckes zu entnehmen, der sich physiologisch durch eine große Variabilität nach oben und unten auszeichnet. Der Blutdruck ist primär ein adaptives Phänomen und sichert eine optimale Blutversorgung. In der ärztlichen Praxis erfaßt man meistens nur den „Gelegenheitsblutdruck" als „Momentaufnahme" einer großen, alltäglichen Schwankungsbreite. Der sogenannte „Erfordernisdrucke" braucht keine Krankheit zu sein; neue Erkenntnisse metabolischer und energetischer Vorgänge zwingen zu der Fragestellung, ob es nicht ein Hypertoniesyndrom ohne Blutdruckerhöhung gibt, zumindest in dem Frühstadium.

Es bestehen noch Zweifel darüber, wie lange und wie oft und unter welchen Bedingungen man den Blutdruck kontrollieren muß, um ihn einem hypotonen oder hypertonen Krankheitssyndrom zuzuordnen. Epidemiologische Studien zeigen, daß bereits eine permanente leichte Erhöhung des Blutdruckes die Morbidität und Mortalität beeinflussen kann, wobei das poliklinische und klinische Milieu für den Patienten keine normale Umgebung darstellen. Umfangreiche Statistiken zeigen überzeugende Tendenzen mit prognostischen Hinweisen, lassen jedoch die Individualität des einzelnen außer acht. Jeder Hypo- und Hypertoniker hat aber sein Blutdruckprofil und seine individuelle kardiovaskuläre Regulationsbreite, die für die Therapie nicht unbedeutend sind. Andererseits wissen wir, daß jede Krankheit auch von sozialen Faktoren, also den gesellschaftlichen Verhältnissen beeinflußt wird (Gesundheitspolitik), was allgemein als „Medical Care Research" bzw. „Health Service Research" bekannt ist.

Der Autor hat das Blutdruckphänomen in seinen untersten und höchsten Grenzen analysiert und versucht, es in seiner Variabilität zu behandeln. Die Skala der Blutdruckschwankungen bei Gesunden und Kranken zeigt, daß auch diese einfache Methode ernst und kritisch genommen werden muß. Klinische Verfahren bis zu diffizilen Herzkatheteruntersuchungen sind ausreichend in der Literatur beschrieben. Leider sind auch diese psychoemotional verfärbt und immer noch für den Patienten belastend. Wir sind zu der

Überzeugung gekommen, daß gerade die Selbstmessung des Blutdruckes besonders aufschlußreich für den Arzt und nützlich für den Patienten ist, und haben deshalb den Akzent unserer Blutdruckanalyse auf diese einfache Methode gelegt. Diese seit 1940 bekannte Art der Blutdruckmessung gibt genauesten Aufschluß über die Regulationsbreite, die Erfassung von Entspannungs-, Basis-, Alltags- und Gelegenheitsblutdruck und anderer Variabilitäten sowie die Ermittlung des individuellen Blutdruckprofils.

Die vorliegenden Ausführungen und das ausgewertete Material beruhen auf einer 20 jährigen experimentellen Grundlage und klinischen Forschung auf dem Gebiet der Blutdruckregulation. Die Ergebnisse stammen von insgesamt 5600 Personen mit 73740 RR-Werten. Je nach Fragestellung wurden die Patienten in verschiedenen angegebenen Gruppen untersucht. Die Werte wurden in mm Hg angegeben, wobei auf die Möglichkeit einer Transkription auf die neue Meßeinheit vollständigkeitshalber hingewiesen wird. Auf theoretische Auseinandersetzungen wurde bewußt verzichtet. Die Schrift beruht auf praktischen Erfahrungen und ist hauptsächlich für die Praxis gedacht. Das Krankengut stammt aus dem Zentralinstitut für Herz- und Kreislauf-Regulationsforschung (Direktor MR Prof. Dr. sc. med. H. Heine), teilweise aus der Belegschaft des VEB Bergmann-Borsig, der Hochschule der Gewerkschaften „Fritz Heckert" Bernau, dem Ambulatorium Klosterfelde (Leiter: Dr. H. Gahlow) und dem Ambulatorium Zepernick (Leiter: Dr. H. J. Wiesenack). Die inhomogene Zusammensetzung des Materials ist für die Blutdruckanalyse von Vorteil. Möge diese Arbeit beitragen zu einer kritischen Einstellung gegenüber der Blutdruckmessung mit ihren Folgen und den Praktiker und Kliniker daran erinnern, daß Diagnostik und Behandlung nicht schlimmer als die Krankheit sein dürfen.

An dieser Stelle sei und dem Akademie-Verlag, insbesondere der hauptverantwortlichen Lektorin, Frau Christiane Grunow, für die Herausgabe und Gestaltung des Buches gedankt. Besonderer Dank gilt auch meiner langjährigen Sekretärin, Frau Renate Blechschmidt, und Frau Carola Kruppke, die mir bei der Ordnung und Bearbeitung des umfangreichen Materials sowie umsichtiger Fertigstellung des Manuskriptes geholfen haben. Desgleichen danke ich ChA Dr. Hartmut Gahlow und seinen Mitarbeitern, Frau Dr. Monika Breitmann und Schwester Ingeborg von Ahlen für die sorgfältige Analyse des großen klinischen Patientengutes. Dank insbesondere meinem Freund und ehemaligen Mitarbeiter OA Dr. Manfred Lori für die vielen fruchtbaren Diskussionen und nützlichen Hinweisen sowie Frau Dr. Elisabeth Richter-Heinrich und Herrn Dr. P. Morgan für die Überlassung ihres klinischen Materials.

Berlin, Januar 1980 Stefan Nitschkoff

Inhaltsverzeichnis

1. Einleitung 1
1.1. Meßeinheiten für den Blutdruck 7
1.2. Statistische Verfahren 8
1.3. Blutdruckmeßmethoden 8
1.4. Selbstmessung des Blutdruckes 15

2. Grundzüge der Blutdruckregulation 23
2.1. Biokybernetische Aspekte der Blutdruckregulation 36

3. Pathophysiologische Grundmechanismen der arteriellen Hypertonie 42
3.1. Hochdruck bei Schwangerschaft und durch Ovulationshemmer 49
3.2. Formen der arteriellen Hypertonie 50
3.3. Verteilung der Hypertoniker 53
3.4. Schweregrade der arteriellen Hypertonie 53
3.4.1. Stadieneinteilung nach WHO 58
3.5. Anamnestische Symptome der Hypertonie und Hypotonie 59

4. Pathophysiologische Grundmechanismen der arteriellen Hypotonie 63
4.1. Schweregrade der arteriellen Hypotonie 71
4.2. Verteilung, erbliche Belastung, Prävalenz und Inzidenz der arteriellen Hypotonie 73

5. Blutdruckphänomene und Blutdruckvariabilität bei der arteriellen Hypertonie und Hypotonie 75
5.1. Über Normalwerte und -verteilung des Blutdruckes 75
5.2. Konstitution und Blutdruck 78
5.2.1. Körpergewicht und Blutdruck 80
5.3. Klima und Blutdruck 82
5.4. Übergang von Hypertonie in Hypotonie und umgekehrt sowie Spontanheilungen 85
5.5. Borderline — Hypertension 86
5.5.1. Borderline — Hypotonie 87
5.6. Blutdruckdifferenzen zwischen rechtem und linkem Arm 87
5.7. Blutdruck und Menstruationszyklus 89
5.8. Die 24-Stundenrhythmik des Blutdruckes 91
5.9. Vegetative Funktionen und Blutdruck 97
5.9.1. Der Blutdruck nach Nahrungsaufnahme 98
5.9.2. Füllungsdruck der Blase und Blutdruck 98
5.9.3. Blutdruck und rektaler Füllungsreiz 98
5.9.4. Rektoskopie und Blutdruck 99
5.9.5. Laparoskopie und Blutdruck 99
5.9.6. Koitus und Blutdruck 99
5.10. Die arterielle labile Hypertonie und Hypotonie 100
5.10.1. Die „echte" labile Hypertonie 100
5.10.2. Die labile Hypotonie 104
5.11. Körperlage und Blutdruck 106
5.12. Emotion und Blutdruckvariabilität 109
5.13. Basis- und Entspannungsblutdruck 118
5.14. Der Gelegenheitsblutdruck 122
5.15. Der Alltagsblutdruck 125

6. Therapeutische Aspekte und Patienten-Compliance 127
6.1. Primäre und sekundäre Hypertonieformen 127
6.2. Medikationsverhalten der Hyper- und Hypotoniker 128
6.3. Der schwer einstellbare Hyper- und Hypotoniker 131
6.4. Die nicht medikamentöse Behandlung von Hypertonikern 134
6.5. Über die Behandlung von Hyper- und Hypotonikern, die keine sind 136
6.6. Hypertonie und Hypotonie im Alter 136
6.7. Konsultationshäufigkeit von Hyper- und Hypotonikern 137

7. Zusammenfassung und Schlußfolgerungen 139

8. Literatur 152

9. Sachregister 164

Einleitung

In dieser Arbeit werden die sogenannten essentiellen Formen der arteriellen Hypertonie und die konstitutionelle Hypotonie behandelt. Die Blutdruckwerte dieser beiden Kreislaufphänomene lassen sich nicht immer durch Selbstmessung erfassen, so daß teilweise auch die Fremdmessung angewandt wurde. Es gibt keinen physiologischen Parameter, welcher von exogenen und endogenen Faktoren so abhängig ist wie der Blutdruck. Schon sein Ruhewert ist großen Schwankungen unterworfen, insbesondere bei Hypertonikern. Diesbezügliche Studien über Hypotoniker liegen kaum vor. Das liegt wahrscheinlich daran, daß die Hypotonie in ihrer Progredienz selten zu Komplikationen führt und die Morbidität und Mortalität nach bisherigen Beobachtungen nicht beeinflußt. Im Gegensatz zur Hypertonie ist die Hypotonie wahrscheinlich selten ein Risikofaktor.

Die Hypertonie als Volks- und Zivilisationskrankheit ist in ihrer Erfassung und Behandlung ein Prüfstein geworden für die Beurteilung der Güte eines Gesundheitswesens. Die Hypertonieerkrankung wird oft in der Statistik der HKK ausgewiesen. Von den umfangreichen epidemiologischen Studien seien hier folgende erwähnt: Community Hypertension Evaluation Clinic Program [87, 134], National Hypertension Information Program, National Institutes of Health, Federal Drug Administration, Veterans Administration, Department of Defense, Health Service and Mental Health Administration, American Heart Association, American College of Cardiology [134], Veterans Administration Cooperative Study on antihypertensive Agents [425], American Heart Ass. [447, 424] sowie Studien in der SU, BRD, Schweiz, Australien und andere [1]. Obwohl aufschlußreich, sind sie doch nicht immer miteinander vergleichbar und weisen sogar Mängel auf. Die Arbeiten lassen erkennen, daß z.B. der diastolische Wert, der von besonderer Bedeutung ist, sowohl beim Leiserwerden als auch beim Aufhören der KOROTKOFF-Töne gemessen wurde. Außer der Meßmethode sind die Ökologie und Population nicht einheitlich. Die Umstellung in der letzten Zeit vom Leiserwerden zum Aufhören des 2. HT führt zu erheblichen Schwankungen [379].

Den meisten Arbeiten über die Erfassung der Hypertoniker ist nicht zu entnehmen, wieviel Blutdruckmessungen zugrunde liegen. Die WHO-Stadien der Hypertonie sind lediglich Richtlinien, die verschieden interpretiert werden können, aber nichts über Risikoerhöhung oder Behandlungsbedürftigkeit dieser Krankheit aussagen; dabei werden weder die Dauer noch die Höhe des Blutdruckes berücksichtigt. Die Frage der Borderline-Fälle ist ebenfalls problematisch und willkürlich festgelegt. PFLANZ [373] stellt fest, daß eine große Zahl der "bekannten" und behandelten Hypertoniker überhaupt keine Hypertonie haben. Bei dem Kontroll-Bestell-System schwanken die nicht zur Nachuntersuchung erschienenen Probanden zwischen 15 und 30%. Welche

Hypertoniker sind dies? Wieviel Prozent machen die Therapieversager aus, und welche Faktoren liegen dafür zugrunde? Nach LÈCHE et al. [255] wird bei epidemiologischen Untersuchungen folgende prozentuale Verteilung der Gründe für das Versagen der Therapie angegeben:

- fehlende Krankheitseinsicht des Patienten (27%)
- unzuverlässige Medikamenteneinnahme (25%)
- unerwünschte Medikamentenwirkung (20%)
- Nichterscheinen zur Kontrolle (14%)
- ungenügende Anleitung des Patienten (11%)

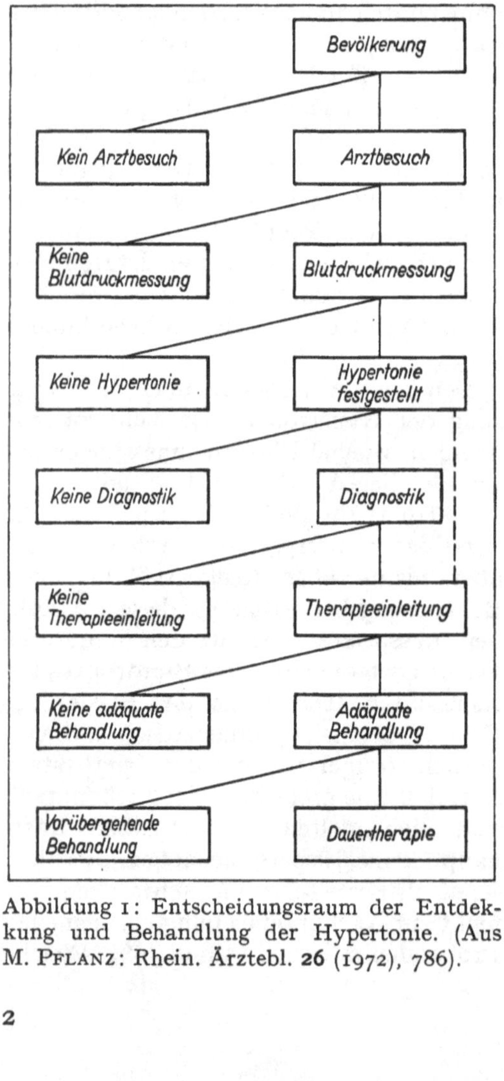

Abbildung 1: Entscheidungsraum der Entdekkung und Behandlung der Hypertonie. (Aus M. PFLANZ: Rhein. Ärztebl. **26** (1972), 786).

Diese Aufschlüsselung entspricht auch annähernd unserer Beobachtung, wobei die unerwünschte Medikamentenwirkung an erster Stelle liegt mit 28—30%.

Früherfassung und Screening sind wichtig und haben nur Sinn mit einer ausreichenden Sicherung der Frühbehandlung. LOSSE [273], BOCK [47, 254] und andere weisen aus gutem Grund auf die Möglichkeit der Prävention sowie Beeinflussung der Prognose durch frühzeitige Behandlung hin. Da die Hochdruckursachen wenig bekannt sind und praktisch eine primäre Prävention unmöglich ist, spricht LOSSE [273] mit Recht von lediglich „hochdruckbegünstigenden" Faktoren. Die ungenaue Definition und unzureichende Anwendung der Meßmethoden können auch zu falschen positiven Ergebnissen führen. Die Erfassung des unbekannten Hypertonikers ist eine Verpflichtung zur Langzeitbetreuung betonen auch GUTZWILLER und BÜHLER [77]. Früherkennungsuntersuchungen und deren Effektivität und Effizienz müssen sorgfältig analysiert werden. Abbildung 1 zeigt nach PFLANZ [373] ein Entscheidungsschema über Früherkennung und Behandlung der Hypertonie. Dieses Blockschema ist auch für die Hypotonie analog anwendbar. Folgende Probleme können bei der Krankheitsfrüherkennung nicht genau determiniert werden: Definition der Präventivmedizin, Dignität der einzelnen Faktoren zur Krankheitsfrüherkennung, Sensivität und Spezifität von Filteruntersuchungen, das Problem der Grenzfälle und schließlich Organisation und Durchführung der Untersuchungen zur Krankheitsfrüherkennung [169]. Screeninguntersuchungen versprechen eine effektive Prävention und Frühbehandlung, wobei in der letzten Zeit auch hier skeptische Stimmen auftauchen [208]. Aktuell sind exogene und endogene Risikofaktoren [491], Herz-Kreislauf-Screening mit Schirmbildreihenuntersuchungen usw. [400], Screening in Gemeinden und größeren Gebieten, in der Industrie und bei der Landbevölkerung usw. Interessant ist das Screening-Modell nach E. RICHTER-HEINRICH [399] unter Anwendung psychophysiologischer Methoden als ein Fein-Screening-Test zur Individualdiagnostik der essentiellen Hypertonie, der jedoch für die Praxis zu aufwendig ist. Abbildung 2 zeigt das Flußdiagramm eines Screeningmodells der Hy-

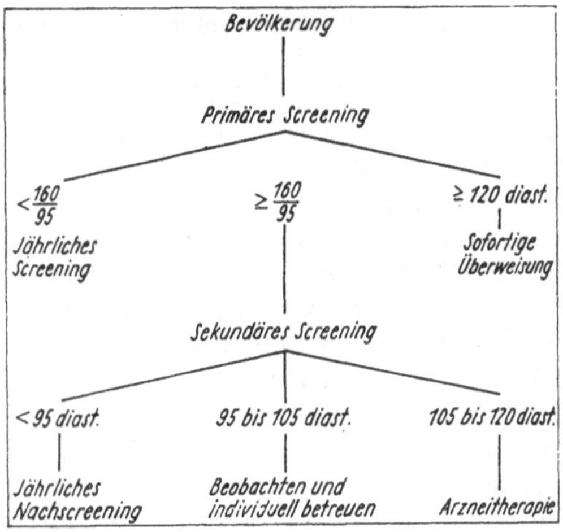

Abbildung 2: Flußdiagramm für Entdeckung und Behandlung der Hypertoniker. (Nach Recommendations for a National High Blood Pressure Program Data Base for Effective Antihypertensive Therapy).

pertoniker nach Recommendation for a National High Blood Pressure Program Data Base for Effective Antihypertensive Therapy [342a]. Hingewiesen sei auf die Arbeit „Hypertension Screening of 1 Million Americans," Community Hypertension Evaluation Clinic (CHEC) Program through 1975 von STAMLER et al. [458]. Wichtig ist die Tatsache, daß 2—3 malige Messung des Blutdruckes im Screening die Zahl der Hypertoniker um ein Drittel senkt [373]. Selbst eine zweite Messung zeigt eine Abnahme des diastolischen Druckes um 10 mm Hg bei 83% der Untersuchten [12]. Überblickt man auch andere Arbeiten [183, 169], so ergeben sich folgende statistisch ermittelte Tatsachen: 50—60% aller Hypertoniker werden nicht erkannt, in den Industrieländern weisen rund 15—20% der Männer und Frauen im Alter von 40 Jahren eine Hypertonie auf, ca. ein Drittel der Hypertoniker weiß von der Erkrankung nichts, von den bekannten Hypertonikern werden 19% nicht behandelt und 14% nicht ausreichend. Daraus kann annähernd errechnet werden, daß ca. 65% aller Hypertoniker aus einer verbesserten Erfassung und Behandlung Nutzen ziehen können. Bei 2 Millionen Neuentdeckungen mußte bei einer weiteren Blutdruckmessung noch 1 Million, also die Hälfte, als Hypertoniker oder potentieller Hypertoniker bezeichnet werden [169]. Die Inzidenz für die Hypertonie beträgt 0,5—2,4%, die Prävalenz 1—3% zwischen dem 40. und 50. Lebensjahr und liegt höher bei Schwarzen als bei Weißen und höher bei Männern als bei Frauen [458]. Nach unserer Berechnung beträgt die Inzidenz für die Hypotonie 1—2%, und die Prävalenz 1,5—4,8% zwischen dem 18. und 55. Lebensjahr; sie ist bei Frauen höher als bei den Männern. Man rechnet in Amerika mit ca. 23 Millionen, in der Bundesrepublik mit 6 Millionen und in der DDR mit 2 Millionen Hypertonikern. Die Gesamtkosten des amerikanischen Hypertonie-Screening-Programmes von 10 Milliarden Dollar wurden durch eine Kosten-Nutzen-Analyse des National Heart and Lunge Institute ermittelt [187]. Manche Autoren plädieren mehr für eine intensive Betreuung und Behandlung der Hypertoniker als für eine Aufdeckung und Bekämpfung [496].

Ein zusätzliches Jahr Lebenserwartung eines Patienten mit einem diastolischen Blutdruck 105 mm Hg wird mit einem Kostenaufwand von 4800 Dollar und bei einem diastolischen Wert über 105 mm Hg mit 9800 Dollar veranschlagt. Die Kosten-Nutzen-Analyse [187] ist eine rationelle Grundlage für die Bekämpfungsstrategie und muß erweitert werden durch eine genauere Kosten-Wirksamkeits-Analyse. Damit wird das Problem zur ethischen Frage, deren Lösung in der sozialistischen Gesellschaftsordnung günstigere Voraussetzungen findet. Eine sozial-emotionelle Unterstützung (SEU) nach VAITL [486] und Verbesserung der Patienten-Compliance mit Hilfe von Massenmedien sind notwendig. Es läßt sich ein großes Forschungsdefizit durch ungleiche und uneinheitliche Meßmethoden nachweisen. Die Hälfte der labilen und Borderline-Hypertoniker bekommen einen chronischen Hochdruck und müssen also behandelt werden, wobei nicht bekannt ist, welche Hälfte wir behandeln. Sozial-medizinische Probleme wurden nicht gründlich analysiert und laufen oft unter der pauschalen Bezeichnung von HKK. In der DDR beträgt die Sterblichkeit an HKK 50—60% der Gesamttodesfälle, jährlich 30—35000 Apoplexien. Von 2,3 Millionen stationären Behandlungsfällen waren fast eine Viertelmillion HKK, 11,3% der Arbeitsbefreiungen entfallen auf die HKK. Ein Ausfall des Sozialeinkommens von jährlich 830 Millionen Mark entfällt auf HKK, und trotzdem ist es noch nicht bekannt, wieviel ein Hypertoniker mit Diagnostik, Therapie und Gesamtbetreuung kostet. Jährlich werden in der DDR ca. 25000 Hypertoniefälle behandelt, davon 73% Frauen, mit einer täglichen Belegung von 1680 Krankenhausbetten. Ca. 106700 Arbeitsunfähigkeitsfälle infolge von Hochdruckkrankheit wurden jährlich mit einer durchschnittlichen Arbeitsunfähigkeit von 32,4 Tagen registriert (insgesamt 3.451.824 Tage); die durchschnittliche Krankenhausverweildauer beträgt 23 Tage (zitiert nach BÖTHIG [60]).

HAEHN [174] plädiert für häufigere Blutdruckmessungen schon ab 5. Lebensjahr, mindestens einmal im Jahr. Er meint, „Gesundheit muß Spaß machen", setzt sich ein für ein verbessertes „incidental screening", insbesondere durch Selbstmessung des Blutdruckes. Auch in der Schweiz empfehlen LÈCHE et al. [255], den Blutdruck selbst zu messen, wie man „selbst den Reifendruck an der Tankstelle mißt". In den USA wird der Blutdruck bereits in Kirchen und Einkaufszentren gemessen. So meinen auch wir, daß der wahrer und nicht situationsbedingter Blutdruck, d. h. auch der außerhalb des Krankenhausmilieus registrierte, kann zu jeder Zeit an vielen Orten ermittelt werden. Natürlich erfordert das technische Voraussetzungen, die von der Industrie zu lösen sind, nämlich einfache, automatische und halbautomatische Verfahren mit gedruckten Hinweisen über eventuell notwendige Maßnahmen bei pathologischen Werten. Das beste und billigste Screening ist offensichtlich die Selbstmessung, die so gestaltet werden kann, daß sie eine Menge von Informationen über das Blutdruckverhalten liefert. In folgenden Einrichtungen könnten außerdem die Blutdruckmessungen stattfinden: bei jedem Arzt- und Patientenkontakt durch Betriebsärzte, durch stationäre und poliklinische Einrichtungen, in Angliederung an Dienste, wie Schirmbild- und Blutspendeaktionen, bei allen Reihenuntersuchungen, durch Gemeindeschwestern, durch Versicherungsgesellschaften, durch Apotheken und Zahnärzte, ja sogar durch Tierärzte, in Schulen, Drogerien, Bahnhöfen u. a.

Die kontinuierliche direkte Langzeitmessung bei frei beweglichen Patienten mit der Mikrokatheter-Blutdruck-telemetrischen Methode nach KRÖNIG [252] ist für die Forschung ein ideales Verfahren, wobei auch hier eine Frustration des Patienten nicht auszuschließen ist, abgesehen davon, daß diese Methode auch mit Komplikationen verbunden sein kann, wie subakuten Nachblutungen, thrombophlebitischen Erscheinungen, Reizung des Nervus medianus, erfolglose Punktionsversuche, technische Pannen, Auslösung von Nieren- oder Gallensteinkoliken [252, 217, 303]. Es kommt außerdem zur Verfälschung der Meßwerte intravasaler Drucke. Der „Enddruck" und der „Stromabwärtsdruck" sind Verfälschungen des tatsächlichen Blutdruckes durch kinetische Energie und treten auf beim Einführen eines Katheters oder einer Kanüle in den Blutstrom [80]

[293]. Ohne die Bedeutung dieser Methode schmälern zu wollen, ist sie für die Praxis nicht geeignet, es sei denn, es gelänge, eine unblutige Simplifizierung der Technik.

Über die Hypotonie liegen keine ausreichenden epidemiologischen und prognostischen Untersuchungen vor. Das symptomreiche Krankheitsbild der Hypotonie, wenn auch so unangenehm für den Patienten, scheint kein Risikofaktor zu sein. Die Klinik kennt jedoch eindrucksvolle Fälle, bei welchen der Infarkt auf Grund einer akuten Hypotonie nach cerebralem Insult eintritt oder umgekehrt der Insult dem Myokardinfarkt folgt. Die akute Hypotonie wie beim Schock wird hier nicht behandelt.

Büchner [76] spricht von einer relativen Koronarinsuffizienz bei Hypotonie und grenzt mit diesem Ausdruck die funktionelle Durchströmungsdrosselung von der organischen ab. In vielen Lehrbüchern der Kreislaufphysiologie und Pathologie wird die Hypotonie nur kurz oder überhaupt nicht erwähnt. Von 2 Millionen im letzten Krieg für die amerikanische Armee gemusterten Männern wurde 1 Million zurückgestellt und davon 10% wegen „cardiovascular disease". Neben organischen Schäden und Hypertonien war die größte Gruppe mit 13% als Hypotonie bei neurozirkulatorischer Asthenie klassifiziert.

Garnier et al. [152] fanden bei 104 Propanden mittels einer intraarteriellen Blutdruckmessung 18 Fälle einer ausgeprägten Positionshypotonie infolge fehlender Kreislaufreflexe. Während wir bei der Hypertonie viele Pathomechanismen kennen und selektiert zu beeinflussen versuchen, wird die Diagnose Hypotonie zu eng mit den gemessenen Blutdruckwerten verquickt, wobei viele Krankheitsbeschwerden und Komplikationen unabhängig von den Blutdruckwerten infolge einer konstitutionellen Hypotonie zu bewerten sind. Der Kliniker kennt manche Hypotoniker, die in kurzer Zeit zu einem Hypertoniesyndrom umkehren. Auf dieses nicht uninteressante Syndrom werden wir zu sprechen kommen. Bei einer Sichtung der Literatur konnten wir finden, daß von 360 Hypertoniearbeiten eine einzige die Hypotonie behandelt. Während es gegen die Hypertonie ungefähr 64 Einzel- und Kombinationspräparate gibt, werden 5 bis 7 gegen die Hypotonie praktiziert.

Die Prävalenz der Hypertonie ist abhängig von Alter, Geschlecht und Rasse, genauso die Inzidenz. Es gibt dabei große territoriale Unterschiede, die auch abhängig von der Sozialstruktur der Bevölkerung sind; die Prävalenz in den industriellen Ländern ist signifikant höher als in den Entwicklungsländern. Es gibt noch einige primitive Volksstämme, bei denen die Hypertonie äußerst selten vorkommt. Aber auch hier haben die Vergleiche ihre Schwächen durch die niedrige Lebenserwartung in den Entwicklungsländern und die große Häufigkeit von Infektionen. Außerdem soll die Hypertonie bei den Hochländern seltener sein als im Flachland, was sich jedoch verschiebt, sobald die Hochländer ins Flachland übersiedeln. Es fehlen genaue Analysen über einen langfristigen medikamentösen Behandlungserfolg bei Hypertonikern. Noch geringer sind die Kenntnisse über Aussichten der Hypertoniebehandlung ohne Medikamente oder die Spontanheilungen. Es gibt auch keine eindeutigen Informationen darüber, welche Hypertoniker zu Nachkontrollen kommen und welche nicht und über das Schicksal der Nichterschienenen. Vielleicht kann auch hier eine Selbstkontrolle die Situation bei guter Patienten-Compliance verbessern. Neue Statistiken zeigen, daß ausreichende Langzeitbehandlung die Todesfälle auf Grund von Hypertonie verringern und ihre Komplikationen abnehmen. Untersuchungen [465] haben ergeben, daß bei jüngeren Hypertonikern das Risiko größer ist und daß bei älteren die Sterblichkeit zurückgeht. Die frühzeitig einsetzende Therapie läßt mit Sicherheit eine Verbesserung der Prognose nicht zu [276].

Diastolische Werte zwischen 90 und 114 mm Hg können bei entsprechender Behandlung in ihren kardiovaskulären und renalen Komplikationen reduziert werden, nicht jedoch eindeutig beim diastolischen Druck von 115—140 mm Hg. Es ist auch nicht nachgewiesen, ob Grenzwert-Hypertoniker und leichte Hypertonien durch frühzeitige Therapie eine bessere Prognose aufweisen. Andere Autoren meinen, daß Grenzwert-Hypertonien zur Entwicklung einer akzelerierten Sklerose neigen. Bei leichten Hypertonien mit pd von 90—95 mm Hg zeigt die Therapie einen günstigeren Effekt als bei bereits aufgetretenen Komplikationen [276]. Bei leichten Hypertonien treten die Komplikationen erst nach 15—30 Jahren auf.

Hypertonie mit Hyperlipidämie und Fettsucht sind Risikofaktoren, die sich aus Untersuchungen von Prävalenz und prospektiver Inzidenz ergeben. Patienten mit koronarer Herzerkrankung zeigen ein erhöhtes Vorkommen von Hypertonie, und prospektive Studien von Hypertonikern weisen eine gesteigerte Inzidenz koronarer Zwischenfälle auf [6, 138].

Aus einer sich über 15 Jahre erstreckenden Untersuchung fand man bei Patienten mit Angina pectoris keine Korrelation zwischen Gewichtsindex oder Blutdruck und dem Vorkommen von Angina pectoris bei den verschiedenen Cholesterinspiegeln [85, 86].

Prospektive Langzeitstudien wie jene des U.S. National Cooperative Pooling Projects ergeben eine signifikante Korrelation zwischen Blutdruckwerten und der späteren Entwicklung von KHE und Mortalität. Die Framingham-Studien mit ihrem Vergleich zwischen dem jeweiligen Einfluß des systolischen und diastolischen Blutdruckes lassen auf eine starke Beziehung zwischen Blutdruck und Koronarreserve schließen. Der erhöhte systolische Blutdruck ist allerdings mehr Ausdruck einer Arteriosklerose; eine Senkung des Blutdruckes hat im allgemeinen keine verzögernde Wirkung auf den atherosklerotischen Prozeß. Es besteht auch keine Korrelation zwischen Blutdruckwert und Grad des Übergewichts [6, 168, 335]. Möglicherweise ist die Senkung des Blutdruckes bei Gewichtsabnahme auf den niedrigen Salzgehalt der Schlankheitsdiät zurückzuführen [401, 135]. Im Experiment hat die Hypertonie bei der Ratte eine atherogene Wirkung [223, 224]. Die Hypertonietherapie vermindert die Komplikationen, beeinflußt jedoch nicht die Inzidenz der Todesfälle infolge koronarer Herzerkrankungen. Es kommt bei den Risikofaktoren immer auf die Akkumulation der einzelnen an. Liegt ein diastolischer Blutdruck über 105 mm Hg vor, so sind klinisch schwere koronare Zwischenfälle mit plötzlichem Tod viermal häufiger als bei Normotonikern. Es scheint, daß der arteriosklerotische Prozeß bei Hypertonie dann beschleunigt abläuft, wenn eine Hyperlipidämie vorliegt [6].

Die Herzinfarkte zeigen in 45—55% eine Hypertonie, in 20—25% Grenzwerte, in 15—18% eine Hypotonie und der Rest normale Blutdruckwerte (Epstein [128], [505/6]). Bei den Herzinfarkten betragen die Hypertoniker 38—42%, die Blutdruckgrenzwerte 20—25% und die Hypotonien 14—16% [128, 388]. Schröder u. Wagner [452] fanden unter 212 Patienten mit Myokardinfarkt in der ersten Stunde der Aufnahme 33% der Gesamtfälle mit Hypertonus, davon galten 39% schon früher als Hypertoniker (72 Fälle). Von den restlichen 140 Patienten waren 64 (45,7%) Normotoniker und der Rest von 76 (54,3%) Hypotoniker. Wir sehen also, daß die Hypotonie nicht vor einem Infarkt schützt [42].

Auch bei den zerebrovaskulären Insulten werden in der Literatur 20—25% Hypotoniker, 30—35% Normotoniker und ca. 30—40% Hypertoniker angegeben [226, 451, 515].

Holzgreve [221, 212]. konnte bei einer Gegenüberstellung von 35- und 55jährigen Männern zeigen, daß sich der Risikofaktor

Hypertonie mit zunehmendem Alter auf die verbleibende Lebenserwartung prozentual geringer auswirkt, ältere Personen die Folgen des Hochdruckes möglicherweise nicht mehr erleben. Er schließt daraus, daß die Blutdruckerhöhung umso ernster zu bewerten ist, je jünger der Patient ist. Abbildung 3 zeigt die Lebens-

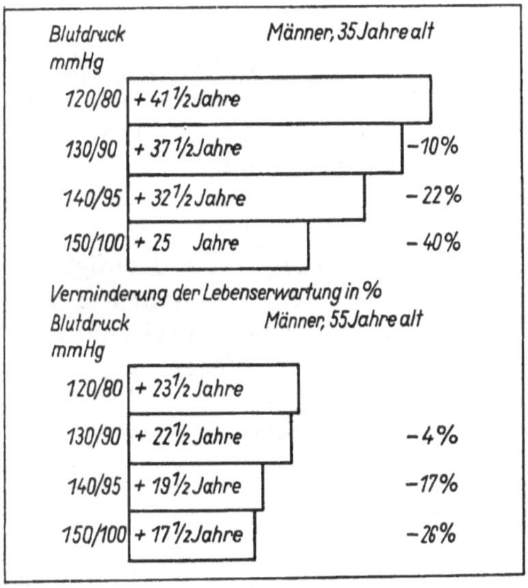

Abbildung 3: Abhängigkeit zwischen Blutdruck und Lebenserwartung in Jahren bei 35 bzw. 55jährigen Männern (nach HOLZGREVE).

erwartung des Hypertonikers zwischen dem 35. und 55. Lebensjahr bei Männern nach HOLZGREVE [211, 212].

Die kurze Einleitung erhebt keinen Anspruch auf Epidemiologie, Prognose und Prävention der Hypertoniekrankheit, sie soll lediglich auf bekannte Schwerpunkte der Hochdruckforschung hinweisen. Mit Nachdruck möchte der Autor jedoch zum Ausdruck bringen, daß Langzeitbeobachtungen von 10, 20 und 30 Jahren kaum ausreichen, die wichtigsten Aspekte der Hypertonie befriedigend und allgemein gültig zu klären. Eine sinnvoll gezielte Langzeitbeobachtung mit allen ihren Haupt- und Randgebieten muß sich über zwei Generationen und noch länger erstrecken; denn „Hochdruckbehandlung ist Dauerbehandlung“ mit allen ihren Konsequenzen.

Hypotonie ist wie Hypertonie ein Symptom einer bestimmten Konstitution oder Pathokonstellation einer Fehlsteuerung des Blutdruckes im Sinne einer Regulationskrankheit, ein Symptom vorangegangener Veränderungen im Wasser- und Elektrolythaushalt, ein Symptom zentraler oder peripher-nervaler Alterationen oder schließlich ein Symptom verschiedener Krankheiten. Wenn bei der Hypertonie die Behandlung erfolgreich im Vordergrund steht, so ist dies bei der Hypotonie nur in beschränktem Maße möglich. Der Arzt muß sich bei der Hypotonie der verschiedenen beteiligten ätiologisch-pathogenetischen Faktoren bewußt sein und kann gezielt den einen oder anderen beeinflussen, selten auch eliminieren.

1.1. Meßeinheiten für den Blutdruck

Das in Großbritannien gegründete Committee for the Protection of the Milimetre of Mercury bemüht sich seit ca. 10 Jahren um eine Umstellung der Meßeinheiten für den Druck.

Pascal (Pa)

1 Pa = 1 N/m² ist der Druck (die Spannung), der (die) durch eine Kraft von 1 N erzeugt wird, die gleichmäßig auf eine Fläche von 1 m² wirkt.

$1\,Pa = 1\,N/m^2 = 1\,m^{-1}kg \cdot s^{-2}$

Übliche Einheiten: μPa, mPa, MPa, GPa

Der 75. Deutsche Ärztetag 1972 in der BRD sowie die American Medical Association und die International Society of Hypertension haben eine Umstellung auf Pa abgelehnt und als umständlich bezeichnet. Auch von seiten der WHO liegt eine Empfehlung vor, die Einheit mm Hg beizubehalten. Es sei aber vollständigkeitshalber auf die Umrechnung hingewiesen:

1 Torr = 1 mm Hg = 133,3224 Pascal

Beispiel: 10 mm Hg = 1,333224 kPa
30 mm Hg = 3,999672 kPa
= 4 kPa
90 mm Hg = 11,999016 kPa
= 12 kPa
120 mm Hg = 16 kPa

Die Angabe des Blutdruckes erfolgt derzeit noch in mm Hg oder Torr. Beide Angaben sind praktisch identisch, denn 1 mm Hg ist gleich 1,00000014 Torr. Im Rahmen der internationalen Vereinheitlichung der Maßeinheiten empfahl die WHO 1977 für ihren Verantwortungsbereich die Anwendung der SI-Einheiten. Der Ministerrat der DDR hat am 23. 3. 1978 die Einführung des internationalen Systems der physikalischen Einheiten (SI) beschlossen. Zur Gewöhnung an die neue Druckeinheit empfiehlt sich zunächst die Neugestaltung nur einer Skala des Quecksilbermanometers mit kPa-Werten. Die Skala soll das Registrieren von 1/3 Kilopascal-Einheiten ermöglichen (z.B. 20,0; 20,3; 20,7; 21,0). Damit wird wiederum

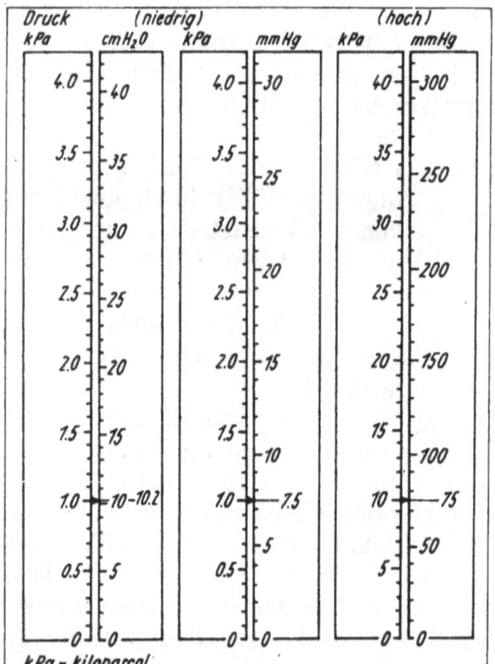

Abbildung 4: Umrechnungstabelle: kPa in mm Hg und cm H_2O.

eine Ablesgenauigkeit von umgerechnet 2,5 mm Hg erreicht. Abbildung 4 zeigt die Umrechnungsgrafik von cm H_2O sowie mm Hg in kPa.

1.2. Statistische Verfahren

Zur Berechnung des Materials wurden verschiedene beschreibende und vergleichende statistische Verfahren angewendet. Der Sinn der Statistik liegt im Auffinden bzw. Ausschließen von zufälligen Fehlern. Die Ergebnisse wurden in Tabellen, Säulen und Kurven dargestellt sowie die Wiedergabe der prozentualen (Ph) Häufigkeitsverteilung. Aus den bestimmten Einzelwerten xi und unter Berücksichtigung der Anzahl der Einzelmessungen bzw. -werte (= n) wurde das arithmetische Mittel $\bar{x}$(m) und die Standartabweichung

$$S = \sqrt{\Sigma \frac{(x_1 - x)^2}{n - 1}}$$

errechnet.
Die Signifikanz erfolgte durch den t-Test nach Student für zweiseitige Fragestellung. Eine Signifikanz wird angenommen, wenn die Irrtumswahrscheinlichkeit 1% nicht überschreitet (= p). Für einige Beziehungen verschiedener Zusammenhänge wurde der Korrelationskoeffizient R errechnet und grafisch diese Beziehungen in Form einer linearen Regression dargestellt. Bei ausgewählter Fragestellung wurde eine uni- und multivariate Analyse vorgenommen. Außerdem erfolgte teilweise die statistische Auswertung mit Hilfe des Wilcoxon-Paartestes.

1.3. Blutdruckmeßmethoden

1628 beschrieb Harvey (1578—1657) [181] als erster den Blut-Kreislauf als ein geschlossenes System und beobachtete, daß das Blut in den Arterien unter „hohem" Druck steht „und spritzte 4—5 Fuß hoch" bei Durchtrennung einer großen Arterie. 1708—1733 erfolgten erste Blutdruckmessungen bei Hunden und Pferden durch HALES [175], welcher ein Messingrohr von 4,2 mm Durchmesser und einer Länge von 275 cm benutzte. 100 Jahre später, 1828, konstruierte POISEUILLE [381] ein „Hämodynamometer" zur exakteren Blutdruckmessung, ein einfaches U-förmiges Quecksilbermanometer. 1856 führte FAIVRE [131] die erste direkte Blutdruckmessung beim Menschen durch. 1847 erfolgte das Kymographion von LUDWIG [279] zur direkten Blutdruckregistrierung.

In der Klinik bedient man sich der indirekten „unblutigen" Methode nach RIVA-ROCCI [404], welcher 1896 ein Sphygmomanometer — angeschlossen an eine Manschette — benutzte. In den Jahren 1875—1905 wurde nach Vorarbeiten von VIERORDT (1854) [487] und MAREY (1860) [309] die Methode zur unblutigen Blutdruckmessung beim Menschen von RIVA-ROCCI [404], KOROTKOV [243] und RECKLINGHAUSEN [389] weiterentwickelt. Schon 1881 versuchte BASCH [29], den systolischen Blutdruck zu ermitteln, indem er den Druck durch eine wassergefüllte mit einem Manometer verbundene Pelotte langsam über den Punkt des Verschwindens des Radialipuls bzw. umgekehrt abließ. Das System von MAREY [309] war bereits aufwendiger und so konstruiert, daß der Unterarm des Patienten in einer röhrenförmigen Druckmanschette eingepackt war und die auftretenden Oszillationen beim Abfallen des Druckes registriert werden konnten. Der abgelesene Manometerwert während der höchsten Oszillationen wurde als der arterielle Mitteldruck angesehen. RIVA-ROCCI [404] verwendete 1896 eine armumschließende aufblasbare Manschette, die mit einem Manometer verbunden war. Als systolischer Druck wurde der Mittelwert zwischen Verschwinden und Wiederauftreten des distal der Manschette zu tastenden Pulses beim Anstieg bzw. Abfall des Manschettendruckes angesehen. Bereits 1901 wies RECKLINGHAUSEN [389] auf die Bedeutung der Manschettenbreite hin und empfahl eine solche von 10—12 cm. Die Frage des diastolischen Wertes bei allen diesen palpatorischen und oszillographischen Methoden blieb problematisch. Erst 1905, nach Einführung der auskultatorischen Methode nach KOROTKOV, konnte auf diese einfache Art der systolische und diastolische Druck ermittelt werden. Er verwendete die 5 cm breite Manschette von RIVA-ROCCI, die er am mittleren Drittel des Oberarmes anlegte. Mit einem Kinderstethoskop, welches unmittelbar unterhalb der Manschette angelegt war, wurde das erste Auftreten des arteriellen Geräusches beim Ablassen des Manschettendruckes als systolischer Druck bezeichnet (= Phase I). KOROTKOV hat selbst darauf hingewiesen, daß die ersten aufgetretenen Arterientöne 10—12 mm Hg über der ersten Registrierung des Radialispulses lagen. KOROTKOV beabsichtigte ursprünglich nicht, eine Blutdruckmeßmethode zu entwickeln, sondern Untersuchungen über den arteriellen Kollateralkreislauf bzw. die Wiederdurchblutung der Extremitäten durch diese Staumethode zu erfassen. In den folgenden Jahrzehnten beschäftigte man sich intensiv mit der Exaktheit der unblutigen indirekten Messung des Blutdruckes, wobei immer wieder der diastolische Wert zur Diskussion stand. Intraarterielle Drucke als Vergleichsuntersuchungen konnten zeigen, daß sowohl die systolische als auch diastolische unblutige Methode nach KOROTKOV weitgehend übereinstimmt mit einer Fehlergrenze von ± 10 mm Hg [56, 384, 405, 483, 504, 36]. Es wurde ziemlich übereinstimmend festgestellt, daß bei Blutdruckgesunden der systolische Druck auskultatorisch ca. 3—5 mm Hg zu niedrig und der diastolische Druck nach Phase V der KOROTKOV-Geräusche 8 mm Hg zu hoch ist bzw. eine größere Variabilität aufweist und zu Fehlschlüssen führt. Die Phase IV sollte für die praktische Blutdruckmessung mit ihrem Wert anzustreben sein. Die Empfehlung einer Kommission der Deutschen Gesellschaft für Kreislaufforschung, die Nennung beider diastolischer Werte — z.B. 140/80/70 mm Hg, entsprechend Phase I/Phase IV/Phase V — wie von einer Kommission American Heart Association vorgeschlagen, hat sich bisher nicht durchgesetzt [121, 121a].

Pauschinger et al. [367] haben die hämodynamischen Grundlagen der auskultatorischen und grafischen Kriterien bei der Blutdruckmessung durch Modelle nach Riva-Rocci und Korotkov analysiert und hingewiesen auf Überlagerung von Tonsegment auf ein Geräuschsegment in bestimmten Druckbereichen. Das im Korotkov'schen Schallphänomen enthaltene „Geräuschsegment" wird durch Turbulenz des Blutes bei höherer Strömungsgeschwindigkeit verursacht. Liegt die Strömungsgeschwindigkeit des Blutes unterhalb der Reynold'schen Zahl, so sind die Bedingungen für das Auftreten der „Negativen Zacke" günstig (Bernoulli-Effekt); überschreitet die Strömungsgeschwindigkeit die Reynold'sche Zahl, so treten infolge der Turbulenz Geräusche auf [367]. Die kontinuierliche indirekte Messung ist heute noch unter Berücksichtigung der Variabilität des Drukkes sowohl experimentell als auch klinisch von besonderer Bedeutung. Die meisten Geräte erlauben eine Messung von einem minimalen Intervall von etwa 1 Minute. Die älteren Apparaturen mit pulswellengesteuerten Ventilen haben sich für die Routineuntersuchungen nicht bewährt [239]. Viele dieser Geräte beruhen auf manuellen oder semiautomatischen Apparaturen, die die Korotkov'schen Geräusche erfassen und registrieren [481, 482, 50]. Richardson et al. [394] verwenden eine Doppelmanschette zur fortlaufenden Registrierung indirekter Blutdruckwerte. Die proxymale „verschließende" Manschette ist 13 cm breit und wird in üblicher Weise aufgeblasen bzw. abgelassen. Distal befindet sich eine Registrierung der Manschette, welche 4 cm breit ist und an einen Oszillographen angeschlossen ist. Das erste Auftreten einer Oszillation entspricht dem systolischen Druck und der Beginn der Amplitudenverringerung dem diastolischen [394]. Alle indirekten Messungen, auch semiautomatische, welche mit Mikrofonen versehen sind, um Geräusche zu registrieren, sind nur mit Einschränkung brauchbar und ungeeignet unter Belastung oder für zeitlich feinmaschige Funktionsprüfungen. Niedrige Oszillationen, wie z.B. bei adipösen Patienten, können zu einer Fehlinterpretation führen [500].

Gebräuchliche Blutdruckmeßgeräte:

Quecksilbermanometer:

Bei der Konstruktion wird berücksichtigt, daß der Quecksilberbehälter mindestens den 10fachen Druckmesser des kalibrierten Steigrohres hat. Die Grundfläche des Quecksilberbehälters beträgt somit minimal das 100fache der Grundfläche des Steigrohres. Daraus resultiert bei einem Anstieg der Quecksilbersäule auf 100 mm ein Abfall des Quecksilberspiegels im Vorratgefäß um 1 mm und eine tatsächliche Säulenhöhe von 101 mm. Dieser Abweichung von +1% wird bei der Kalibrierung der Meßskala Rechnung getragen. Quecksilbermanometer sind in der Konstruktion und Funktion stets überschaubar, jedoch unhandlich beim Transport und auf Grund der Quecksilber enthaltenden Glasbestandteile eine Gefahrenquelle. Es ist auf eine regelmäßige Wartung zu achten. Eine Verschmutzung des Ventils führt zu einer Verzögerung des Quecksilberabflusses und kann ebenso wie bei Verschmutzung des Steigrohrs zu hohe Blutdruckwerte zur Folge haben. Es ist außerdem zu kontrollieren, daß der Nullpunkt der Quecksilbersäule mit dem Nullpunkt des kalibrierten Steigrohrs übereinstimmt. Abweichungen können sich aus einem unbemerkten Quecksilberverlust ergeben. Bei der Messung ist auf einen senkrechten Stand des Gerätes zu achten, die Quecksilbersäule sollte sich in Augenhöhe befinden.

Membran-(Anaeroid)-Manometer:
Membranmanometer sind einfach in der Handhabung und unproblematisch beim Transport. Die Druckdosen sind in halbjährlichen Abständen mit Hilfe eines geeichten Quecksilbermanometers nachzueichen, da mit Änderungen der mechanischen Eigenschaften gerechnet werden muß. Analog zum Quecksilbermanometer liegt eine Skaleneinteilung bis 300 Torr mit einer Markierung von 2 Torr Abständen vor.

Ultraschall-Dopplergeräte:
Die Blutdruckmessung mit Ultraschall-Dopplergeräten erfolgt analog zum RIVA-ROCCI-Verfahren. Anstelle des akustischen Signals werden die spezifischen Wandbewegungen der A. brachialis mit Hilfe von Ultraschallwellen registriert. Durch Umwandlungen dieser Wandbewegungen in akustische Signale entsteht der Eindruck KOROTKOV'scher Phänomene. Dieses Verfahren eignet sich auch für die fortlaufenden Messungen bei Belastungsuntersuchungen. Des weiteren ist es geeignet zur Registrierung niedriger Blutdruckwerte bis 40 mm Hg (5,3 kPa). Damit wird der Einsatz bei Schockpatienten, Neugeborenen und Säuglingen möglich.

Automatische Meßgeräte:
Automatische Meßgeräte stellen eine wesentliche Hilfe bei der Blutdrucküberwachung gefährdeter Patienten dar. Mit Hilfe einer zeitlichen Programmierung und Registrierung erfolgt eine den Erfordernissen angepaßte Kreislaufkontrolle. Diese Geräte arbeiten nach dem bekannten Manschettenvergleichsverfahren (RIVA-ROCCI) mit Auskultation der Arteriengeräusche. Handball und Stethoskop sind nicht erforderlich, es erfolgt eine elektrische Druckerzeugung. Die Messung geschieht unter Berücksichtigung der Phasen I und V des KOROTKOV-Phänomens entweder während des Aufpumpens oder während des Druckabfalls nach vorherigem Aufpumpen bis zu einem vorgegebenen Druckwert. Der Messung während des Aufpumpens ist der Vorzug zu geben, da fast keine Unterbrechung der Blutzirkulation erfolgt und auch bei Patienten mit Infusionsanlagen zur Anwendung kommen kann.

Die sicherste und korrekteste Methode der kontinuierlichen Blutdruckmessung ist die Erfassung des intraarteriellen Druckes. Die angewandten Druckmeß-Systeme, wie z.B. Elektrolyt-, elektrooptische und Kapazitätsmanometer, sowie das in der letzten Zeit oft angewandte Katheter-Tip-Manometer finden ihre breite Anwendung in Klinik und Forschung einschlägige Literatur bei KRÖNIG [252]. Drei Verfahren haben sich bei der „peripheren“ intraarteriellen Druckmeßmethode eingebürgert:

1. Die Punktion der A. brachialis mittels einer 6—8 cm langen Metallkanüle nach COURNAND (Flügelkanüle). Die Methode eignet sich im wesentlichen zu kurzfristigen Untersuchungen an ruhenden Patienten.
2. Die SELDINGER'Technik: Die Metallkanüle unter Anwendung eines flexiblen Führungsdrahtes wird durch einen intraarteriellen Katheter ersetzt, der 10—20 cm entgegen der Blutströmung vorgeschoben wird.
3. Verwendung von Mikrokathetern in Anlehnung an GRANDJEAN u. Mitarb. [163] in Form einer 12 cm langen Plastikverweilkanüle mit einem äußeren Durchmesser von nur 1,2 mm.

Die blutige Druckmessung dient der Klärung diagnostischer und wissenschaftlicher Fragestellungen. Sie ist auch von prinzipieller Bedeutung für die Einschätzung unblutiger Meßmethoden. In die zu untersuchende Arterie wird zur Druckübermittlung ein Katheter eingeführt, der mit einem außerhalb des Körpers gelegenen Druckwandler verbunden ist. Die elektronischen Daten werden durch ein Meßgerät sichtbar gemacht, registriert und gespeichert (Magnetbandaufnahme) (Krönig [252]).

Blutdrucktelemetrie nach Bachmann u. Mitarb. (25):

Die Biotelemetrie als Methode der Fernübertragung von Meßdaten auf einen lebenden Organismus hat auch bei der Blutdruckregistrierung Einzug gefunden [88]. Eine Meßsonde, verbunden mit Druckwandler und Sender, wird in die zu untersuchende Arterie eingeführt und kann dort für den notwendigen Untersuchungszeitraum verbleiben. Mit Hilfe der doppelten Frequenzmodulation sind die Meßwerte drahtlos übertragbar. Die Blutdrucktelemetrie ermöglicht eine kontinuierliche Beobachtung des arteriellen Druckes in seiner Variationsbreite unter alltäglichen und sportlichen Belastungen. Die antihypertensive Therapie kann bei Problempatienten dem Blutdruckverhalten besser angepaßt werden. Abbildung 5 zeigt nach Bachmann u. Thebis [23] das Blockschaltbild der Blutdrucktelemetrie. Methode nach Bachmann u. Mitarb. [25, 22, 23]:

Punktion der A. femoralis mittels Seldinger-Technik, Einführung eines roten Ödman-Ledin-Katheters etwa 20 cm bis in die A. iliaca communis. Ein flüssigkeitsgefülltes Überleitungssystem stellt die Verbindung zum Druckaufnehmer her. Durch einen Dreiwegehahn wird alle 20—30 min der Katheter durchgespült. Somit verhindert man eine Dämpfung der Blutdruckamplitude. Es erfolgt eine Verstärkung (druckproportional) des Drucknehmers mit Hilfe eines Modulators. Die verstärkte aufmodulierte Unterträgerfrequenz moduliert ihrerseits die Trägerfrequenz des Senders. Die Tragtasche mit Apparatur wiegt ca. 3,5 kg. Das stationäre Empfangssystem besteht aus Empfänger, Demodulator, Bandspeicher- und Registriergerät. Die Reichweite beträgt 50 bis 500 m. Das System ist inzwischen perfektioniert und hat mehrere Varianten [252].

Nebenstehende Richtlinien wurden den Empfehlungen zur unblutigen indirekten Blutdruckmessung beim Menschen der Deutschen Liga zur Bekämpfung des hohen Blutdruckes, Heidelberg, entnommen, sowohl im Text als auch in anschaulichen Skizzen (Empfehlungen zur indirekten Messung des Blutdruckes beim Menschen, herausgegeben von der Kommission der Deutschen Gesellschaft für Kreislaufforschung [106]).

Da der Umfang der zu messenden Extremität nicht unwesentlich ist, haben Ragan und Brodley [385] folgende Korrekturtabelle (Tab. 1) eingeführt, die in der Praxis selten berücksichtigt zu werden braucht.

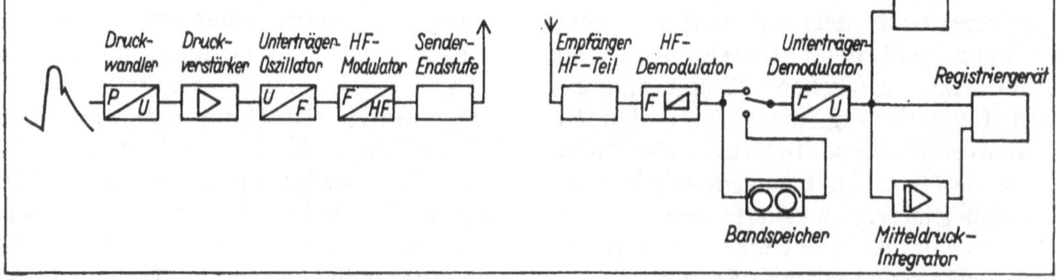

Abbildung 5: Blockschaltbild der Telemetrie von Druck (nach Bachmann und Thebis).

Das Anlegen der Manschette

Beim Anlegen der luftleeren Manschette ist darauf zu achten, daß der aufblasbare Gummiteil mindestens den gesamten inneren Halbumfang des Oberarmes bedeckt.

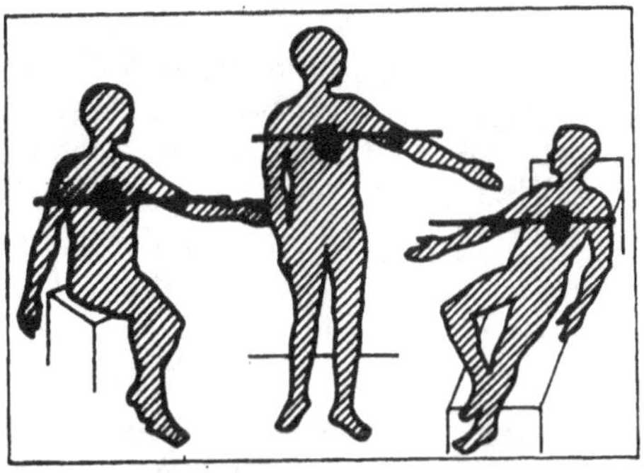

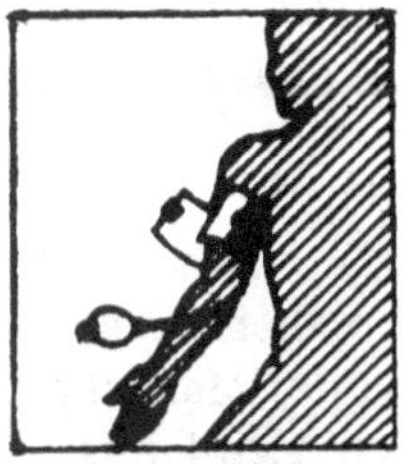

Die Manschette muß fest anliegen, ohne abzuschnüren, und soll ungefähr 2,5 cm oberhalb der Ellenbeuge enden.

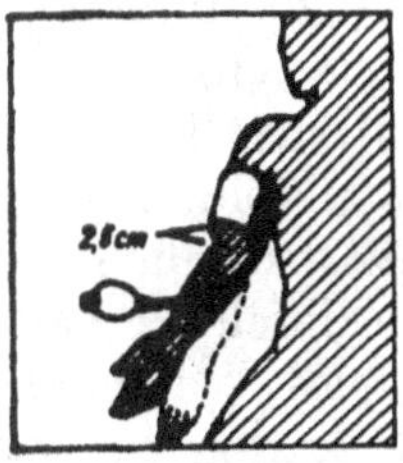

Messung des systolischen und diastolischen Blutdrucks

Die Messung kann am sitzenden oder liegenden Menschen erfolgen. Unabhängig von der Körperstellung sollen sich die Ellenbeuge und der ganz leicht im Ellenbogengelenk gebeugte Unterarm in Herzhöhe befinden.
Bei der Erstuntersuchung ist an beiden Armen zu messen; ergeben sich dabei größere Unterschiede, soll später stets an dem Arm mit dem höheren Blutdruck gemessen werden. Auch ist bei Kontrollmessungen immer der gleiche Arm zu verwenden.
Bei Verdacht auf orthostatischen Blutdruckabfall sowie bei Hochdruckkranken vor und besonders während der Behandlung muß der Blutdruck stets auch im Stehen gemessen werden.
Der Manschettendruck wird unter Palpation des Radialispulses rasch auf einen Wert aufgepumpt, der ca. 30 mm Hg oberhalb desjenigen Manometerdruckes liegt, bei dem der Radialispuls verschwindet. Anschließend wird der Manschettendruck allmählich verringert und gleichzeitig die Schlagader in der Ellenbeuge auskultiert.

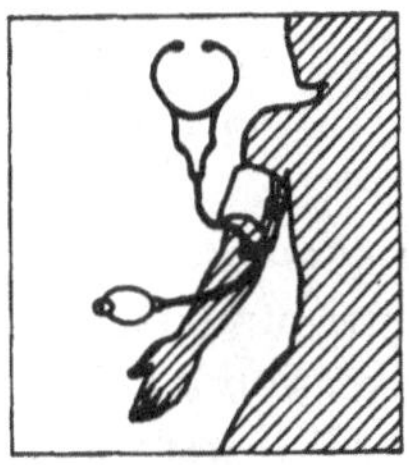

Beim ersten hörbaren Geräusch wird am Manometer der systolische Blutdruck abgelesen. Der diastolische Druck wird abgelesen, wenn die Geräusche deutlich leiser ("gedämpfter") werden.

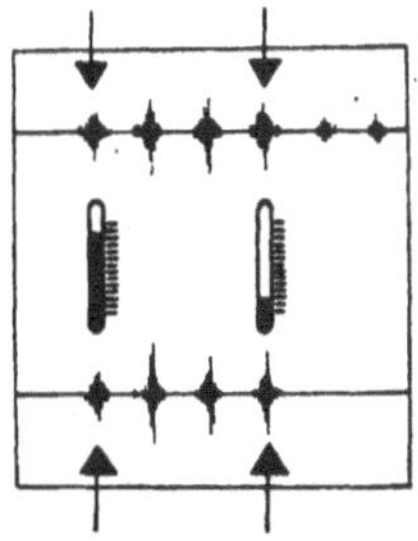

Dämpfung und Verschwinden der Geräusche können zeitlich zusammenfallen.
Der Manschettendruck darf im Meßbereich des systolischen und diastolischen Blutdrucks höchstens um 2 bis 3 mm pro sec vermindert werden.
Zwischen aufeinanderfolgenden Messungen soll wenigstens 1 Minute verstreichen; dabei muß die Manschette völlig druckentlastet werden, um eine venöse Stauung zu vermeiden.
Die Druckwerte sollen - ungeachtet der bekannten Fehlerbreite der Methode - möglichst genau abgelesen und nicht auf- oder abgerundet werden.

Die Temperatur des Untersuchungsraumes sollte angenehm sein, eine halbe Stunde vor der Messung sollte sich der Proband nicht anstrengen, nicht essen, nicht rauchen, sich nicht der Kälte aussetzen und 3 - 5 Minuten vor der Messung seine Körperposition möglichst nicht verändern.

Nach Wolynski, Issakow, Jakowlew und Keiser [508] gibt es eine gut brauchbare Formel zur Ermittlung des Blutdrucks:

P systolisch
$= 102 + (0{,}6 \times \text{Alter in Jahren})$ mm Hg,
D diastolisch
$= 63 + (0{,}4 \times \text{Alter in Jahren})$ mm Hg.

Weiss [497] gibt außerdem die Formel an:

$Ps = 65 + 2\,U$ bzw.
$Pd = 40 + \quad U$,

wobei U = Arm- oder Beinumfang in mm ist.

Der mittlere Blutdruck Pm), ein wichtiges Kriterium für die Kreislaufregulation, entspricht annähernd der Summe des systolischen und diastolischen Druckes durch 2 geteilt.

Nach Wezler-Böger ist der mittlere Arteriendruck $= Pm = Pd + \Delta P \times 0{,}43$ oder $Pm = [Pd + (0{,}43 \times \Delta P)] \times 1334$ oder anders ausgedrückt:

$$Pm = (Pd + \Delta P) \times 0{,}43.$$

Außerdem:

$$\Delta P = (Ps - Pd) \times 1{,}334.$$

Tabelle 1: Systolischer und diastolischer Blutdruck in Abhängigkeit vom Armumfang und entsprechender Korrekturfaktor.

Armumfang in cm	systolischer Wert mmHg	Armumfang in cm	diastolischer Wert mmHg
15–18	+15		
19–22	+10	15–20	–5
23–26	+ 5	21–26	–5
27–30		27–31	–10
31–34	– 5	32–37	–15
35–38	–10	38–43	–20
39–41	–15		
42–45	–20		
46–59	–25		

Nach LILJESTRAND und ZANDER beträgt der sogenannte „reduzierte

$$\text{Blutdruck"} = \frac{\text{Blutdruckamplitude} \times 100}{\text{Mitteldruck}}$$

$$\text{Mitteldruck} = \frac{Ps + Pd}{2}$$

$$\text{Mittlerer Aortendruck} = \frac{Ps \times 2 \times Pd}{3}$$

Blutdruckmessungen am Bein:

Es werden 18–20 cm breite und 60 bis 80 cm lange Manschetten verwendet. Der Patient muß auf dem Bauch liegen oder auf der Seite. Die Manschette wird in der Mitte des Oberschenkels angelegt. Der aufblasbare Gummiteil muß mindestens den inneren Umfang des Oberschenkels umgreifen. Die Auskultation mit einem Stethoskop erfolgt in der Kniekehle an der A. poplitea. Es gelten dieselben Regeln für die Bestimmung des systolischen und diastolischen Druckes wie am Oberarm. Direkte Messungen haben ergeben, daß im mittleren Lebensalter der Blutdruck in Arm und Bein fast gleich hoch ist. Bei unblutiger indirekter Messung und der Verwendung von breiteren Manschetten am Bein liegt der systolische Wert 20 bis 60 mm Hg höher als am Arm, während der diastolische Druck annähernd gleich ist.

Fehlmessungen und Besonderheiten:

Auskultatorische Lücke:

Ausschlaggebend für das Auftreten des akustischen Phänomens nach KOROTKOV ist der durch die Manschette erzeugte Druckgradient in der A. brachialis. Dieser Druckgradient kann während des Meßvorganges vermindert oder aufgehoben werden, u. a. durch pulsatorisch zu rasch eingepumptes Blut, verminderte periphere Gefäßkapazität bei Arteriosklerose und bei Lagewechsel des Meßarmes. Der periphere diastolische Druck überschreitet in diesen Fällen vorübergehend den diastolischen Wert proximal der Manschette, das akustische Phänomen bleibt aus. Bei weiterem Abfall des Manschettendruckes wird dieser hemmende Mechanismus geringer, da der periphere diastolische Druck parallel zum Manschettendruck ebenfalls abnimmt. Das akustische Phänomen tritt erneut auf. Diese auskultatorische Lücke kann zu erheblichen Fehlbestimmungen führen. So ist eine Verwechselung des Beginns der auskultatorischen Lücke mit dem diastolischen Wert und ihr Abschluß mit dem systolischen Wert möglich. Dies kann vermieden werden durch die palpatorische Bestimmung des systolischen Blutdruckes und Auskultation bis zum Druckabfall gegen 0, insbesondere bei Erstuntersuchungen und bei fraglichen Meßergebnissen.

Körperliche Belastung:

Bei körperlicher Belastung können auf Grund der erhöhten Strömungsgeschwindigkeit des Blutes zu hohe systolische und zu niedrige diastolische Druckwerte gemessen werden. Bei niedrigem oder fehlendem Manschettendruck kann es zu Turbulenzen kommen, die niedrige Blutdruckwerte bis gegen 0 vortäuschen können.

Arteriosklerose:

Bei ausgepräger Arteriosklerose sind gleichfalls Zweifel an der Richtigkeit gemessener Blutdruckwerte erlaubt. Auf Grund einer relativen Gefäßwandstarre sind gelegentlich über den intravasalen Druck hinausgehende Manschettendrucke zum Verschluß der A. brachialis notwendig.

Arrhythmie:
Bei Arrhythmie sind wiederholte Messungen erforderlich, aus denen ein Mittelwert zu bilden ist. Durch einen unregelmäßigen Herzrhythmus verändert sich das Schlagvolumen und damit gleichzeitig die Blutdruckamplitude. Bei einer langen Diastole nimmt das Schlagvolumen auf Grund verlängerter Füllungszeit zu, die systolischen Blutdruckwerte werden höher, die diastolischen niedriger.

Schock:
Im Schock ist bei reduziertem zirkulierenden Blutvolumen der periphere Widerstand erhöht und die Strömungsgeschwindigkeit des Blutes herabgesetzt. Die Ausbildung des KOROTKOV-Phänomens ist nicht mehr in vollem Umfang gewährleistet und kann falsche niedrige Blutdruckwerte zur Folge haben. Bei intraarteriellem Druckwert unter 70 mm Hg sind KOROTKOV-Phänomene nur noch unregelmäßig festzustellen, so daß hier die herkömmlichen Meßmethoden an Wert verlieren.

Eine überstürzte einmalige Ablesung durch Hochtreiben der Quecksilbersäule kann zu Fehlschlüssen führen. Die Quecksilbersäule muß so oft hinaufgetrieben werden, bis der angezeigte Blutdruckwert nicht mehr weiter fällt [383]. Der Blutdruck kann beeinflußt werden durch Erregung, Spannung, bei Kindern durch Schreien. Nur wiederholte Messungen an verschiedenen Tagen und zu verschiedenen Tageszeiten erlauben ein Urteil über den Blutdruck eines Menschen. Eine Berücksichtigung der Weichteildrucke durch Korrektur der abgelesenen Drucke soll bei einem Oberarmumfang bis zu 40 cm und Verwendung der Standardmanschette nicht erfolgen. Man kann sich der oben angegebenen Tabelle bedienen oder durch Verwendung einer besonders breiten Manschette die Fehlerquelle verringern. Sollte dies nicht möglich sein, benutzt man die Messung am Oberschenkel.

Durch Schreien der Kinder kann der systolische Druck um 30—50 mm Hg erhöht werden. Für Kinder unter 1 Jahr gibt es Spezialverfahren, wie z.B. die sphygmographische Methode oder die Flush-Methode [48]. Bei Kindern verwendet man schmalere Manschetten, 2, 5 oder 8 cm breit, wobei diejenige angelegt wird, welche zwei Drittel der Oberarmlänge bedeckt. Seitendifferenzen des Blutdruckes an den Armen bei Erwachsenen sind diagnostisch erst verwertbar, wenn sie 20 mm Hg systolisch oder 15 mm Hg diastolisch überschreiten. Auf dieses Problem werden wir später besonders eingehen.

Durchschnittliche Blutdruckwerte beim Kind: (nach KIRSCHSIEPER)

Alter	Mittelwerte mm Hg
0– 3 Monate	74/ 58
3–12 Monate	85– 89/63–68
1– 9 Jahre	91– 97/58–63
9–14 Jahre	100–109/61–70

1.4. Selbstmessung des Blutdruckes

Die Selbstmessung des Blutdruckes „self monitoring" ist seit 1940 bekannt [19, 18] und findet immer mehr Verbreitung [16, 52]. Die stichprobenartige Messung des Blutdruckes bei Konsultationen ist noch unzureichend, insbesondere bei schwer einstellbaren Hypertonikern, und zeitraubend, wenn man noch zusätzlich die Notwendigkeit der Ruhigstellung des

Patienten berücksichtigt. Die Ermittlung eines Blutdruckprofils, das auch für die Therapie Konsequenzen hat, ist nur durch eine Selbstmessung zu eruieren. Die Spontanschwankungen bei Hypertonikern sind bekannt und größer als bei Normotonikern; über die bei Hypotonikern weiß man wenig. Unter Einwirkungen des Alltags ist mit großen individuellen Variabilitäten des Blutdruckes zu rechnen. Mit der Zeit wird für die Patienten die regelmäßige Selbstmessung zu einer weitgehend emotionsfreien Routine. Patienten mit einem gewissen Intelligenzgrad können sogar auf Anweisung des Arztes bei der Selbstkontrolle des Blutdruckes ihre Medikation verändern. Es soll nicht generell gesagt werden, daß die Blutdruckmessung dem Arzt entzogen werden soll. Die Kontrolle muß in seiner Hand bleiben. Die Blutdruckmessung kann nicht nur vom Arzt, sondern auch vom Patienten oder vom Hilfspersonal mit großer Genauigkeit erlernt werden. Die Vornahme der Meßprozedur durch das Hilfspersonal oder den Patienten bedeutet jedoch nicht, daß Diagnose, Stadium und Maßnahmen auf diesen Personenkreis festgelegt werden. Die Selbstmessung entwickelt sich als eine positive Methode, ein Mitarbeiten und Mitwirken des Patienten, und die Arzt-Patienten-Beziehung wandelt sich mehr und mehr in Richtung einer „Partnerschaft" [50]. Die Patienten-Compliance kann wesentlich verbessert werden. Gerade bei chronischen Erkrankungen, wie Hypertonie und Diabetes mellitus, ist dieser Dialog notwendig. Hier ist auch die Selbstmessung anzuordnen wie die Selbstkontrolle des Zuckers im Urin bei Diabetikern.

Methodik der Blutdruck-Selbstkontrolle:

Es wird die auskultatorische Bestimmung des systolischen und diastolischen Blutdruckes nach Riva-Rocci und Korotkov angewandt.

Der Patient ist zu belehren:

1. Richtiges Aufsetzen des Stethoskops in der Ellenbeuge im Bereich der A. brachialis.
2. Nach mehreren Versuchen soll im allgemeinen die Messung am gleichen Arm erfolgen.
3. Die Manschette mit ihrem distalen Ende muß sich ca. $2^1/_2$ cm oberhalb der Ellenbeuge befinden.
4. Die Manschette muß luftleer sein, ohne den Arm abzuschnüren.
5. Oberhalb der Manschette keine beengenden Kleidungsstücke.
6. Ellenbeuge etwa in Herzhöhe stützen, unabhängig davon, ob die Messung im Liegen, Sitzen oder Stehen erfolgt.
7. Der Arzt soll in der ersten Zeit durch Simultanmessung sich mit einem anderen Blutdruckapparat von der Richtigkeit der Selbstmessung überzeugen.
8. Bei manchen Patienten ist es ratsam, auch Angehörige in die Methode einzuweihen.
9. Der Patient ist zu belehren, wie er den systolischen und diastolischen Druck ermittelt: Druckentlastung der Manschette mit einer Geschwindigkeit von 2—3 mm Hg/sec und Registrierung des systolischen Wertes beim ersten hörbaren Korotkov-Geräusch. Der diastolische Blutdruck liegt beim deutlichen Leiserwerden bzw. Dämpfung dieses Geräusches. Gewöhnlich soll man den Mittelwert von 3 Messungen nehmen. Mitunter ist es unmöglich, auskultatorisch den diastolischen Druck zu bestimmen, weil entweder die Korotkov-Geräusche in einem sehr kleinen Bereich unterhalb des systolischen Druckes hörbar sind oder weil sich ihre Qualität auch bei niedrigen Druckwerten nicht verändert. In so einem Falle wird der diastolische Druck mit einem Fragezeichen versehen.
10. Die Werte sind in vorgeschriebene Vordrucke oder Protokolle einzutragen.

Die Selbstkontrolle des Blutdruckes ist fast bei allen Hypertonikern und Hypotonikern möglich. Die Güte der Blutdruckeinstellung bestimmt oft Therapie und Prognose. Die falsche Einschätzung der Blutdruckwerte in Ambulatorien, Kliniken und Praxiseinrichtungen kann zu einer Fehltherapie führen bzw. sogar zu Zwischenfällen. Die Selbstkontrolle des Blutdruckes ermöglicht eine sehr „viel wirksamere und risikoärmere therapeutische Führung", betont BOCK [50, 51].

Gegenindikationen gibt es wenige. Ungeeignet für die Selbstmessung sind Patienten, deren geistige Fähigkeiten zur Erlernung der Methode nicht ausreichen. In so einem Falle können auch die Angehörigen die Methode erlernen. Im Gegensatz zu BOCK [48], der behauptet: „Die intellektuellen Voraussetzungen sollen nicht überschätzt werden", haben wir diesbezüglich keine schlechten Erfahrungen gemacht, und der Intelligenzgrad ist nicht immer an die Berufssparte gebunden. Selbstverständlich muß die Kooperation zwischen Arzt und Patient vorhanden sein. Unsere 460 Patienten mit Kurz- und Langzeitmessungen zeigen, daß bei transitorischen Hypertonien und hypotonen Regulationsstörungen eine längere Selbstkontrolle nicht notwendig ist. Die kürzeste Beobachtungszeit von Selbstmessungen beträgt bei unserem Material 6 Wochen, die längste über 12 Jahre.

Die Selbstkontrolle ist auch kontraindiziert bei hypochondrischen Patienten oder solchen, die emotional auf den Meßvorgang reagieren. Aus den erwähnten Gründen konnten wir bei unserem umfangreichen Material lediglich 1,5—2% Versager registrieren. Die mittlere lineare Abweichung der Kontrolle von der Erstmessung betrug bei 146 Versuchspersonen für den systolischen Blutdruck nur 2,7 (± 0,4), für den diastolischen 2,9 (± 0,2) mm Hg. Diese überraschend geringe Schwankungsbreite beruht auf einer exakten Messung und Auswertung des Materials, wenn wir auch für auskultatorische Methode einen durchschnittlichen Fehlerbereich von mindestens 6 mm Hg finden konnten. Bei einer einmaligen Selbstmessung unter unmittelbarer Kontrolle des Arztes mit dem Doppelstethoskop liegt der systolische Blutdruck im Einzelfall zwischen 3 und 8 mm Hg (Mittelwert 5,0) und für den diastolischen zwischen 2 und 6 mm Hg (Mittelwert 3,4). Stets gleiche Meßgrößen können nicht erwartet werden, da der Blutdruck schon atemrhythmisch schwankt und außerdem einem spontanen 10-sec.-Rhythmus mit erheblichen Amplitudenschwankungen unterworfen ist [160].

An Geräten sind solche zu empfehlen, bei denen der Stethoskopeinsatz in der Manschette eingebaut ist, wie z. B. bei dem „Ergotest" u. a. Man kann auch das übliche Quecksilbermanometer mit einem gesonderten Stethoskop verwenden. Besonders geeignet sind elektronische Registriergeräte, die die KOROTKOV-Geräusche in Form von einem systolischen und diastolischen Lichtsignal wiedergeben. Hier liegt auch die Fehlerbreite besonders niedrig bzw. ist am konstantesten. Abbildung 6 zeigt das Gerät „Manuell-Auto-

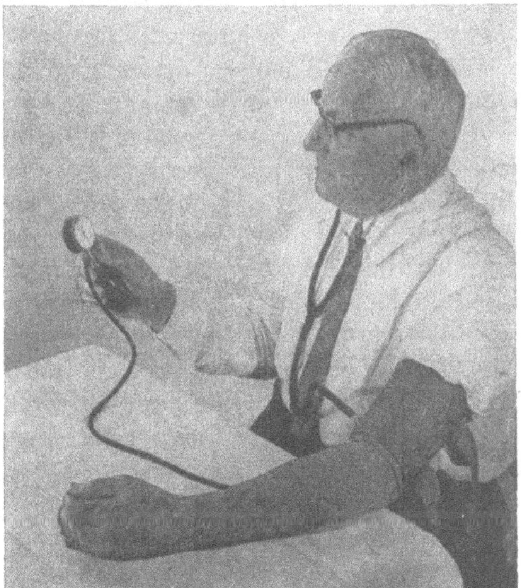

Abbildung 6: Selbstmessung mit eingebautem Stethoskop in der Druckmanschette.

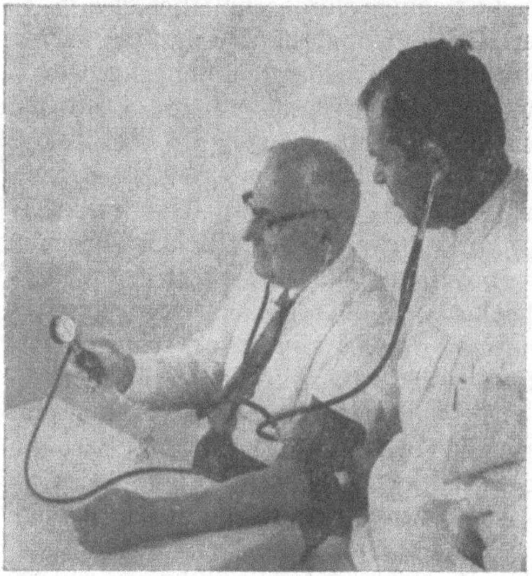

Abbildung 7: Selbstmessung mit ärztlicher Kontrolle.

test“, das einen Überdruckschutz „Pressostabil“ hat. Außerdem kann es auch für Linkshänder geliefert werden oder mit einem Doppelstethoskop „Didakt“, welches erlaubt, gleichzeitig die Messungen vom Arzt zu kontrollieren (Abb. 7). Für die exakte und sichere Kontrolle des Blutdruckes in Selbstmessung ist das kostspielige Gerät „Tonotest“ (Firma R. Bosch) besonders geeignet. Es arbeitet elektronisch mit einem Zweizeigersystem. Man legt die Manschette an und pumpt auf. Beim automatischen Meßablauf bleibt der erste Zeiger beim oberen systolischen Blutdruckwert, der zweite Zeiger beim unteren diastolischen Wert. Man kann dann in Ruhe beide Werte ablesen und notieren. Nach dem Aufpumpen wird der Meßprozeß durch Bedienen einer Taste in Gang gebracht. Das Gerät schaltet selbständig ein, die Manschette kann entlüftet werden, die Zeiger bleiben bis zur nächsten Messung stehen (Abb. 8 u. 9). Das Gerät ist auch für Hypotoniker gut geeignet. Zu empfehlen — auch im Preis — ist der „Visomat“ (Labora Mannheim). Durch einfache optische Anzeige der Pulstöne ist ein leichtes, schnelles und sicheres Erlernen der Selbstmessung gewährleistet.

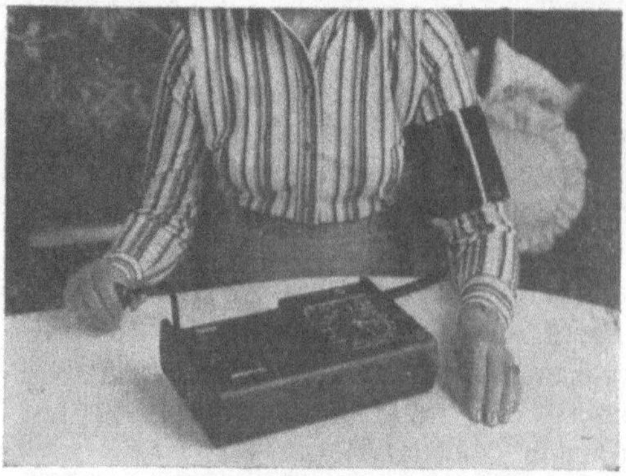

Abbildung 8: Elektronisches Gerät mit 2 Zeigersystemen„ Tonotest“.

Eine gut konstruierte Klammermanschette erleichtert das selbständige Anlegen. Abbildung 10, 1—4 zeigt die Bedienungsweise dieses Gerätes.

Die Selbstmessung des Blutdruckes scheitert mitunter weniger an der angewandten Technik als an der Kooperation und dem Verständnis der Patienten. Die oft zu niedrigen Werte sind auf ein ungenaues Aufsetzen des Stethoskops über der Arterie und ein zu schnelles Ablassen des Manschettendruckes zurückzuführen. Der letztere Fehler kann durch Anwendung der elektronischen Geräte vermieden werden. Manche Selbstmessung wird un-

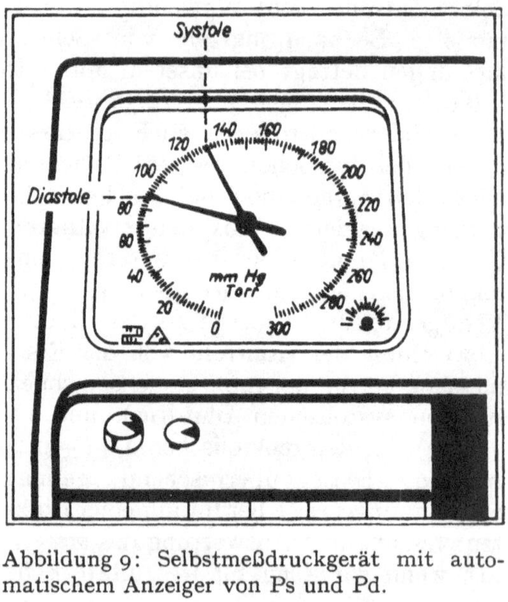

Abbildung 9: Selbstmeßdruckgerät mit automatischem Anzeiger von Ps und Pd.

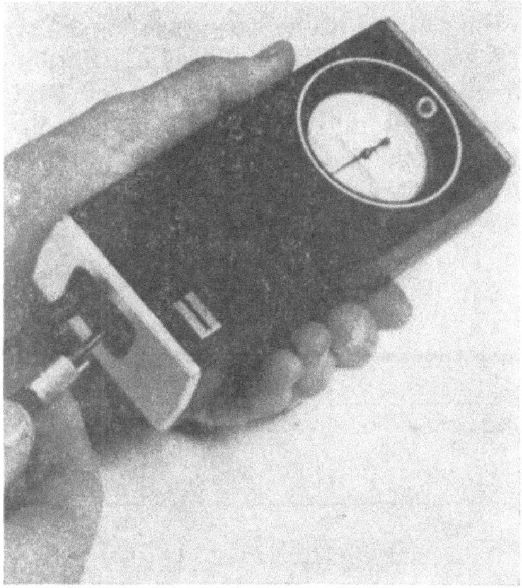

1 Manschette anschließen.
Batteriekontrolle: Lampe muß beim Einschalten kurz blinken.

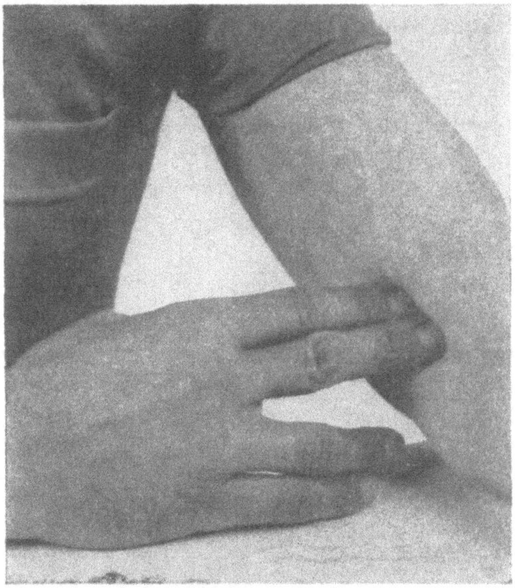

2 Mit Fingerspitzen Pulsstelle oberhalb der Armbeuge auf der Innenseite des Oberarmes suchen.

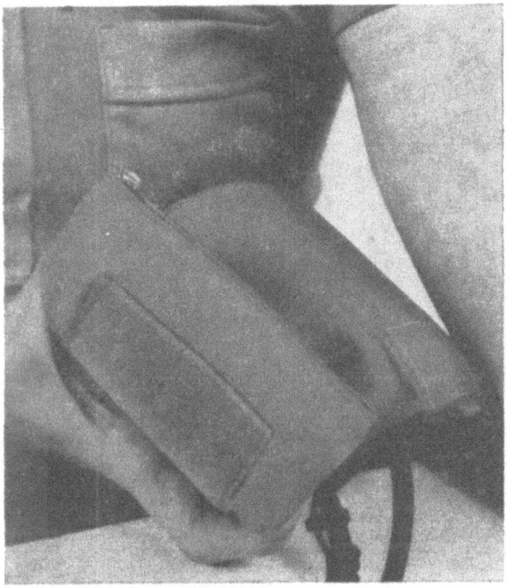

3 Abgesteppte Feld auf Pulsstelle legen.
Manschette *straff* schließen.

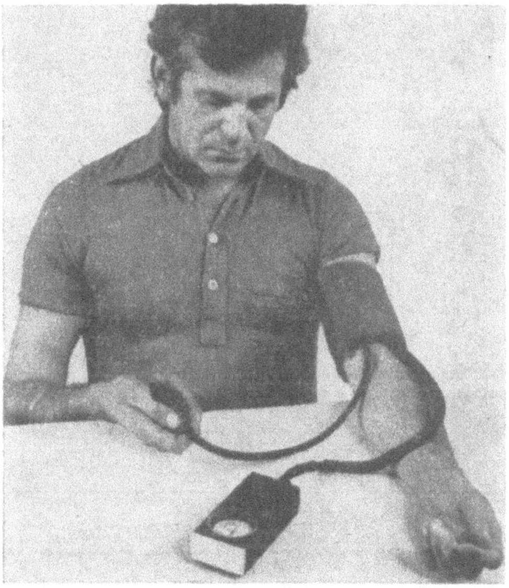

4 Aufpumpen, Luft langsam ablassen, beim ersten Blinken Oberwert, beim letzten Blinken Unterwert ablesen.

Abbildung 10: Bedienungsweise eines elektronischen Selbstmeßdruckgerätes „Visomat".

genau durch eine Schwerhörigkeit. Die elektronischen Geräte sind auf dem Weltmarkt leider immer noch zu teuer.

Der Patient nimmt bei Messung am linken Arm nach Befestigung der Manschette den Blutdruckapparat so in die linke Hand, daß er ablesen kann und pumpt mit der rechten Hand die Manschette auf. Bei den elektronischen Geräten ist der Signaleinsatz auf den Tisch in Sichtweite zu stellen. Die Selbstmessung, anfangs etwas sensationell, wird später von dem Patienten wie ein Spiel empfunden. Viele der Patienten erwerben selbst ihr Gerät mit dem Ehrgeiz, auch die letzte Technik wie das letzte Farbfernsehmodell zu besitzen.

Nach unserer Analyse ist bei 25—30% der Hypertoniker und 12—15% der Hypotoniker sowie ca. 10% von Patienten mit gleichzeitig hypotonen und hypertonen Dysregulationen eine Selbstmessung von Nutzen und zu empfehlen.

Wir haben für die Selbstmessung 3 Vordrucke angegeben: Einen zum Erlernen, einen zweiten zur Ermittlung des Blutdruckprofils und einen dritten für chronische Fälle und Langzeitbeobachtungen. Beim Erlernen sind 20—30 Messungen notwendig. Vordruck 1 zeigt als Beispiel das Protokoll dieses Vorganges.

Zur Ermittlung des Blutdruckprofils

Vordruck 1
zum Erlernen der Blutdruckselbstmessung

Tag	Morgen	Mittag	Abend	Zahl der Messungen	im Stehen	im Liegen	im Sitzen	Bemerkungen (besondere Situationen, Messg. v. Angehörigen, Arztkontrollen u.a.)
3.4.76	180/95	190/100	180/100	9	160/80	180/100	180/90	
	m:	m:	m:	Gesamtzahl d. Messungen	m:	m:	m:	

m = Mittelwerte

Vordruck 2
zur Ermittlung des Blutdruckprofils

Datum	Zeit	RR im Sitzen	RR im Liegen	RR im Stehen	Bemerkungen
	8.00				
	10.00				
	12.00				
	14.00				
	16.00				
	18.00				
	20.00				
	22.00				
	24.00				
	2.00				
	6.00				

Vordruck 3

Blutdruckwerte

(Selbstmessung)

Name ______________________

Monat ______________________

	1		2		3		4		5		6		7		8		9		10		11		12		13		14		15		16	
* Wochentage																																
mmHg	M	A	M	A	M	A	M	A	M	A	M	A	M	A	M	A	M	A	M	A	M	A	M	A	M	A	M	A	M	A	M	A
290																																
280																																
270																																
260																																
250																																
240																																
230																																
220																																
210																																
200																																
190																																
180																																
170																																
160																																
150																																
140																																
130																																
120																																
110																																
100																																
90																																
80																																
70																																
60																																
Medikament																																
Bemerkungen *																																

* Bitte selbst eintragen

Wenn vom Arzt nicht anders verordnet, Selbstmessung jeweils im Sitzen (nach 5 Minuten):
Morgens nach dem Aufstehen (M)
Abends nach der Arbeit (A)

(Vordruck 2) benötigt man nach unserer Erfahrung 50—80 Messungen nach dem Erlernen. Auch hier kann man sich auf die Sitz- und Liegestellung orientieren. Manche nächtlichen Werte der Selbstmessung sind nicht befriedigend zuverlässig. Im allgemeinen genügen 6 Tagesmessungen und 2 Nachtmessungen. Das individuelle Blutdruckprofil läßt sich in einem Ordinatensystem auf Millimeterpapier noch besser veranschaulichen.

Der 3. Vordruck ist ein Standardformular, das für Langzeitbeobachtungen geeignet ist. Nach 10—14 Monaten kann der Patient die Zahl der Selbstmessungen nach seinen Erfahrungen reduzieren.

Das Blutdruck-Tag-Nacht-Profil wurde von uns bei Patienten praktiziert, die einen schwer einstellbaren Hochdruck hatten und deren Medikation hoch war.

In dem Merkblatt zur Selbstmessung des Blutdruckes, herausgegeben von der Deutschen Liga zur Bekämpfung des hohen Blutdruckes, Heidelberg, ist zu lesen: „Die Selbstkontrolle des Blutdrukkes bei Hypertonikern hat sich in den letzten 25 Jahren durchgesetzt. Wegen der beträchtlichen Spontanschwankungen des Blutdruckes kann die übliche stichprobenweise Messung durch den Arzt eine Verschiebung der tatsächlichen Blutdruckwerte zur Folge haben. Demgegenüber ergibt die tägliche Messung durch die Patienten selbst ein viel zutreffenderes Bild über den Blutdruck, insbesondere im Alltag. Sie erlaubt damit eine bessere Beurteilung der Schwere des Bluthochdruckes und macht vor allem eine sehr viel genauere und risikoärmere therapeutische Einstellung mit blutdrucksenkenden Medikamenten möglich. Selbstkontrolle des Blutdruckes bedeutet nicht Selbstbehandlung. Wie bisher bleiben Auswahl und Dosierung der blutdrucksenkenden Medikamente dem Arzt vorbehalten, wobei dessen therapeutische Entscheidungen durch die vom Patienten vorgelegten Blutdruckprotokolle erleichtert werden. Gleichzeitig wird auf diese Weise auch die für den langfristigen Behandlungserfolg unerläßliche Mitarbeit des Patienten verbessert. Die Deutsche Liga zur Bekämpfung des hohen Blutdruckes empfiehlt den Versicherungsträgern, die Kosten für Blutdruckmeßgeräte zu übernehmen, wenn der behandelnde Arzt ihre Verordnung für indiziert hält."

Die vorangegangenen Ausführungen gelten mehr oder weniger auch für die Selbstmessung des Blutdruckes von Hypotonikern, dies besonders für schwere Hypotoniker, deren bekannterweise starke Blutdruckvariabilität und unangenehme und beunruhigende Symptomatik eine gezielte Therapie benötigt.

2. Grundzüge der Blutdruckregulation

Die Funktion des Kreislaufes besteht darin, jede Zelle des Organismus mit lebenserhaltenden Nährstoffen und Wärme zu versorgen und andererseits Stoffwechselprodukte, wie z.B. Kohlenoxid, Wasser und Wärme, von jeder Zelle abzuführen. Eine bestimmte Blutmenge muß den aktuellen biologisch adäquaten Bedürfnissen entsprechend zu jeder Zelle gelangen, um dem dazugehörigen Organ eine optimale Funktion zu gewährleisten. Der Entdecker und Interpret der Kreislaufphysiologie, W. Harvey (1628) [181], beschrieb schon damals den Kreislauf als ein geschlossenes System und interpretierte seine Funktion fast richtig [279]. Nach Harvey [181] folgten 200 Jahre lang intensive Studien über Funktion und Struktur des Herz-Kreislauf-Systems. Die Beziehungen zu Innervation und Regulation der Herztätigkeit und des Blutdruckes beschäftigten Pawlow [368], und später beschrieb Cyon 1866 [99] in den Laboratorien von Ludwig in Leipzig den N. press. aortae mit seiner chrononotropen Herzwirkung. Es folgten dann Untersuchungen über die Bedeutung kortikaler und subkortikaler Hirnstrukturen auf die Kreislaufregulation, über pressorische und depressorische Areale der Med. obl. (Vasomotorenzentrum) und die Carotissinus-Nerven bis zur Autoregulation des Herz-Kreislauf-Systems (Cyon, Dogel, Owsjannikov, Hering) [99, 113, 360, 192]. Funktionell kann das kardio-vaskuläre System in hintereinander und parallel geschalteten Kreisläufen dargestellt (Folkow, Neil [343]) und können folgendermaßen charakterisiert werden:

1. Die Aorta als Windkessel wirkt ausgleichend und gewährt einen gleichmäßigen Strom.
2. Die präkapillaren Widerstandsgefäße haben den größten Anteil an dem Gefäßwiderstand. Die Gewebsdurchblutung wird durch Schwankungen ihres Radius bestimmt. Die Kreislaufregulation ist so eingerichtet, daß das Druckgefälle (pressure head) ziemlich konstant gehalten wird (Folkow [137]). Die präkapillaren Widerstandsgefäße sind sowohl nerval als auch lokalhumoral gesteuert.
3. Die präkapillaren Sphinktergefäße bestimmen die Zahl der Kapillaren, welche durchströmt werden müssen, und regulieren sozusagen die Austauschoberfläche bzw. die sogenannte mittlere Diffusionsdistanz. Die Regulation vollzieht sich vorwiegend lokal [137].
4. Die Austauschgefäße sind die echten Kapillaren und nehmen eine Schlüsselstellung im kardiovaskulären System ein. Hier findet der wichtige Nutrationsvorgang statt, und zwar die Diffusion bzw. Filtration und Absorption [254a]. Die treibende Kraft ist die Konzentrationsdifferenz bzw. die Osmose, reguliert durch den kolloidosmotischen Druck. Die Filtration wird bestimmt durch die Differenz zwischen intravasalem und interstitiellem Druck [137, 343, 155].

5. Die postkapillaren Widerstandsgefäße sind nur zum geringen Teil am Gesamtwiderstand beteiligt. Das Verhältnis zwischen prä- und postkapillarem Widerstand ist ein wesentlicher Faktor für die Bestimmung des Kapillardrukkes und damit für die Regulierung der Flüssigkeitsverteilung zwischen intra- und extravasalem Raum [137].
6. Die Kapazitätsgefäße beinhalten den venösen Anteil des Kreislaufes. Sie beeinflussen die Füllung des Herzens und damit das Minutenvolumen, ohne daß dabei der gesamte Gefäßwiderstand verändert zu sein braucht. Da diese Größen dem Blutkreislauf als Ganzes dienen, verlangt ihre Speicherfunktion eine übergeordnete zentralnervöse Regulation.
7. Die Shuntgefäße finden sich in allen Geweben, und unter Umgehung der Austauschgefäße haben sie besondere Funktionen, wie z.B. die atriovenösen Anastomosen der Haut, welche für die Temperaturregulation von Bedeutung sind und übergeordnet noch durch das Nervensystem gesteuert werden.

Selbstverständlich überdecken sich hier einige der beschriebenen Funktionen. Das Lumen der Gefäße und ihre Schwankungen können auch teilweise überall Speicherfunktionen übernehmen.

Einen Anhalt für den Durchblutungsbedarf der verschieden Organe und Gewebe erhält man durch den O_2-Verbrauch. Der Sauerstoffverbrauch korreliert linear zum Herz-Minuten-Volumen und beträgt normalerweise $4 \pm 0{,}5$ Vol.%. Der O_2-Verbrauch ist eine Funktion der Arbeitsform und -leistung. Wie bekannt, werden nur 25—30% der Sauerstoffmenge, die mit dem arteriellen Blut zu den Geweben gelangt, von diesen verbraucht, also hat das venöse Blut noch ca. 75% des O_2-Gehaltes des arteriellen Blutes [155, 80]. Tabelle 2 zeigt die Verteilung des Herzzeitvolumens in verschiedenen Organen

Tabelle 2: Verteilung des Blutvolumens in den einzelnen Organen mit dem entsprechenden Blutfluß und O_2-Verbrauch.

Organ	Blut-volumen in %	O_2-Verbrauch in %	Blutfluß in ml/min
Gehirn	12—15	10—12	750—800
Herz	5—8	10—12	250—280
Niere	22—25	10—13	1200—1500
Leber- u. Intestinaltractus	16—22	14—20	1400—1600
Muskel	12—15	30—42	1000—1200
Haut	3—8	4—6	180—200
Skelett u. übrige Organe	10—15	8—10	700—850

(parallel geschaltete Kreisläufe) sowie den Sauerstoffverbrauch und den Blutfluß. Die Werte schwanken je nach Methode und Autor [155, 343, 80]. Die funktionelle Anatomie und Biophysik der wichtigsten Gefäßarten erlaubt eine Ermittlung ihrer Volumen und Oberfläche. Tabelle 3 demonstriert nach Burton [80] die Beziehungen zwischen Druck, Radius und Wandspannung verschiedener Gefäßabschnitte und ihre Beziehung zum Gehalt an elastischem Gewebe. Tabelle 4 veranschaulicht nach Zweifach [516] den Durchmesser, die Wanddicke und die Art der Steuerung der verschiedenen Gefäßabschnitte. Um die Blutflüssigkeit zu bewegen, muß eine Druckarbeit bewältigt werden. Diese ist = Druck × Volumen der bewegten Flüssigkeit.

Die Umwandlung von Druckenergie in eine kinetische Energie und umgekehrt ereignet sich im Gefäßbett überall dort, wo sich der Gesamtquerschnitt ändert. Der Druck im Bereich einer Gefäßstenose z.B. nimmt besonders stark ab. $^1/_3$ Abnahme des normalen Querschnittes eines Gefäßes (z.B. bei der Arteriosklerose) führt zu einer 9fachen Erhöhung der Blutströmungsgeschwindigkeit [137, 80]. Nach Burton [80] lautet die Definition des mechanischen Wirkungsgrades = verrichtete mechanische Arbeit durch gesamten Energieumsatz. Der Aufwand für

Tabelle 3: Funktion und Struktur der verschiedenen Gefäße und die Beziehung des mittleren Druckes zu Radius und Wandspannung.

Gefäßart	Mittlerer Druck (mm Hg)	innerer Druck (dyn/cm²)	Radius (R)	Wandspannung (dyn/cm)	Gehalt an elastischem Gewebe
Aorta u. große Arterien	100	13×10^4	1,3 cm oder weniger	170000	2 sehr elastische Schichten
Kleine Arterien	90	12×10^4	0,5 cm	60000	Viel elastisch. Gewebe, aber mehr Muskulatur
Arteriolen	60	8×10^4	0,15 mm 62 μ	1200—500	Nur dünne elastische Intima
Kapillaren	30	4×10^4	4 μ	16	Keins
Venolen	20	$2{,}6 \times 10^4$	10 μ	26	Keins (nur die größten Venolen besitzen elastisches Gewebe)
Venen	15	2×10^4	200 μ	400	Elastische Fasern treten wieder auf
V. cava	10	$1{,}3 \times 10^4$	1,6 cm	21000	Sehr elastisch, elastische Fasern relativ dick

die Erhaltungswärme ist viel größer als der für die mechanische Arbeit. Die Energiemenge, die dem Kreislauf durch das Herz zugeführt wird, kann an der mechanischen Arbeit des Herzens gemessen werden. Diese läßt sich berechnen aus dem Produkt von Ventrikeldruck und Schlagvolumen. Die Barorezeptoren sind an der Regulation des Blutvolumens beteiligt.

Faktoren, die den Blutdruck bestimmen:

Insgesamt gesehen ist der Kreislauf ein Röhrensystem, in welchem Flüssigkeit von einem Ort höheren Druckes zu einem solchen tieferen Druckes, also vom linken Ventrikel über den großen Kreislauf zum rechten Vorhof fließt. Nur unter dieser Vereinfachung gilt das Gesetz von POISEUILLE: $F = P/R$. Nach POISEUILLE verhält sich der Druck (P) proportional zum Zeitvolumen (F = flow) und zum Strömungswiderstand (R):

$$P = F \cdot R$$

$$P = F \cdot \frac{8 \cdot 1}{\pi \cdot r^4} \cdot \mu$$

R = Strömungswiderstand abhängig von
$8/\pi$ = Konstanten
l = Länge der Röhre
R = Radius der Röhre
μ = Viskosität der Flüssigkeit

Bei dem angegebenen Druck handelt es sich um den Mitteldruck von mm Hg, der nicht dem arithmetischen Mittel entspricht, sondern in der Größenordnung von diastolischem Druck + $^1/_3$ der Blutdruckamplitude liegt. Die Blutdruckamplitude, auch Blutdruck genannt, bezeichnet den Unterschied zwischen systolischem und diastolischem Druck [419].

Die Blutdruckmessung mit der Manschette ergibt einen Wert, der zwischen dem Staudruck und dem Lateraldruck liegt (Lateraldruck = Druck auf die Gefäße). Der Lateraldruck ist nach dem Gesetz von BERNOUILLE [37] umso tiefer, je höher die Strömungsgeschwindigkeit ist. Als Zeitvolumen nach der Formel von POISEUILLE [381] wird das Sekundenvolumen (ml/sec) praktiziert und nicht das Herzminutenvolumen wie in der Klinik (l/min.) Der Strömungswiderstand als gesamter peripherer Widerstand errechnet sich aus dem Quotienten von Mitteldruck und Zeitvolumen und wird angegeben in dyn $\times$ sec $\times$ cm^{-5}. Berücksichtigt man das spezifische Gewicht von Quecksilber sowie die Erdbeschleunigung und außerdem das Zeitvolumen in ml/sec bzw. seine Umrechnung aus l/min., erhält man den egsamten peripheren Widerstand mit aus-

Tabelle 4: Durchmesser und Wanddicke verschiedener Gefäßabschnitte und ihre neurohumorale Steuerung.

	Durchmesser in μ	Wanddicke in μ	Steuerung	
			Neurogen	Humoral
Kleine Arterie	20–25	5–6	+++	+
Arteriole	18–20	3–4	+	+
Metaarteriole	15	2	+	++
Präkapillare Sphinkter	10–12	2	0	+++
Kapillare	8–10	1	0	+++
Venole	20–30	4–5	0	+
Kleine Vene	30–50	6–8	+	+

reichender Exaktheit durch Multiplikation des Quotienten mit 80:

$$R = \frac{P(\text{mm Hg})}{F\,(\text{l/min})} \cdot 80$$

Der so errechnete gesamte periphere Widerstand ist das Produkt aus der Konstanten $8/\pi$ und dem eigentlichen Gefäßwiderstand l/r^4 mit der Dimension cm^{-3} und der Viskosität mit der Dimension dyn sec cm^{-2}. Der eigentliche Gefäßwiderstand ist direkt proportional der Länge und umgekehrt proportional dem Radius des Gefäßes in der 4. Potenz. Er nimmt also mit kleinen Werten des Gefäßradius weit mehr als linear zu [137, 80]. Die großen Gefäße vom elastischen Typ zeigen einen geringeren Widerstand. Damit ist auch ihre Windkesselfunktion während der Systole als Blutreservoir erklärt. In der Diastole lassen diese Gefäße Blut in einer Menge von etwa 40% des Schlagvolumens kontinuierlich weiterfließen. Eine Zunahme des mittleren arteriellen Druckes führt bei einem gleichen Tonus der Gefäßmuskulatur zu einer Querschnittsvergrößerung des Gefäßbettes, was eine Verminderung des Gefäßwiderstandes zur Folge hat. Andererseits führt eine Blutdruckabnahme bei dem unveränderten Gefäßtonus zu einer Widerstandszunahme und „— täuscht eine Vasokonstriktion vor" —, meint SIEGENTHALER [420]. Dadurch sind die Veränderungen des Gefäßwiderstandes bei hypotonen Zuständen nicht immer eindeutig. Eine Veränderung des systolischen und diastolischen Druckes kann durch verschiedene Verschiebungen der Kreislaufparameter zustandekommen.

Einer Zunahme des diastol. Druckes p_d kann zugrunde liegen:

1. eine Zunahme der Frequenz bzw. des Minutenvolumens,
2. eine Steigerung von W,
3. eine Abnahme von E', d. h. eine Zunahme der Dehnbarkeit,
4. die gleichzeitige Änderung verschiedener Variablen.

Eine Zunahme des systolischen Druckes p_s kann bedingt sein durch:

1. eine Zunahme des Schlag- und Minutenvolumens,
2. eine Zunahme von E',
3. eine Zunahme von W,
4. gleichzeitige Änderung mehrerer dieser Größen.

Eine Zunahme der Blutdruckamplitude Δp kann zustandekommen durch:

1. Zunahme des Schlagvolumens V_s bzw.
2. Abnahme der Pulsfrequenz, eine Zunahme des E',
3. Abnahme von W,
4. gleichzeitige Änderung von 2 oder mehr Variablen.

Die Kreislaufgefäße haben fünf differenzierte Funktionen:

1) Die Verteilung des Herzzeitvolumens „cardiac a therload",
2) Widerstand der Arteriolen mit dem optimalen Blutfluß,
3) die präkapillaren Sphinkter,

4) die venöse Regulation mit dem postkapillaren Widerstand bzw. kapillare Filtration und intravaskuläre Volumina,
5) Regulation der Venenweite mit Beeinflussung der „cardiac filling pressure" und „cardiac output".

Die reflektorische regionale Zirkulation in physiologischen und pathologischen Zuständen wird gewährleistet durch die adrenerge Innervation der Rezeptoren in den Gefäßen, die regionale Regulation durch neurohumorale Stimuli und die direkte oder indirekte Steuerung des ZNS.

Wir haben unter dem Begriff „Kreislaufzentren" ein funktionelles Geschehen, eine komplexe Leistung zu verstehen. Schon 1855 konnten SCHIFF [441] und 1873 DITTMAR [110] das bulbäre Zentrum über der Spitze des Calamus scriptorius der Med. obl. nachweisen. Durch elektrische Reizung und Koagulation fand man pressorische und depressorische Punkte in der Med. obl., wobei die medialen Areale mehr pressorische, die lateralen mehr depressorische Blutdruckreaktionen auslösen. Hier erkannte OBERHOLZER [355] eine Schaltstelle von der Mitte des dorsolateralen Nucleus hippoglossus für die aortal-sinusalen depressorischen Afferenzen. Man kann von derselben Hirnstruktur durch verschiedene Reizparameter unterschiedliche Gefäßreaktionen erzielen [387, 416, 260, 7, 334, 20, 245].

Die hypothalamische Kreislaufregulation, die nicht nur direkt über das bulbäre Vasomotorenzentrum, sondern auch über vegetative sympathische und parasympathische Leitungsbahnen wirkt, nimmt eine zentrale Stellung in dem vermaschten neurohumoralen Regelkreis der Blutdruckhomöostase ein. Es ist bewiesen, daß ventromediale hypothalamische Kerne den Blutdruck senken und posteriolaterale ihn erhöhen. THOMPSON und BACH [475] machten die Beobachtung, daß durch Reizung des hinteren Hypothalamus ausgelöste Blutdruckanstiege durch gleichzeitige Reizung des „inhibitory systems" [304, 305] der Medulla obl. aufgehoben werden konnten. Umgekehrt war der Blutdruckanstieg kaum mehr zu erhalten, wenn die lateralen Partien der medullären Retikulärsubstanz („Facilitatory") zerstört waren [225, 306, 194, 67, 68, 244, 93].

Über die Bedeutung der Stammganglien für die Kreislaufregulation sind die Ergebnisse widerspruchsvoll, und es ist anzunehmen, daß sie unspezifische Alterationen auslösen [194, 382, 410, 431]. MAGOUN [304, 305] fand bei der Katze eine Konzentrierung vasopressorischer hypothalamofugaler Fasern in der lateralen Formation des Tegmentums. LINDGREN [261] konnte im Tierexperiment durch Reizung des Tegmentums eine Steigerung der muskulären und eine Abnahme der Haut- und Eingeweidedurchblutung nachweisen. Dabei kann der Systemblutdruck steigen, sinken oder gleichbleiben. In chronischen Versuchen bei dezerebrierten Katzen schließt der Autor auf ein mesencephales, koordinierendes Zentrum im Tectum, welches als Relaisstation für hypothalame absteigende vasodilatatorische Bahnen dient.

Eine Kortikalisation vegetativer Funktionen der Kreislaufregulierung muß angenommen werden. Neben tierexperimentellen Untersuchungen gibt es Beobachtungen am Menschen (Hypertonikern), bei denen nach Leukotomien Blutdrucksenkungen auf Jahre hinaus erzielt wurden, insbesondere bei Eingriffen in das Temporalhirn [143, 85, 86]. Psychomotorische Anfälle mit sympathikovasalen Krisen lassen sich durch elektrische Abtastung des vorderen Schläfenlappens provozieren [86, 85].

Blutdruckeffekte bei Reizung des sensomotorischen Kortex wurden bereits von STRICKER [467] gefunden, ähnliche auch durch Reizung des Lobus orbitalis des Rhinencephalons, des Lobus temporalis, des Gyrus hippocampus und Amygdalae, des Gyrus cinguli [204, 90, 301, 248, 194, 221, 222. Die Formatio reticularis mesencephali gehört zum unspezifischen aktivierenden und hemmenden System des Hirnstammes [338]. Demnach aktiviert die Formatio reticularis nicht nur verschiedene Hirnfunktionen, sondern hemmt sie auch, und zwar sowohl ascendierend hirnrindenwärts als auch descendierend rückenmarkwärts, wobei es zu einer Selektion für die aktuelle Situation adäquater und inadäquater Reize kommt. Die Formatio reticularis ist eng verbunden mit den Strukturen des Thalamus, und es bestehen doppelläufige Verbindungen zwischen Vorderhirn, Thalamus und Hypothalamus. Das Gehirn wirkt als ganzes, und es findet ständig eine Fazilitation (Bahnung) oder Inhibition (Hemmung) der Spontanaktivität bzw. des aktuellen Funktionszustandes inklusive des Kreislaufgleichgewichtes statt. Emotional ausgelöste kardiovaskuläre Reaktionen erhalten eine physiologische Basis, wenn man sie als Bestandteil kortikal-subkortikaler organisierter Antriebe bzw. Grundmotivationen (Angriff, Flucht, Nahrung, Fortpflanzung) auffaßt [346]. Absteigend lassen sich die vasodilatorische Rezeption im Hypothalamus laterelis, in den Vierhügeln, in der Substantia reticularis der Med. obl. bis in die Seitenstränge des Spinalmarks verfolgen.

Die letzte intrazelluläre Schaltstelle liegt wahrscheinlich im Mesencephalon; von dort aus verlaufen die Fasern ungekreuzt und durchziehen die Med. obl. Die Pyramidenbahnen sind wichtig für die Übermittlung vasomotorischer Impulse aus den sensomotorischen Arealen und der Großhirnrinde [301, 337, 291].

Die pressorischen Fasern des hinteren Hypothalamus verlaufen diffus in der Substantia reticularis von Pons und Med. obl. und erreichen die Seitenstränge des spinalen Rückenmarks. Die experimentellen Effekte sind anhand der Literaturangaben nicht einheitlich und schwer vergleichbar; da es nicht gleichgültig ist, ob man Fasern oder Zellen reizt bzw. ausschaltet. Bekannt ist der kortikospinale Verlauf des sympathiko-cholinergischen Systems für die Vasodilatation der Extremitätenmuskulatur [261, 262, 407, 484, 485]. Die mesenzephalen Zellen in den „Relaisstationen" koordinieren Vasokonstriktion und Vasodilatation. Von besonderer Bedeutung ist die Beziehung der limbischen Region, welche die psychoemotionelle Seite der Kreislaufregulation reguliert.

Sehr wichtig für die Kreislaufregulation sind die Barorezeptoren, d. h. der Carotissinusnerv und der Aortennerv nach HERING, 1927 [189] und KOCH und MIES, 1929 [239].

Die Innervation der Barorezeptoren als bedeutender Mechanismus für die Blutdruckhomöostase und als Kurzzeitregulator steht unter Kontrolle des Gehirns. Wahrscheinlich spielt das resetting der Barorezeptorenreflexe bei der Hypertonie und ihrer Perpetuierung eine Rolle. Die Barorezeptorenafferenz vom Carotissinusnerv und vermutlich auch vom Aortenbogen ziehen durch die Wurzel des IX. und X. Nerven den Hirnstamm entlang als Tractus solitarii mit partieller Synapsenbildung im Nucl. tract. sol. [231, 40, 312, 84, 326, 70, 71].

In den Carotiden und in der Aorta befinden sich noch Chemorezeptoren mit ihrer Sensibilität auf Schwankungen des O_2- und CO_2-Druckes sowie Verschiebungen des pH-Wertes. Sie regulieren durch diese Größe die Verteilung des Blutflusses, und bei einer CO_2-Abnahme kommt es zu einer reflektorischen Vasokonstriktion und Aktivierung der sympathischen efferenten Fasern [449, 450, 463]. Eine Wechselwirkung zwischen Baro- und Chemorezeptoren läuft über den Nucl. sol. Hingewiesen sei noch auf die pulmonalen Rezeptoren, deren Aktivierung eine hemmende Wirkung auf das Vasomotorenzentrum hat, verbunden mit einer reflektorischen Vasodilatation [365].

Experimente mit defensiven Reaktionen bei hypothalamischen Reizungen führen zu einer aktiven Vasodilatation der

Skelettmuskulatur über die sympathischen vasodilatatorischen cholinergen Bahnen. Diese beginnen beim frontalen Kortex und führen über den Hypothalamus zu der ventralen Medulla. Sie innervieren vorwiegend den Widerstand der Arteriolen und der Gefäße [484, 485, 449, 450]. Eine aktive Vasodilatation kommt auch während eines emotionalen Stresses vor. Ein aktiver Vasodilatator-Reflex findet sich beim Menschen nach einer adrenergen Blockade.

Wichtig ist der Hypothalamic input, der auch emotional beeinflußbar ist. Es kommt zu einer Hypertension durch eine längere Stimulation der hinteren hypothalamischen Strukturen [136, 67, 68]. Die hypothalamische Stimulation führt zu einer Konstriktion der Resistenzgefäße der Haut, in den Bauchorganen und Nieren mit gleichzeitiger Dilatation und Durchblutung der Skelettmuskulatur. Dieser Effekt der Blutumverteilung mit erhöhter Perfusion der Skelettmuskulatur ist eine „flight or flight“ und Defensivreaktion. Bei der Erhöhung des Blutdruckes und cardiac output kommt es unter Aktivation des Hypothalamus zu einer Unterbindung der Barorezeptoren bzw. Herzhemmung. Eine Ausschaltung des vorderen Hypothalamus führt schlagartig zu einer arteriellen Hypertension bei Ratten mit der Ausschüttung von Katecholaminen. Gleichzeitig kommt es zu einer Insulinausschüttung mit einem vorübergehenden Effekt von Hypoglykämie [342, 369].

Cerebellare Kontrolle:

Eine Stimulation des Nucl. fastigi führt zu einer Erhöhung des pressorischen Effektes. Dieser Effekt läßt sich eliminieren durch eine Unterbindung der Fasern zwischen fastigobulbärem Trakt oder dem paramedianen retikulären Kern der Medulla. Die Stimulation des Nucl. fastigiti ist verbunden mit einem barorezeptorischen Reflex, mit Vasokonstriktion und Tachykardie. Diese Regulation geht nicht nur über die kardiopulmonalen Barorezeptorenreflexe, sondern ist auch verknüpft mit afferenten Impulsen des vestibulären Apparates [326, 266].

Die Abbildungen 11 u. 12 zeigen schematisch den Verlauf der vasomotorischen Bahnen und den Einfluß mesencephaler Strukturen auf die Blutdruckregulation [344]. Eine wesentliche periphere Regulation ist die sympathische Vasokonstriktion.

Durch Reizung des Sympathikus und seiner vasokonstriktorischen Fasern kann das Verhältnis des präkapillaren zum postkapillaren Widerstand erhöht werden. Außerdem steigt der Gesamtwiderstand an, und es wird Depotblut aus dem Kapazitätssektor mobilisiert [322]. Man unterscheidet 2 Typen der glatten Gefäßmuskulatur, die sogenannten Multiunit, welche aus vielen funktionellen Einheiten bestehen, und den sogenannten viszeralen [61]. Der erste Typ wird ausschließlich

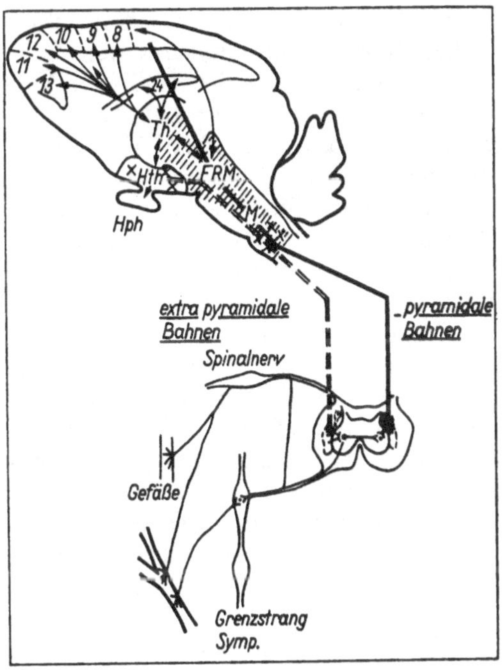

Abbildung 11: Schema der vasomotorischen Bahnen.

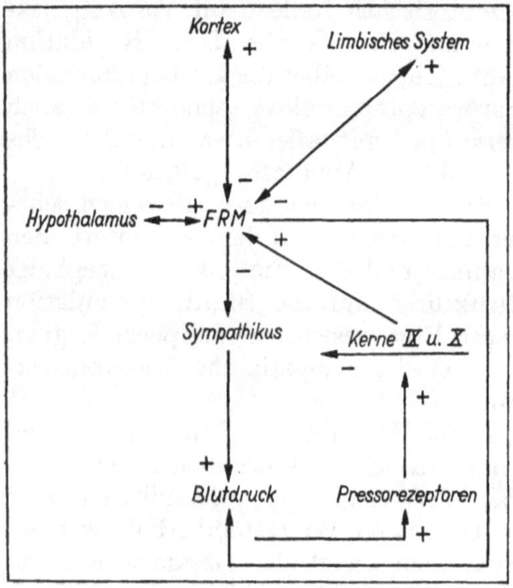

Abbildung 12: Einfluß mesencephaler Strukturen auf die Blutdruckregulation.

von exzitatorischen Nervenfasern reguliert, der zweite Typ hat eine autonome Aktivität und leitet die Erregung von Zelle zu Zelle. Es ist von Bedeutung, daß die kleinen Arterien die vasokonstriktorischen Nervenfasern nur mit den oberflächlichen Schichten der Media in Verbindung stehen, während in anderen Gefäßabschnitten alle glatten Muskeln in allen Schichten der Wandung mit Nerven versorgt sind. Die nicht innervierten Muskelschichten der Gefäße vom viszeralen Typ spielen offensichtlich bei der lokalen Regulation eine besondere Rolle. Die Depotgefäße unterliegen auch einer Regulation durch vasokonstriktorische Fasern. Manche Gewebe sind mit spezifisch vasodilatatorischen Nervenfasern ausgestattet, wie die Muskeln, welche nur bei Alarmreaktionen eingesetzt werden, mit cholinergen sympathischen Fasern bzw. parasympathischen, um einen erhöhten Blutzufluß zu gewährleisten [137, 322]. Die reflexbedingten Veränderungen im Verhältnis des präkapillaren zum postkapillaren Widerstand erlauben, die Flüssigkeitsverteilung zwischen intra- und extrazellulären Räumen auf einem aktuellen Niveau zu halten [354]. Bei Belastungen physischer Art spielen die vasodilatatorischen Metaboliten eine dominierende Rolle. Diese vasodilatatorischen Faktoren haben vorwiegend einen Einfluß im Abschnitt der präkapillaren Sphinktergefäße und präkapillaren Widerstandsgefäße, während die nervöse Regulierung sich im Abschnitt der postkapillaren Gefäße mehr abspielt. Viele zentralnervöse Regulierungsmechanismen sind dabei noch unbekannt.

Es besteht ein Zusammenhang zwischen nervöser Konstriktion und metabolischer Dilatation der Gefäße. Zusammenfassend läßt sich sagen, daß bei der Anpassung des kardiovaskulären Systems die Steigerung der Gesamtkreislaufleistung durch Erhöhung des Herzminutenvolumens durch nervale Vorgänge bestimmt ist, die örtliche Mehrdurchblutung dagegen von lokalen Faktoren beherrscht wird. Eine Koordination der regulatorischen Mechanismen entsteht durch eine zentrale Steuerung und wird durch die Rückmeldung aus der Peripherie moduliert. Histamin ist z.B. ein indirekter Mediator einer neurogenen vasodilatatorischen Reaktion [65, 66].

Die Kreislaufsteuerung steht auch im Dienste der Temperaturregulation, auf die wir hier nicht eingehen wollen.

Die Vorhofrezeptoren sind Prototypen der Rezeptoren im Niederdrucksystem. Es gibt reflektorische Wirkungen der efferenten Kreislaufinnervation: der Bezold-Jarisch-Reflex, der Schwiegk'sche Entlastungsreflex aus dem Lungen-Kreislauf, der Bandbridge-Reflex als vasosensible Zonen des arteriellen und des Niederdrucksystems sowie der Gauer-Henry-Reflex, der vom linken Vorhof ausgeht und über mehrere Effektoren zu einer Steigerung der Diurese führt [155, 242].

Die aktive Konstriktion und Dilatation der Gefäße vollzieht sich über die Alpha- und Beta-Rezeptoren. Alpha-Rezeptoren mit ihrer vasokonstriktorischen Reaktion finden sich in den renalen Gefäßen, Haut, Splanchnicus, in den Skelettmuskel-Arteriolen sowie in den Haut- und Splanchnicusvenen. Alpha-Rezeptoren in den Koronar- und Zerebralarterien sind spärlich.

Beta-1-Rezeptoren haben eine positive inotrope und trophotrope Wirkung auf das Myokard und keine vaskulären Effekte [316]. Beta-2-Rezeptoren sind vasodilatatorische Überträger, reagieren z.B. auf Isoproterenol und Noradrenalin. Das Noradrenalin aktiviert die Beta-2-Rezeptoren nur nach Alpha-Rezeptorenblokkade. Das Propanolol blockiert Beta-1- und Beta-2-Rezeptoren. Die Arteriolen enthalten Alpha-Konstriktor- und Beta-Dilatator-Rezeptoren. Die Venen haben vorwiegend Alpha-Konstriktor-Rezeptoren. Es scheint, daß Beta-Dilatator-Rezeptoren hier fehlen [120]. Applikation von Isoproterenol führt zu einer Hypotension und einer reflektorischen Konstriktion der kapazitiven Gefäße. Diese Venenkonstriktion ist ein indirektes Resultat einer Aktivation der Alpha-Rezeptoren. Neue Befunde zur Regelung der noradrenergen Erregungsübertragung messen den präsynaptischen Faktoren mit Noradrenalin-Effekt eine besondere Rolle bei [459, 460].

Die Impulsfrequenz und die Proimpuls-Freisetzung von Noradrenalin bestimmen den noradrenergen input zu den postsynaptischen Zellen [459]. Das präganglionäre Neurotransmitter Acetylcholin hat auf die präganglionäre Nervenleitung exzitatorische oder inhibitorische Effekte [173]. Zu Neurotransmittern gehören noch neben Noradrenalin, Azetylcholin und Adrenalin außerdem Serotonin, Dopamin sowie solche mit hemmender Wirkung, wie Glycin, Aminosäuren, γ-Aminobuttersäure (GABA), Glutamat, Asparaginat (letztere zwei als exzitatorische Transmitter), Endorphine bzw. Enkephaline und insbesondere die Substanz P. Deren Rolle als Transmitter ist nachgewiesen mit Beteiligung an pathophysiologischen Mechanismen, und zwar nicht nur für die Schmerzleitung [258, 62]. Die Zellmembran ist an zwei entscheidenden Stellen mit Rezeptoren ausgestattet: am Ort der Erregungsaufnahme und am Ort der Erregungswiedergabe. Neben der hemmenden Wirkung des Acetylcholins auf die Freisetzung von Noradrenalin/Impuls vermindert es wahrscheinlich auch den Einstrom von Calcium. Das Angiotensin II steigert die Proimpulsfreisetzung von Noradrenalin, Dopamin vermindert diese [459, 126]. Verzögernd wirken auch die Prostaglandine [184]. Das Noradrenalin kann über die Alpha-Rezeptoren hemmend wirken, über die Beta-Rezeptoren stimulierend. Das Prostaglandin spielt offensichtlich bei den synaptischen Rückkopplungsmechanismen eine Rolle [459]. Die präsynaptischen Alpha- und Beta-Rezeptoren sprechen offensichtlich unterschiedlich auf Noradrenalin-Konzentrationen an.

Die Arterien enthalten sympathische Nerven mit präsynaptischen Alpha-Rezeptoren. Die glatte Muskulatur besitzt postsynaptische Alpha-Rezeptoren, deren Aktivierung zu einer Vasokonstriktion führt [459]. Wo es Alpha-Rezeptor-Agonisten gibt, existieren nach neueren Arbeiten auch Antagonisten mit vorwiegend postsynaptischer und andere mit vorwiegend präsynaptischer Wirkung des Noradrenalins. Die präsynaptischen Alpha-Rezeptoren sind für die antihypertensive Therapie von besonderer Bedeutung. Offensichtlich besitzt auch der Nucl. tractus solitarii noradrenogene Neuronen als Relaisstationen der Carotissinusnerven [459]. Bei einer Erregung und Impulszunahme der Carotissininusnerven wird durch die Intraneurone der Vagustonus erhöht; andererseits modifizieren hemmende Interneurone die Impulsfrequenz der bulbospinalen noradrenergen Fasern, und somit wird der Sympathikustonus vermindert. Das Noradrenalin erhöht den Vagotonus durch Erregung der Alpha-

Rezeptoren und vermindert den Sympathikustonus. Dieser Vorgang im nucl. tractus solitarii findet damit eine neurobiochemische Interpretation der Blutdrucksenkung über den Carotissinus [459]. Die zentralen und peripheren Alpha- und Beta-Mechanismen, alteriert in ihrer Funktion, erlauben teilweise auch eine Interpretation der Entstehung der Hypertonie. Exakte Untersuchungen in dieser Richtung liegen z. Zt. nicht vor.

Humorale Faktoren der Kreislaufregulation:

Die ersten kreislaufaktiven Substanzen, die gleichzeitig als Transmitter auf die Neuronen wirken, sind der Vagusstoff Acetylcholin und die Sympathikomimetika Adrenalin und Noradrenalin. Das Acetylcholin bewirkt im Kreislauf eine Bradykardie, Arterienerweiterung und Blutdrucksenkung [182]. Wichtigste Katecholamine bzw. Sympathikomimetika sind die um die Jahrhundertwende bekannt gewordenen Stoffe Adrenalin und Noradrenalin. Im Nervensystem sind diese Substanzen auch Transmitter. Die lokale Regulation der präkapillaren Widerstandsgefäße und Sphinkter zeigt eine beträchtliche autonome Regulation der glatten Muskelelemente. Durch die Bildung von Gewebsmetaboliten kommt es zu einem starken negativen Rückkopplungsmechanismus (negatives feed back), welcher die Aktivität der Gefäßmuskulatur noch mehr erhöhen kann. Die Gewebsmetaboliten haben vorwiegend einen peripheren vasodilatatorischen Effekt oder greifen im Regulationsprozeß der glatten Muskelzelle durch Alteration der Membranverhältnisse bis zur Umsetzung von Generator- in Aktionspotentiale ein. Zu Gewebsmetaboliten gehören CO_2, Kalium, Calcium, Adenosinverbindungen, Bradykinin, Histamin u. a. Histamin und histaminähnliche Substanzen verursachen indirekt eine Vasodilatation im Skelettmuskel bei gleichzeitiger Stimulatin der Barorezeptoren. Die vasodilatatorische Wirkung des Histamins kann potenziert werden durch eine sympathische Stimulation. Die Hypoxie ist ein wichtiger Reiz für die lokale Kreislaufregulation. Ebenso wesentlich ist die CO_2-Konzentration des Blutes sowie die schon bekannte Milchsäure. Diese Substanzen haben Beziehungen zum Pyruvatstoffwechsel innerhalb des Krebszyklus. Bei dem Blutfluß spielen auch der pH-Wert eine Rolle sowie die Verschiebungen der intra- und extrazellulären Kalium- und Natriumionen und die Adenosinnukleotiden.

Das Serotonin hat sowohl auf die Thrombozyten wie auch auf das Nervensystem eine Wirkung. Intravenöse Infusionen von Serotonin senken den Blutdruck und vermindern den Blutfluß, wobei diese Effekte bei einer intraarteriellen Applikation ausgeprägter vonstatten gehen. Möglicherweise hat das Serotonin lokal einen hyperämiesenkenden Effekt. Acetylcholin ist nicht nur ein Vasodilatator, sondern beeinflußt stimulierend den Ablauf der Biochemie der Gefäße. Bradykinin ist ein wichtiger Vasodilatator und wird besonders bei Hyperämie freigesetzt. Vasopressin, Renin und Angiotensin haben einen vorwiegend vasokonstriktorischen Effekt. Die lokale Kreislaufregulation hat meistens eine Rückwirkung auf das Gesamtkreislaufsystem. Das Musterbeispiel dafür ist die Niere, welche mit ihrem Renin-Angiotensin-System ihre Autoregulation betreibt, darüber hinaus aber auch den Systemblutdruck erheblich steigern und alterieren kann [477]. Nach Stegemann [461] verfügt auch die Skelettmuskulatur über einen ähnlichen Mechanismus. Sie kann bei physischer Belastung über die Muskelrezeptoren, Pulsfrequenz und Herzzeitvolumen erhöhen.

Es sei noch einmal hingewiesen auf die Kontrolle der Reninsekretion über Baro- und Chemorezeptoren sowie das vegetative Nervensystem und die Wirkung von Angiotensin auf die Freisetzung und Wirkung von Noradrenalin [234]. Es bestehen diametrale Kreislaufeffekte, einmal über das System Renin-Angiotensin und zum anderen Kallikrein, Bradykinin, Prostaglandine. Während das erstere über Angiotensin II, Aldosteron und Natriumretention zu einer Vasokonstriktion führt, bewirkt das andere über Kallikrein, Bradykinin, Prostaglandine eine Vasodilatation und Natriuresis [215, 257].

Die Herz- und Gefäßkontraktion haben ihre biochemische Grundlage, metabolische Prozesse, die pharmakologisch beeinflußt werden können. Wichtig ist die ATPase-Aktivität und ihre Abhängigkeit vom Calcium [381a]. Die Rolle der Adenylcyclase und des cyclischen ANP beim Gefäßtonus wurde von ANDERSSON [11] nachgewiesen. So fanden HEIDLAND und SCHMIDT [186] erhöhte Werte für das cyclische AMP im Speichel von Hypertonikern mit normaler oder erhöhter Renin-Aktivität im Serum. Über Veränderungen bzw. Zunahme von Plasma adenosine 3', 5'-cyclic monophosphate bei Hypertonikern berichten GENEST, HAMET et al. [157, 177]. WESEMANN und ZILLIKEN [498] fanden Beziehungen zwischen Serotonin-Rezeptor und Neuraminsäurestoffwechsel.

Das Serotonin hat eine schmerzfördernde Wirkung: das Bradykinin verursacht nur dann Schmerzen, wenn Serotonin anwesend ist [421]. Neuere Arbeiten weisen darauf hin, daß hinsichtlich der Stimulation der Aldosteronproduktion Angiotensin III eine geringere Aktivität als Angiotensin II hat. Es ist wahrscheinlich, daß Angiotensin III die aktive Form von Angiotensin II darstellt. Die Angiotensin II-Inhibitoren spielen in der Klinik sowohl bei der Diagnostik wie auch bei der Therapie der Hypertonie eine zunehmende Rolle [73]. Die Frage über körpereigene Inhibitoren sowie ihre Wirkung auf die Kreislaufregulation ist nicht ganz geklärt. Es sei darauf hingewiesen, daß die humoralen Faktoren zentripetal eine Modulation der ZNS-Mechanismen bewirken können. Bei einer Hypertension nimmt der vasopressorische Spiegel im Plasma signifikant zu. Das Vasopressin verstärkt die Angiotensinwirkung im pressorischen Effekt. Außerdem kontrahiert es vorwiegend die Gefäße der Skelettmuskeln, des Splanchnicus und der Koronargefäße, dagegen reagieren die Hautgefäße minimal auf Vasopressin. Kleine Dosen vergrößern den konstriktorischen Effekt von Noradrenalin [206, 443]. Die wichtigsten kreislaufaktiven Gewebshormone werden in der Niere gebildet. Ihre Mechanismen auf die Kreislaufregulation sind ausgezeichnet dargestellt von WEBER und MANN [493]. Hingewiesen sei auch auf die Bedeutung von Esteroproteinasen bei der Kreislaufregulation und insbesondere der Pathophysiologie des Hochdruckes [172]. Abbildung 13 zeigt die intrarenale Verschränkung der Gewebshormone der Niere. Es ist interessant, daß die Niere als Langzeitregulator sowohl pressorische als auch depressorische Gewebshormone produziert. Offensichtlich ist durch ihre intakte Funktion ein gewisses Gleichgewicht zwischen diesen notwendig. Während das Renin-Angiotensin-System viele extrarenale wie auch lokale und intrarenale Angriffspunkte hat, haben das renale Prostaglandinsystem und Kallikrein-Kinin-System offensichtlich eine direkte Wirkung auf die Niere. In der Regulation des Elektrolyten- und Wasserhaushaltes sowie des Blutdruckes stehen diese renalen Systeme in Rückkopplung mit den sympathischen Nervensystemen, dem Aldosteron und den antidiuretischen Hormonen. Die aktiven Substanzen sind das Oktapeptidhormon Angiotensin II und das Hectapeptid Angiotensin III. Die Lokalisation von Renin liegt ausschließlich im juxtaglomerulären Apparat. In der Niere wird lokal auch Angiotensin II gebildet, welches auf die efferenten und afferenten Arteriolen eine Wirkung hat. Betont sei noch einmal der Effekt einer Konstriktion der Widerstandsgefäße durch Angiotensin II und III sowie die stimulierende Wirkung auf die Aldosteronproduktion, ADH-Freisetzung und Erregung des

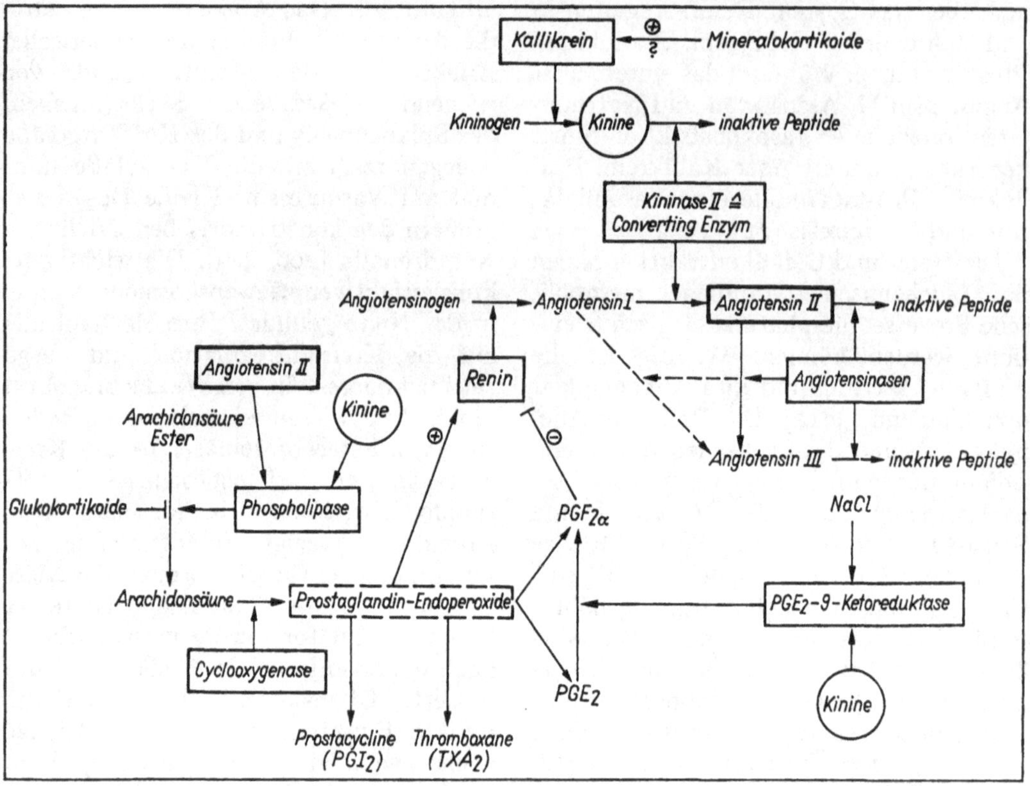

Abbildung 13: Interaktion der Komponenten des Renin-Angiotensin-Kallikrein-Kinin- und Prostaglandin-Systems in der Niere (nach P. C. WEBER und K. MANN, Internist **18** (1977), 529).

Durstzentrums. Von den renalen Gewebshormonen, die zum Renin-Angiotensin-System eine antagonistische Wirkung ausüben und die auch eine direkte Beeinflussung des Gefäßwiderstandes sowie der renalen Salz- und Wasserausscheidung haben, gehören die Prostaglandine und das Kallikrein-Kinin-System. Es sei darauf hingewiesen, daß die Niere sowohl im Mark als auch in der Rinde Prostaglandine bildet [54].

Neuerlich sind Enzyme beschrieben worden, welche aus dem primären PG E_2 und PG $F_{2\,alpha}$ prostaglandinähnliche Verbindungen der Thromboxane bzw. der Prostaglandine bilden [176, 333]. Diese Substanzen spielen bei dem Gerinnungsprozeß eine wichtige Rolle und haben auch starke vasoaktive Eigenschaften. Thromboxan (TxA_2) wirkt vasokonstriktorisch, und Prostacyclin (PG I_2) wirkt vasodilatatorisch. Beide Substanzen sind sowohl im Nierenmark als auch in der Nierenrinde vorzufinden. Das PG E_2 führt bei intraarterieller Applikation zu einer Gefäßdilatation, während PG $F_{2\,alpha}$ einen vasokonstriktorischen Effekt hat, und zwar besonders im venösen System. Neben den Gefäßeffekten hemmt PG E_2 die pressorische Wirkung von Angiotensin II und Noradrenalin, bremst die Neurotransmission, stimuliert den Natriumtransport in den Zellmembranen und hemmt die ADH-Wirkung im distalen Tubulus. Das $PG_{2\,alpba}$ hat eine ausgeprägte Wirkung auf die Vasokonstriktion, offensichtlich über die pressorischen Substanzen Angiotensin II und Noradrenalin an den glatten Gefäßmuskelzellen. Eine verstärkte Prostaglandinsynthese ist gekennzeichnet durch einen niedrigen Blutdruck und renalen Salz- und Wasserverlust.

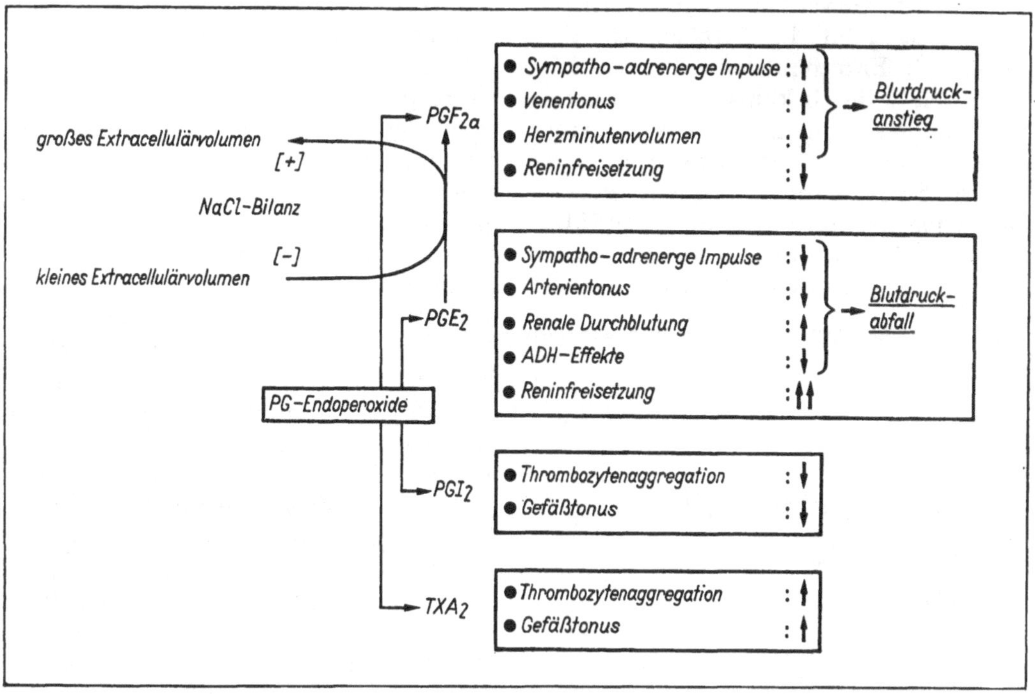

Abbildung 14: Biologische Wirkung der Prostaglandine (nach P. C. WEBER und K. MANN, Internist **18** (1977), 529).

Abbildung 14 veranschaulicht die Wirkungen der Prostaglandine nach WEBER und MANN.

Man unterscheidet zwei Kallikrein-Kinin-Systeme, die sich in ihrer Lokalisation und Funktion voneinander abheben. Das eine ist das Plasma-Kallikrein als ein Proenzym, welches aus dem Substrat Kininogen das Nonapeptid freisetzt. Es ist ein wesentliches System bei der Aktivierung des Gerinnungs- und Fibrinolysesystems [492]. Das Organkallikrein von niedrigem Molekulargewicht kommt in der Speicheldrüse, Pankreas, Darm und Niere vor. Diese Organkallikreine setzen Kallidin frei, welches biologisch und pharmakologisch dem Bradykinin gleicht. Die biologischen Wirkungen der Kinine sind: Erregung der glatten Muskulatur, arterielle Vasodilatation mit Blutdruckabfall, venöse Vasokonstriktion, Permeabilitätssteigerung, Bronchospasmus, Einfluß von Transportmechanismen, Katecholaminfreisetzung und Vermehrung der Diurese und Natriurese [493]. Das Kallikrein wird hauptsächlich in der Nierenrinde vorgefunden. Die Niere enthält besonders hohe Kinaseaktivitäten, z.B. ist Kinase II identisch mit dem Convertingenzym des Renin-Angiotensin-Systems. Man findet es in hoher Konzentration in den Plasmamembranen der proxymalen Tubuluszellen der Niere [313]. Charakteristische Eigenschaften der Kinine sind die Vasodilatation von Arteriolen und Präkapillaren sowie die Konstriktion der Venolen, verbunden mit einer Permeabilitätssteigerung. Die natriuretische und diuretische Wirkung der Kinine geht offensichtlich über die Prostaglandine [341]. Wechselwirkungen zwischen dem renalen Kallikrein-Kinin-System, dem renalen Prostaglandinsystem und dem Renin-Angiotensin-System gelten heute als gesichert. In neueren Untersuchungen wurde eine Prostaglandinsynthese auch in der Gefäßwand nachgewiesen [313].

Aus den kurz gefaßten Ausführungen

der renalen Gewebshormone resultieren Überlegungen für die Pathogenese einer Reihe von Erkrankungen. Dies ist teilweise belegt durch klinische und experimentelle Forschung. Es handelt sich dabei um solche Krankheitssyndrome, die eine gestörte Salz-Wasser-Bilanz, eine Störung im regionalen oder Gesamtgefäßwiderstand beinhalten, woraus meist ein erhöhter oder erniedrigter Blutdruck resultiert.

2.1. Biokybernetische Aspekte der Blutdruckregulation

In der Kreislaufphysiologie erkannten schon 1868 Cyon und Ludwig [99, 100] den geschlossenen Regelkreis des Blutdruckes. Der Funktionskreis, der auf sich zurückwirkt, beinhaltet nach Wagner [490] Regelstrecke, Regler, Regelgröße, Stellgröße, Fühler und Führungsgröße. Dieser Regelkreis hat die Aufgabe, auf dem Wege der Afferenz zum Zentrum die Differenz zwischen Ist- und Sollwert auszugleichen [209, 503].

Das technische Modell läßt sich annähernd folgendermaßen auf die einzelnen Kreislaufregulatoren übertragen: ZNS = Sollwertstelle, bulbäre Vasomotorenzentren = Meßwert, spinale Ganglien = Verstärker, Sinus caroticus und andere Rezeptoren = Fühler, glatte Muskulatur = Stellmotor (hier wird auch die Ausgangsgröße gemessen), Arteriensystem = Regel- bzw. Meßstrecke mit der Eingangsgröße.

In der Kreislaufphysiologie gibt es 3 Formen der Informationsverarbeitung, die humorale, die neurale und die gemischt humoralneurale. In Abbildung 15 ist ein Schema der Blutdruckregelung als gemischt humoralneurale Informationverarbeitung nach Keidel [229] wiedergegeben. Die humorale Signalleitung hat einen geringen Schaltaufwand und ist träge. Sie endet in einem biochemischen Vorgang und ist noch abhängig von den Kreislaufzeiten. So dauert z.B. ein Blutdruckanstieg nach Adrenalin oder Noradrenalin 9—12 Sekunden, der Effekt der Keimdrüsenhormone 5—12 Tage. Andererseits spielen sich die Informationsübertragungen neuraler Natur in einem Bereich von tausendstel Sekunden ab. Deshalb sehen wir im ZNS bei allen Anpassungsvorgängen einen primären Regulator. Diese nervalen Informationsimpulse spielen sich in einem Bereich 1/000 sec ab und werden im Nervensystem durch spezifische Gewebsstrukturen als Kodierung, Leitung und Dekodierung (Rezeptoren, Nervenfasern, Synapsen) übermittelt [229]. In der Kreislaufphysiologie wird die Verarbeitung einer Eingangsgröße selten in reiner Form angetroffen. Der Regler hat keine direkte Einflußnahme auf die Regelgröße. Diese vollzieht sich über die Stellgröße, wobei jedoch die Impulse verstärkt werden müssen. Ein Stellglied kann in mehrere Regelkreise eingebaut sein. Um die Regelgröße zu verändern, wird zusätzlich Energie in Arbeit umgesetzt, nach Wagner

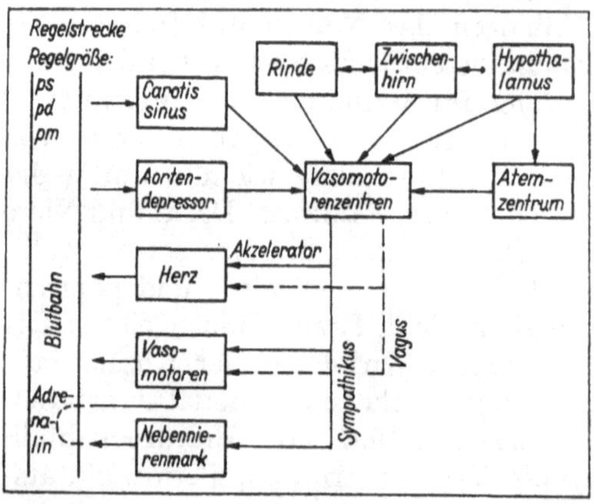

Abbildung 15: Blutdruckregelung als eine gemischte humoral-neurale Informationsverbreitung.

[490]: „Alle Systeme biologischer Regler haben die Tendenz, einen infolge der Störung erhöhten Energieumsatz im lebenden System wieder auf ein Minimum zurückzuführen". Eintretende Veränderungen endogener und exogener Natur sind die sogenannten Störgrößen oder Störfaktoren, die eine Voraussetzung sind, um den Regelkreis überhaupt funktionsfähig zu erhalten, wie WAGNER 1955 geistreich zusammenfaßte: „Leben heißt, fortgesetzt gestört werden". Im komplizierten Regelmechanismus des Kreislaufes gibt es Veränderungen, die nicht durch Störgrößen bedingt sind, sondern durch die sogenannten Führungsgrößen. Im Gegensatz zu technischen Modellen ist der Angriffspunkt dieser Führungsgrößen im lebenden Organismus nicht immer festzulegen. Wenn es in der kybernetischen Technik Regelung und Steuerung, also zwei Wirkungsmöglichkeiten, gibt, so haben wir in der Biologie (Pathophysiologie) noch eine dritte, sehr komplizierte Form, den circulus vitiosus.

Die Güte eines Reglers hängt von einem möglichst guten Einstellen des neuen Wertes ab, die Regelfläche muß klein sein. Das Verlassen der Ruhelage und die Rückkehr zu dieser, genannt Regelzeit, müssen kurz sein. Die Steuerung und Regelung im Organismus sind funktionell-dynamische Größen, und ein technisches Schema läßt sich nur teilweise auf den Kreislauf übertragen, erlaubt jedoch eine gewisse einheitliche kausale Betrachtung [456, 359]. Unstete Regler können keine kontinuierliche Stellgröße unterhalten, was entscheidend für die Regelgüte ist. Das Steuerungsprogramm ist ein kortiko-subkortikaler Vorgang, der in viszerale (efferente) Impulse umgesetzt wird. Bei Willensimpulsen und Bewußtseinsvorgängen dominieren die kortikalen Areale. SCHÄFER [433, 434] will das Problem der Kreislaufregelung von der klinischen Sicht durch Psyche und Streß determiniert wissen und bejaht indirekt die Dominanz kortiko-viszeraler Mechanismen, wobei er der Peripherie besondere Bedeutung beimißt. Ein geschlossener Funktionskreis wurde auch von ANOCHIN [14] auf die bedingten Reflexe übertragen. Von besonderer Wichtigkeit für unsere Betrachtung ist es, daß Beeinflussungen und Störungen jeden Teil des Regelkreises betreffen können. Für die Berechnung ist wichtig, daß die Glieder des Regelkreises linear arbeiten, was jedoch bei der Kreislaufregulation nicht immer zutrifft. So läßt sich auch der Frequenzgang der Regelkreise kaum immer bestimmen. Die Zentren des Regelkreises liegen stets im ZNS, und zwar vorwiegend in den vegetativen Arealen. Wir müssen unterscheiden: Vasomotorenzentren 1. Ordnung, d. h., die primären bulbären Kreislaufzentren der Med. obl. sowie ihre afferente und efferente Beziehung zu dem Zwischenhirn und Kortex, die Zentren 2. Ordnung sind die Ganglien des Grenzstranges, die als Umschaltstellen angesehen werden und deren Unterbrechung den Blutdruck senkt. Schließlich sind die Zentren 3. Ordnung, die Axonreflexe, verbunden mit Gewebshormonen und Stoffwechselprodukten, die lokal die Durchblutung regulieren, ohne einen direkten Einfluß auf die Blutdruckhöhe zu besitzen. Jede Änderung der Regelgröße ruft durch Rückkopplungsmechanismen (feed back) gegenregulatorische Maßnahmen hervor, die meistens über das Vasomotorenzentrum laufen und die Regelgröße verändern. Es ist möglich, entsprechend den aktuellen Anforderungen die Betriebsgröße bzw. den Sollwert innerhalb gewisser Grenzen zu verändern und zu halten. Diesen Mechanismus hat WAGNER 1942 [490] als Sollwertsteller bezeichnet. Die Güte eines Reglers hängt außerdem von der Laufzeit ab, d. h. vom Augenblick der Änderung der Regelgröße bis zum Wirksamwerden der Gegenschaltung. Bei der Regulierung des Blutdruckes ist die Laufzeit abhängig von der Kontraktionsfähigkeit der glatten Muskulatur der Gefäß ein bestimmten Provinzen, vom empfindlichkeitsgrad der verschiedenen Rezeptoren, von der Länge der afferenten und efferenten Bahnen sowie von der Zeitdauer der Umschaltung der Reize im Vasomotorenzentrum bzw. den kortikalen und subkortikalen kreislaufaktiven Arealen. Die Dauer der Kontraktion bzw. Dilatation der Arteriolen bestimmt die Schwingungsfähigkeit des gesamten Systems. Umweltbedingte Streßfaktoren, die auch bei der Adaptation des Kreislaufes eine wesentliche Rolle spielen, lassen sich in unserer Betrachtung schlecht oder kaum erfassen. Es kommt noch dazu, daß emotionale Erlebnisse oder Streßverarbeitung bzw. bewußte Handlungen (Erlebnis, Antrieb, Handeln) individuellen Schwankungen unterworfen sind. Wir dürfen nicht außer acht lassen, daß die Frage der Homöostase des Blutdruckes problematisch ist und wir nur dann von einer solchen sprechen können, wenn wir diese in eine exakte Beziehung mit einem genau meßbaren Parameter zu innerer und äußerer aktueller Situation bringen können. „Der wirkliche Sollwert des Blutdruckes ist nicht bekannt", sagt mit Recht MECHELKE [319].

Der sogenannte konstante Wert, den es, absolut genommen, nicht gibt, ist eine funktionell-dynamisch variable Größe, die um einen bestimmten Wert pendelt. Somit haben wir an und für sich verschiedene Sollwerte unter verschiedenen adaptiven oder rhythmischen Vorgängen. Andere Schwierigkeiten ergeben sich aus der Tatsache, daß Regelgrößen zugleich Informationen sein können und die Regelstrecke auch als Steuerkörper aufgefaßt werden kann sowie daß eine Regelung in der Regelstrecke auch auf entfernte Teile wirkt, die nicht mehr zu dieser Regelstrecke gehören. Sie müssen allerdings zwischen Stellglied und Fühler liegen. Die Regelgröße im Kreislauf kann auch ohne Einbeziehung von Stellgliedern verändert werden. Durch die rhythmischen Aktion des Herzens werden pulsatorische Blutdruckschwankungen ausgelöst, die zur Peripherie mehr weggedämpft werden, und so bleibt die sogenannte Grundschwingung übrig (Blutdruckwellen 1. Ordnung). Die respiratorische Übertragung auf die Blutdruckwellen sind die Wellen 2. Ordnung, sie sind jedoch regelmäßigen Schwankungen unterworfen. Wahrscheinlich zentral bedingt sind die Blutdruckwellen 3. Ordnung (TRAUBE-HERNG-MEYER-Wellen = ZHM-Wellen). Langsame Schwankungen von 0,5—2 min Periodendauer sind die sogenannten Minutenrhythmen des Blutdruckes, die schon BARCROFT [27, 28] beschrieben hat. So müssen wir nach GOLENHOFEN [158, 159] auch Tages-, Monats- und Jahresrhythmik des Blutdruckes berücksichtigen, die einer neuro-vegetativen und humoralen Steuerung unterworfen sind. Die Rhythmen sind zentral koordiniert mit einer bestimmten, der Situation angepaßten Phasenzuordnung und einer Puls-Atem-Kopplung [199]. Die Dehnungsrezeptoren z.B. im linken Vorhof, die Koppelung des Kreislaufs mit der Wärmeregulation und die Verschiebung der Blutmenge durch Steuerung der Harnsekretion zeigen, daß eine Größe, in unserem Beispiel die Blutmenge, durch viele Regelglieder gesichert und gesteuert wird. In unserem Körper gibt es kein Organ und erst recht keine selbständige Funktion, die für sich allein betrachtet werden können.

Beim Herzminutenvolumen sehen wir auch einen komplizierten Mechanismus für sich, der eine bestimmte zirkulierende Blutmenge gewährleistet, dem Füllungsvolumen angepaßt ist und eine Konstanz der Blutdepotverschiebung bei der Regelung der Gesamtblutmenge darstellt. Schlag- und Minutenvolumen sowie Schlagfrequenz des Herzens sind wichtige hämodynamische Größen bei der Homöostase des Blutdrucks. Die großzügige Anpassungsfähigkeit im Organismus zeigt sich z.B. in dem sehr weiten Stellbereich des Minutenvolumens, das proportional dem Sauerstoffbedarf ist. Dieses schwankt zwischen 3 und 43 l bei einem Sauerstofftransport bzw. -bedarf von 250 cm³ bis 2,5 l [141, 142, 229]. Die Latenz der Regulierung des Herzminutenvolumens (HMV) ist wesentlich kürzer als die des Blutdrucks. Bei Karotissinusreiz setzt die Frequenzänderung früher ein als die Reaktion des Blutdruckes. Dies spricht für zwei verschiedene Regelkreise mit verschiedenen Laufzeiten. Durch Training kann der Regelbereich wesentlich erweitert werden. So konnte REINDELL [391] bei Sportlern vorübergehend Blutdrucksteigerungen bis 265 mm Hg feststellen. Die relativ lange Dauer der Laufzeit im Bereich der Selbstregulation im Kreislauf erklärt die Entstehung mancher Störungen, die DITTMAR u. MECHELKE [111] insbesondere für orthostatische Blutdruckschwankungen bei Lagewechsel analysiert haben. Abbildung 16 zeigt nach MECHELKE Beispiele der Einschwingungsformen des Blutdrucks nach schnellem Lagewechsel:

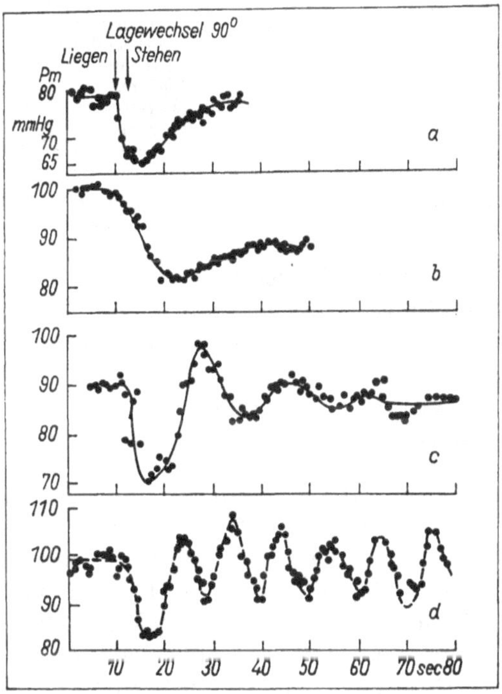

Abbildung 16: Beispiele der Einschwingungsformen des Blutdruckes nach schnellem Lagewechsel (nach MECHELKE).

a) stabile Regelung bei aperiodisch gedämpften Einschwingvorgang,
b) Abweichungen des Haltewertes statisch labiler Druckregelung mit aperiodisch gedämpftem Einschwingvorgang,
c) periodisch gedämpfter Einschwingvorgang mit dynamischer Stabilitätsgrenze,
d) laufende Schwingungen.

Biologische Systeme haben die Eigenschaft, bei längerem Nichtgebrauch zu atrophieren. Dadurch verlieren sie ihre Fähigkeit der Adaptation. Selbst ein isoliertes Gefäß hat seine Eigenrhythmik, wie GOLENHOFEN [158] nachweisen konnte und es als ein phylogenetisches Relikt auffaßt. Erregbarkeit, Reizbildung, Erregungsleitung und autonome Anpassung konnte auch MONNIER [334] an der isolierten Arterie beschreiben. FRANKE [142] hat die Vielzahl der Mechanismen bei der Blutdruckhomöostase in folgende Regelsysteme eingeteilt:

1. Die Regelung der Blutversorgung der einzelnen Organe (Blutfülle und Stromstärke),
2. Abstromregelung des Blutdruckes durch Vasomotoren,
3. Zustromregelung des Blutdruckes durch das Herz:
   a) Gleichgewichtszustände (STARLINGsche Gesetze),
   b) Regelung der Herzfrequenz (Kippschwingungsregelung),
   c) Regelung der Kontraktionsgröße (Herzkraft),
   d) Regelung der Herzfüllung,
4. Regelung der zirkulierenden Blutmenge,
5. Regelung der Gesamtblutmenge.

Wenn diese Einteilung unter dem Aspekt vorwiegend hämodynamischer Faktoren entstanden ist, so sei darauf hingewiesen, daß diese einzelnen Funktionskreise auch primär neurohumoral gesteuert werden. Man findet sehr oft Synchronizität von Atem- und Kreislaufrhythmen [242]. Wir schließen uns den Anschauungen Koepchens an, daß, wenn wir auch die Kreislaufsteuerung den kybernetischen Gesetzen unterwerfen wollen, „wir bis heute keinen Ansatz besitzen, der es ermöglicht, die von der Regeltheorie bisher ermittelten mathematischen Hilfsmittel für eine zutreffende quantitative Voraussage von Vorgängen in der Kreislaufregulation nutzbar zu machen". Die homöostatische Blutdruckregulation stellt ein Rückkopplungssystem dar im Sinne eines negativen feed back. Es ist einleuchtend, daß die Selbstregulation des Blutdruckes manche Merkmale eines technischen Reglers besitzt. Allerdings kennt der Konstrukteur in der Technik sein Ziel und Anliegen. Bei biologischen Prozessen wissen wir in den wenigsten Fällen Bescheid über Ziel und Absicht biologischer Systeme. Kreislauf- bzw. Blutdruckphänomene und ihre Entgleisungen lassen sich teilweise als Sollwertversteilungen betrachten. Das Charakteristische der biologischen Selbstregulation ist ihre Verknüpfung mit anderen Regulationsmechanismen. Solche funktionellen Kopplungen bezeichnet man als „Vermaschung". Die kybernetische Betrachtung der Kreislaufregulation hat ihren didaktischen Wert und nur dann einen echten Sinn, wenn sie Zusammenhänge aufdeckt und quantifizierbare Größen zu ermitteln erlaubt. Erst dann ist eine mathematische Modellierung möglich. Es darf nicht außer acht gelassen werden, daß eine große Zahl von Einzelgliedern bei der Blutdruckregulation nicht linear funktionieren, also mathematisch schwer darstellbar sind. Außerdem sei darauf hingewiesen, daß es individuelle Schwankungen gibt, adaptive Prozesse und schließlich ein wechselndes Verhalten der biologischen Vorgänge je nach dem jeweiligen Funktionszustand. Zwiener u. Tiedt [518] haben — wenn auch durch vereinfachte Blockschaltbilder — eine gute Modellierung von Herz-Kreislauf-Funktionen, einschließlich der Blutdruckregulation, erarbeitet. Abbildung 17 zeigt nach Nitschkoff [346] den vermaschten Regelkreis der Blutdruckregulation unter Berücksichtigung exogener und endogener Faktoren.

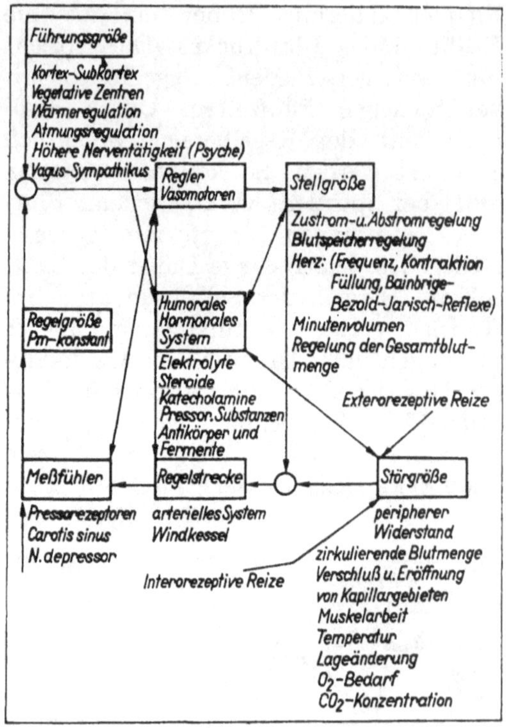

Abbildung 17: Vermaschter Regelkreis der Blutdruckregulation (nach Nitschkoff).

Fassen wir die Regulation des arteriellen Blutdruckes zusammen, so spielen folgende Mechanismen eine entscheidende Rolle:

1) Das Herzschlagvolumen, welches abhängig ist vom Einstrom des Blutes in den linken Ventrikel aus dem linken Vorhof, d. h. indirekt vom venösen Rückstrom. Das Herzminutenvolumen ist abhängig von der Herzfrequenz sowie der diastolischen Dehnung und Kontraktionskraft des linken Ventrikels und vom Ausflußwiderstand. Je größer das Schlagvolumen, umso höher der systolische Druck. Das Herzzeitvolumen = Schlagvolumen des linken Ventrikels × Herzfrequenz/min (nor-

mal 4—5 l). Je höher das Herzzeitvolumen, umso höher der arterielle Druck. Änderungen des Herzzeitvolumens sind abhängig von der jeweiligen Frequenz und dem peripheren Widerstand.

2) Je geringer die Elastizität der großen Gefäße, umso höher der systolische Druck.

3) Der Blutdruck ist abhängig vom gesamten arteriellen Strömungswiderstand. Für die Höhe des Widerstandes ist die Weite der Arteriolen entscheidend.
   Der Anteil der Teilwiderstände, aus deren Summe sich der Gesamtwiderstand zusammensetzt, wird bestimmt durch:
   a) den Anteil der Größe der einzelnen Organe an der Gesamtkörpermasse sowie Art und Form ihrer Gefäßversorgung,
   b) ihre Reaktion auf allgemeine vasokonstriktorische und vasodilatatorische Reize neurogener und humoraler Art,
   c) lokale Faktoren, welche die Gefäßweite bestimmen, wie z.B. Gewebshormon oder Kontraktion der glatten Muskulatur infolge gesteigerten Gefäßinnendruckes.

4) Die Barorezeptoren, welche Dehnungsrezeptoren sind und auf Druckveränderungen in beiden Richtungen reagieren durch ihre direkte Beziehung zum Vasomotorenzentrum.

5) Der Tonus der Vasomotorenzentren (Med. obl.), welche Beziehungen zu kortikalen und subkortikalen kreislaufrelevanten Hirnstrukturen haben, entscheidet über eine schnelle Anpassung des Kreislaufes im Sinne einer „Notfallsituation".

6) Die Balance zwischen extra- und intrazellulärer Flüssigkeit sowie die Volumenregulation über die renale Natrium- und Wasserausscheidung ist ein wichtiger Faktor für die Langzeitregulation des Blutdruckes.

Auf die Bedeutung von Neurohormonen und Neurotransmittern der zentralen Regulation des Blutdruckes haben wir schon hingewiesen. Hier spielen insbesondere die zentralen Katecholamine sowie die Konzentration von zyklischem AMP in verschiedenen Hirnarealen eine Rolle. Zentrale Peptide, wie z. B. Substanz P, beeinflussen die Blutdruckregulation und führen zu hämodynamischen Effekten sowohl nach zentraler als auch peripherer Applikation (UNGER et. al., Therapiewoche 29, 45, 1979). Die pressorezeptorischen Afferenzen haben eine dominierende Bedeutung für die Steuerung von Kreislauf, Atmung und Grundaktivität des ZNS (LANGHORST et. al., Therapiewoche 29, 45, 1979).

3. Pathophysiologische Grundmechanismen der arteriellen Hypertonie

Schon VOLHARD [489] hat 1939 die Grundzüge der Entstehung und Entwicklung der arteriellen Hypertonie erkannt. Seit dieser Zeit ist eine große Anzahl von fundamentalen Erkenntnissen durch Experiment und Klinik hinzugekommen. Die verschiedenen Anlaßmechanismen gehen in der chronischen Hypertonie zu einer Perpetuierung über, d. h. eine Unabhängigkeit des Bluthochdruckes von der primären Ursache. Eine starke Erhöhung des diastolischen Blutdruckes ist verantwortlich für den Übergang in eine maligne (akzelerierte) Hypertonie. Die Mosaiktheorie von PAGE [362] stellt die Wechselwirkung und Verschränkung mehrerer Faktoren dar, welche in verschiedenen Konstellationen die Ätiopathogenese dieser Krankheit determinieren. Als Regelgröße wird die optimale Durchströmung des Gewebes betrachtet. Die experimentellen Hypertonieformen sind vorwiegend Modelle der Einschränkung und Reizung der Nierenfunktion, von Veränderungen der Natriumbalance, endokrine Modelle, wie z. B. durch Applikation von Kortexon, Aldosteron, Cortisol sowie von pressorisch wirksamen Substanzen (Katecholaminen), und schließlich neurogen induzierte Modelle interorezeptiver und exterrezeptiver Reize. Wir können nicht den Standpunkt vertreten, daß das sympathiko-adrenale System allein ätiologisch bedeutsam für die sogenannte essentielle Hypertonie ist. Die Angaben in der Literatur sind wegen der Verschiedenheit der Methoden und des inhomogenen Patientengutes nicht immer vergleichbar. Allerdings läßt sich die Wirkung der meisten antihypertensiven Pharmaka in Experiment und Klinik überzeugend als eine Hemmung des sympathiko-adrenergen Systems interpretieren. Sicher ist, daß dieses System und seine Transmittersubstanzen (vorwiegend Noradrenalin) an dem komplexen Vorgang der Gefäßweite Anteil haben und bei Störung und mangelnder Konzentration in Wechselwirkung zu anderen Systemen möglicherweise Hochdruck auslösen. Immer wieder werden mit zunehmend besseren Methoden die Katecholamine und ihre Metabolitenbestimmung (z.B. Vanillin — Mandelsäure und das Enzym Dopaminbetahydroxylase) in Plasma und Gewebe untersucht. Man findet bei essentieller Hypertonie eine Vermehrung dieser Hormone oder Störung der Enzymkinetik, woraus man eine Sympathikusaktivität ableitet [386]. Der Plasmaspiegel des Noradrenalin wird beeinflußt durch

— „restoring" an der Synapse, enzymatischen Abbau, Extraktionsrate im Plasma und Altersabhängigkeit.

Auffällig ist die gesteigerte Reaktivität gegenüber exogen zugeführtem Noradrenalin bei essentiellen Hypertonikern [422]. Die Ursachen dafür liegen:

1) in einer verminderten Speicherkapazität, wodurch es zu einer verstärkten Zirkulation freien vasoaktiven Amins an den Rezeptoren kommt und damit zu einer starken Vasokonstriktion,
2) in einer verminderten Inaktivierung von NA durch COMT und MAO,

3) in verminderter Wiederaufnahme durch die Axonmembranen [127],
4) in vermehrtem Natriumgehalt in den Gefäßen [276],
5) in genetisch determinierter Überempfindlichkeit im arteriellen System, z. B. Membrantheorie [474, 393, 114] und
6) in einem verminderten Parasympathikotonus mit Überwiegen des Sympathikotonus.

Diesen Argumenten steht entgegen, daß die gesteigerte Vasoaktivität nicht mit der Na-Konzentration im Plasma korreliert, daß geringe Blutdruckanstiege mit deutlicher Zunahme der Na-Konzentration einhergehen [390]. Der normale, erhöhte oder auch erniedrigte Katecholaminspiegel bei essentieller Hypertonie erfordert kinetische Studien auf zellulärer Ebene.

Wichtig erscheint die durch cAMP vermittelte Wirkung von Katecholaminen auf Barorezeptoren zu sein [406]. Beta-Rezeptoren sind ein spezifischer Teil des Adenylzyklasesystems. Es stellt sich die Frage, ob Plasma und Gewebekonzentration von cAMP auf eine hohe Aktivität der Beta-Rezeptoren zu beziehen sind. Sind die Rezeptoren der Effektororgane besonders sensibilisiert? Ist dadurch die vaskuläre Reaktivität verändert? Eine vermehrte Bildung von cAMP bei labiler Hypertonie wäre repräsentativ für eine generalisierte Beta-Rezeptorenstimulation. Eine erhöhte Sympathikusaktivität soll auch aus einer verstärkten Aktivierung des RAAS hervorgehen (vermehrte Beta-Rezeptorenstimulation führt zu cAMP-Aktivierung-Stimulation des RAAS [325, 406, 297, 298].

Von vielen Autoren wird die sogenannte essentielle Hypertonie unter dem Aspekt des sympathiko-adrenergen Systems als ein Zustand betrachtet, bei dem heterogene Vorgänge ablaufen, die charakterisiert sind einerseits durch Vermehrung der zirkulierenden Katecholamine (das gilt zumindestens für einzelne Gruppen), andererseits durch besondere Sensibilität adrenerger Rezeptoren. Unklar dabei ist, ob diese Mechanismen voneinander unabhängig oder als zeitlich aufeinanderfolgende Phasen derselben Erkrankung aufzufassen sind. Wenn auch zahlreiche Befunde auf eine veränderte Sympathikusaktivität bei Hochdruck hinweisen, bleibt letzten Endes die qualitative Bedeutung des symphatisch-adrenergen Systems für die Hochdruckpathogenese offen. Es ist immer noch nicht klar, ob das sympathiko-adrenerge System ein ursächlicher oder zusätzlicher Faktor ist oder eine Folgeerscheinung der Hypertonie darstellt. Eine vorrangige Bedeutung wird dem Renin-Angiotensin-System (RAS) beigemessen. Sieben verschiedene Faktoren bestimmen die Aktivität und Funktion des RAS: Renin, Angiotensinogen, Convertingenzym, Angiotensin I, Angiotensin II, Angiotensin III und Angiotensinasen.

Das Renin entsteht im juxtaglomerulären Apparat der Niere. In der Niere wirkt lokal gebildetes oder auch zirkulierendes AT II auf die efferenten und afferenten Arteriolen, wahrscheinlich auch auf die Zellen des Glomerulus. Das AT II führt zu einer Erhöhung des Systemblutdruckes durch Konstriktion der Widerstandsgefäße. Darüber hinaus stimuliert es die Aldosteronproduktion (RAAS), steigert die ADH-Freisetzung und regt das Durstzentrum an. Hier sind Beziehungen zur Volumenregulation [55] gegeben, verbunden mit kochsalzeinsparenden Mechanismen. Die intra- und extrazelluläre Verschiebung der Flüssigkeit über das RAAS kann über eine Volumenretention zu einer Hypertonie führen. Die Freisetzung von Renin aus dem IGA vollzieht sich über Alpha- und Beta-Rezeptoren und wird sozusagen vom sympathischen Nervensystem kontrolliert, aber außerdem noch über Barorezeptoren in den Arteriolen der Nieren sowie über natriumempfindliche Rezeptoren im Bereich der Macula densa und über Osmorezeptoren [74, 477, 276, 499]. Das Renin-

Angiotensin-System ist auch ein kausaler Faktor in der Entstehung der Hypertonie.

Bei essentiellen Hypertonikern ist die basale Plasmareninaktivität normal [233, 234]. Eine Erhöhung des Renins findet sich bei kurzzeitiger Saluretikabehandlung oder beim Übergang der essentiellen Hypertonie in die maligne Form [235]. Die Blutdruckwirkung von Angiotensin beruht wahrscheinlich auf eigenen Rezeptoren und ist abhängig von der pressorischen Ansprechbarkeit der Gefäße, die letztere wiederum von dem Natrium-Konzentrationsgradienten. Bei Natriummangel, wie z.B. bei Nebenniereninsuffizienz, ist die pressorische Ansprechbarkeit auf Angiotensin vermindert. Beim Natriumüberschuß, wie z.B. beim Aldosteronismus, ist sie erhöht. Bei wiederholter Applikation von kleinen subpressorischen Dosen sowohl von Angiotensin als auch von Renin konnte beim Tier innerhalb einiger Wochen ein nicht konstanter Hochdruck erzeugt werden [107, 203]. Angiotensininfusionen führen zu einem negativen Rückkopplungsmechanismus mit einer Hemmung der Reninsekretion. Dieser Mechanismus scheint bei manchen essentiellen Hypertonikern gestört zu sein [236]. Das Angiotensin hat neben einer blutdrucksteigernden Wirkung einen senkenden Einfluß der Nierendurchblutung mit Zunahme der Filtrationsfraktion und einen direkten tubulären Effekt auf die Natriumresorption. Renale Faktoren bei verschiedenartiger Schädigung der Nieren, welche als Langzeitregulator ihre Funktion eingeschränkt oder eingebüßt haben, führen schließlich durch adrenokortikale Faktoren und durch Störung des intermediären Na-Kalium-Stoffwechsels mit vermehrter Bildung von Aldosteron und anderen Natrium-retinierenden Stoffen zu einem eklatanten Anstieg des Blutdruckes.

Die Gewebshormone der Nieren mit ihren Prostaglandinen und mit dem Kallikrein-Kinin-System sind ein wichtiger humoraler Faktor und Regulator und sicherlich bei der Kreislaufadaptation und möglicherweise bei der Entstehung der Hypertonie durch eine Erschöpfung dieses Systems von Bedeutung. Bis heute ist es nicht gelungen, bei erhöhtem essentiellen Hypertonus einen erhöhten Angiotensinspiegel festzustellen [64].

Während das Angiotensinogen über Renin, Angiotensin I und II und Aldosteron zur Vasokonstriktion und Natriumretention führt, hat das humorale depressorische System mit Bradykinin durch Bradykininogen über Kallikrein sowie mit dem Prostaglandin einen vasodilatatorischen und natriuretischen Effekt.

Abbildung 18 veranschaulicht die Stimulierung der Reninsekretion, die biologische Wirkung von Angiotensin und seine Rückkopplungsmechanismen sowie die Beziehungen zwischen extrazellulärem Volumen und Blutdruckalteration nach WEBER und MANN.

Die physiologische Funktion des Kallikrein-Kinin-Systems der Niere ist noch weitgehend unbekannt. Bradykinin stimuliert die Prostaglandinsynthese, Mineralokortikoide, und die biogenen Amine stimulieren die Ausscheidung von Renin. Eine gesteigerte renale und vaskuläre Prostaglandinsynthese kann nach den bekannten Mechanismen zu Blutdrucksenkung und zu Kochsalz- und Wasserverlusten führen. Vielleicht ist sie auch eine der Ursachen für bestimmte Hypertonieformen. In neuester Zeit sind weitere Enzyme (Endoperoxidasen) beschrieben worden, welche aus den Prostaglandin-Verbindungen der Thromboxane bzw. der Prostacycline synthetisieren. Das Kallikrein als solches führt zu einer Vasodilatation und direkt oder indirekt zu einem Blutdruckabfall, ist also offensichtlich ein hypotones Syndrom. Einige Grundmechanismen der gestörten Blutdruckregulation werden in neuer Zeit auf Membranebene untersucht, auf die wir hier nicht näher eingehen können, sind aber als Faktor für eine Stimulierung des peripheren totalen Widerstandes unter Einbeziehung der

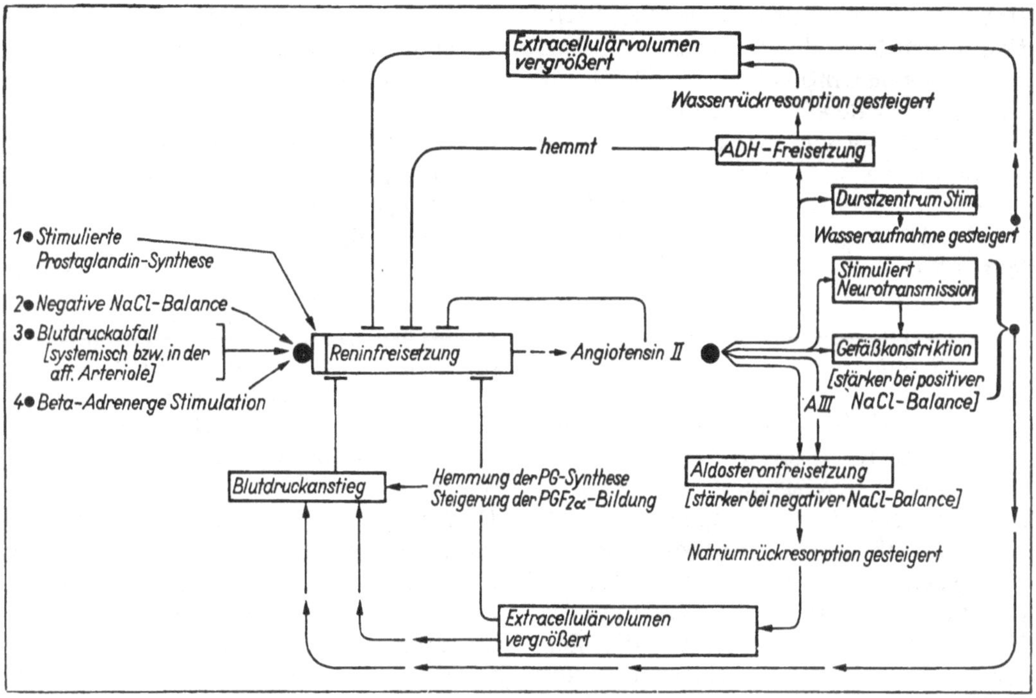

Abbildung 18: Stimulatoren der Reninsekretion, biologische Wirkung von Angiotensin II und Rückkopplungsmechanismen zur Hemmung der Reninfreisetzung (nach WEBER und MANN, Internist **18** (1977), 529).

Struktur und Funktion der glatten Gefäßmuskulatur von besonderer Bedeutung. Die intrazelluläre Natriumanreicherung ist wichtig für die Depolarisation. Diese Vorgänge, verbunden mit der elektromechanischen Kopplung der glatt muskulären Gefäße, sind auch abhängig von Calciumaufnahme und -freisetzung [499]. Dabei wirkt einmal die erhöhte Permeabilität für Natrium, andererseits auch eine Labilität des aktiven Kationentransportes, was auch genetisch determiniert sein kann. Zur Hämodynamik sei gesagt, daß bei der Hypertonie im Initialstadium ein Minutenvolumenhochdruck vorliegt, ähnlich wie bei akuter Glomerulonephritis oder beim Aldosteronismus und renovaskulärer Hypertonie. In den Frühstadien der essentiellen Hypertonie sind Pulsfrequenz und Herzvolumen erhöht. Der totale periphere Gefäßwiderstand bewegt sich im Normalbereich. Mit fortschreitender Krankheit steigen der regionale und der totale Gefäßwiderstand, das ursprünglich hohe Minutenvolumen normalisiert sich [64]. Das anfangs erhöhte Herzzeitvolumen ist nach BROD [64] auf einen erhöhten Zentralvenendruck, also auf einen STARLING-Mechanismus zurückzuführen. Hämodynamik jedoch beim Hochdruck entspricht nach BROD [64] einer Angiotensininfusion bzw. einem emotionalen Streß mit Erhöhung des totalen peripheren Gefäßwiderstandes, Vasokonstriktion der Nieren, der Haut sowie der Splanchnicusarterien, während in den Muskeln der Gefäßwiderstand abfällt. Die Neuverteilung des Herzzeitvolumens zugunsten der Muskeln spricht in der Motivation für Angriff oder Flucht, die vollzogen oder nicht vollzogen werden können. „Leistungsvorbereitung ohne Leistung" wird als Ursache mancher Hypertonieformen diskutiert. Die Bezeichnung des Hypertonikers als „Hyperreaktor" mit einem energetischen „Stau" ist geläufig. Der periphere Widerstand fällt dann ab, wenn die Vasodilatation in den Muskeln stärker als die viszerale Vasokonstriktion ist, d. h. der totale periphere Widerstand steigt, wenn die vasokonstriktorische Komponente stärker ist als die vasodilatatorische. Das Herzminutenvolumen steigt überall dort an, wo der totale periphere Widerstand abfällt. Brod [64] stellte fest, daß das Herzzeitvolumen erst dann abfällt, wenn der total eperiphere Gefäßwiderstand um mehr als 20% seiner ursprünglichen Größe ansteigt.

Die essentielle Hypertonie als Regulationskrankheit wird auch unter dem Aspekt einer psychosomatischen Erkrankung betrachtet. Umfangreiche experimentelle Arbeiten, insbesondere der sowjetischen Schule seit Pawlow und von Baumann u. Mitarb. (30), Nitschkoff u. Mitarb. [353] zeigen im Modell die Möglichkeit zur Erzeugung einer arteriellen Hypertonie über Interferrenz von Erregung und Hemmung sowie über Streß, Konflikt und Neurose [83, 321, 82, 238, 247]. Emotionaler Streß, untermauert durch neurophysiologische Untersuchungen am Tier, steht bei der Hypertonie Konzeption von R. Baumann [32] im Vordergrund und erweitert nach seiner Anschauung den Streßbegriff als Funktionskreis über emotionsrelevante kortikale und subkortikale Hirnstrukturen in ihren zentripetalen und zentrifugalen Verbindungen zu Nebennierenmark und Nebennierenrinde [14, 102, 103, 32, 30, 433, 434]. Nitschkoff u. Mitarb. [353] sehen in der Kombination von gestörter höherer Nerventätigkeit und zusätzlicher peripherer Belastung des Kreislaufsystems (humoral, hormonal, nerval) die Hauptursache für die Entstehung und Perpetuierung der arteriellen Hypertonie. Man ist erstaunt, daß man den Pressorezeptoren eine relativ geringe Beteiligung bei der Pathogenese der arteriellen Hypertoinie beimißt. Es gibt Arbeiten, die darauf hinweisen, daß ein resetting der Barorezeptoren nicht nur den Blutdruck, sondern auch das vegetative Nervensystem alterieren. Wahrscheinlich ist nicht allein das verschobene Regulationsniveau die neurogene Ursache einer Perpetuierung des Hochdruckes. Die Afferenzen der Barorezeptoren führen zu einer Hemmung der sympathischen präganglionären Nervenfasern [5, 312, 294].

Die Perpetuierung des Hochdrucks hat neurogene, mechanische und humorale Komponenten. Das Blutdruckregler-System wird neurogen auf ein höheres Niveau eingestellt. Offensichtlich ist dieser Mechanismus in schon frühen Stadien der Erkrankung vordergründig. Sonst müßten die Pressorezeptoren beim Ansteigen des Blutdrucks über negative Rückkopplungsmechanismen zu einer Bradykardie und einer Abnahme des Schlagvolumens führen. Die Reizschwelle der Barorezeptoren zeigt schon 1—2 Tage nach der Entwicklung eines nephrogenen Hochdrucks eine Abschwächung der blutdrucksenkenden Impulse. Es handelt sich bei der Verstellung der Barorezeptoren nicht nur um eine Einstellung auf ein höheres Niveau, sondern auch um eine Änderung der Kurvencharakteristik der Pressorezeptoren. Diese reagieren sowohl auf eine Änderung des Druckes als auch auf seine Änderungsgeschwindigkeit und Dehnung im Rezeptorenbereich. Möglicherweise kommt es dabei durch die Empfindlichkeitsabnahme der Pressorezeptoren (auch Schädigung) zu einer Verstellung des Sollwertes in der Med. obl. mit Veränderung des Arteriolentonus. Ein mechanischer Faktor für die Perpetuierung eines Hypertonus stellt die Verkleinerung des Arteriolenquerschnittes dar. Psychosoziale Faktoren sind heute besonders aktuell [373] [288]. Eine Krankengutanalyse der Bonner Universitätsklinik von 1936—1964 ergab bis zum Kriegsbeginn 1939 einen Anstieg der arteriellen Hypertonie von 10—15%, von Kriegsanfang bis 1948/49, also 3—4 Jahre nach Kriegsende, nehmen die Hochdruckerkrankungen signifikant ab. Dagegen wird nachgewiesen, daß nach dem Kriege mit dem Einsetzen besserer Ernährungs- und Lebensverhältnisse mehr Hypertonien als vor dem Krieg auftraten. Offensichtlich sind also psychische Belastungsmomente und Zivilisationseinflüsse für die Entstehung einer Hypertonie nicht ausschlaggebend. HOLTMEYER [216] nimmt an, daß die Ernährungsweise mit Abnahme der psychischen Belastung die Hauptursache darstellt.

Hingewiesen sei auf die Arbeiten von v. EIFF [123], der zentralnervöse und psychosomatische Aspekte der Hypertoniker untersucht und den Standpunkt vertritt, daß die essentielle Hypertonie von einer Hyperaktivität des hypothalamischen Sympathikozentrums und dessen zentripedalen und zentrifugalen Verbindungen zur Peripherie eine Rolle spielen. Er meint auch: „Nur am Beginn der Erkrankung ist die essentielle Hypertonie eine rein zentralnervöse Störung“ und sucht bei der Perpetuierung einen zusätzlichen peripheren Störfaktor im Sinne einer Konstellation. Das Aufdecken psychischer Veränderungen bei Hochdruckkranken sagt kaum etwas über einen ursächlichen Zusammenhang. Es ist auch nicht klar, ob psychische Veränderungen Folge des Hochdrucks sein können. Auch den Begriff der „Hypertoniepersönlichkeit“ gibt es nicht. Die wiederholt angeführten gehemmten Aggressionstendenzen sind offensichtlich keine überzeugende Ursache bei der Entstehung dieser Krankheit, welche sicherlich auch bei anderen psychosomatischen Störungen eine Rolle spielen. Bezeichnend ist auch die Tatsache, daß mit Psychotherapie recht wenig bei der essentiellen Hypertonie erreicht werden kann. Die Chance dieser Methode liegt in den allerfrühesten Stadien, die der Kliniker kaum zu sehen bekommt [373].

Ist die essentielle Hypertonie eine Zivilisationskrankheit? Wenn man den Begriff Zivilisation in seiner Komplexität definiert, dann müßte man das bejahen. Obwohl primitive Völker im allgemeinen einen niedrigeren Blutdruck ohne Altersanstieg aufweisen, besteht keine Parallelität zwischen Zivilisationsgrad und Blutdruckhöhe [373]. Hier irren wahrscheinlich die Epidemiologen, und es ist aus den Studien nicht zu entnehmen, wie lange der Hypertoniker und insbesondere seine Vorfahren der „Zivilisation ausgesetzt“ waren. In Entwicklungsländern haben Personen der oberen Sozialschicht häufiger einen Hypertonus als in den unteren Schichten. Beruf, körperliche Aktivität, geistige Beanspruchung, sozialer Status und die Zufriedenheit mit der Arbeit und ihre Beziehung zur Hypertonie sind nach PFLANZ [373, 295, 296] nicht ausreichend belegt. Es sei hingewiesen auf die Vergesellschaftung der arteriellen Hypertonie mit Störungen des Kohlenhydratstoffwechsels und Lipidstoffwechsels. Diese metabolische „Maladaptation“ nach R. BAUMANN [32] wird auch von anderen Autoren [195] bestätigt und mit der Gichtkrankheit in Zusammenhang gebracht. Es scheint, daß die arterielle essentielle Hypertonie ein Komplexgeschehen ist, das viel früher beginnt als eine Erhöhung des Blutdruckes manifest wird. Somit kann es Hypertoniesyndromkranke ohne Blutdruckerhöhung geben. Wahrscheinlich ist das letztere ein Adaptationsvorgang zur Kompensation der metabolischen Störungen und Anpassung an die nutritiven Prozesse, die sich jedoch später verselbständigen. GUYTON und COLEMAN [171] haben mit Hilfe von Computern eine quantitative Analyse der Pathophysiologie der Hypertonie unter Berücksichtigung vielfältiger ineinandergreifender Kontrollsysteme untersucht. Sie zeigten durch ihr Computer-Modell, daß sich normalerweise der Blutdruck dem Volumen der extrazellulären Flüssigkeit anpaßt. Die Beobachtung, daß das anfangs erhöhte Minutenvolumen bei der arteriellen Hypertonie sich allmählich normalisiert und der periphere Widerstand dabei ansteigt, interpretieren die

Autoren als eine Autoregulation der Gewebsperfusion.

In neuester Zeit wird auch dem genetischen Faktor eine besondere Bedeutung beigemessen, insbesondere durch die Modelle der verschiedenen spontan erfaßten Hypertonieratten.

Zwillings- und Familienforschung deuten auf Erbfaktoren für die Hypertonie inklusive ihrer Komplikationen [218]. Es scheint, daß nicht nur die Neigung zum Hypertonus, sondern auch die Wahrscheinlichkeit von Früherkrankungen und vorzeitigem Tod genetisch bedingt sind. In der Frage, ob die essentielle Hypertonie polygen ist oder ein Gen determiniert ist, gehen die Auffassungen auseinander [375, 379]. PICKERING meint, daß die individuelle Blutdruckhöhe ähnlich wie die Körpergröße als eine abgestufte Eigenschaft multifaktoriell vererbt wird, d. h. die primäre Hypertonie ist eine Normalabweichung. PLATT nimmt dagegen an, daß die essentielle Hypertonie eine vererbte Krankheit ist mit einer qualitativen Abweichung von der Norm und versucht, dies zu beweisen durch eine mehrgipflige bimodale Kurve der Blutdruckverteilung, also mehrere voneinander getrennte Populationen. Es hat den Anschein, daß die Polygen-Theorie zutrifft. Die Annahme, daß die unterschiedlichsten hypertensinogenen Umweltfaktoren sich auf eine genetisch determinierte Disposition aufpfropfen, entspricht vielen Beobachtungen. Z.B. können kongenitale Enzymdefekte, wie 11-Betahydroxylase-Mangel und 17-Alphahydroxylase-Mangel, zu einer Hypertonie über die Mineralkortikoide führen oder Hemmung der Dopadecarboxylase.

Die Abbildungen 19 und 20 nach HAMILTON [178] zeigen die Abhängigkeit der erhöhten systolischen und diastolischen Blutdruckanstiege von Probanden mit Hypertonie 1. Grades im Vergleich zu Gesunden. SARRE [414] wies nach, daß die Mortalität entsprechend hereditärer Belastung eines oder beider Elternteile höher

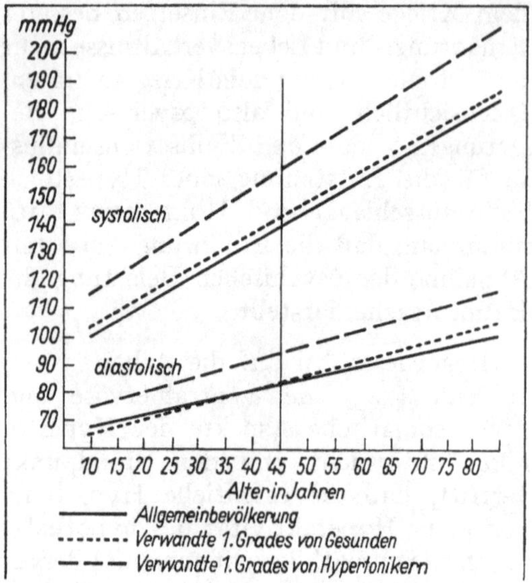

Abbildung 19: Verteilung des Blutdruckes bei Frauen (nach HAMILTON et al.).

ist als bei erblich nicht belasteten und am höchsten, wenn Eltern und Geschwister Hypertoniker sind.

WOLLHEIM u. Mitarb. [506] konnten an einer hohen Zahl von Hypertonikern und Normotonikern zeigen, daß bei den essentiellen Hypertonikern eine erbliche Belastung in 44% der Fälle vorliegt, bei den

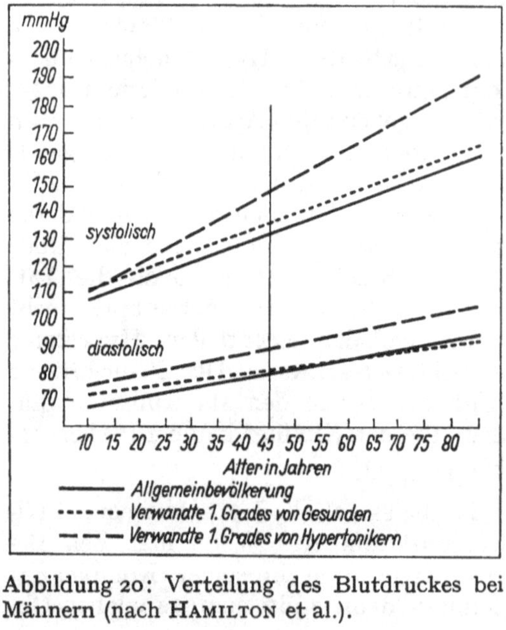

Abbildung 20: Verteilung des Blutdruckes bei Männern (nach HAMILTON et al.).

Normotonikern nur in 8%. Einzelmechanismen der essentiellen arteriellen Hypertonie decken sich teilweise mit Untersuchungen an spontan hypertonen Ratten. Hier ist die umfangreiche Literatur kaum überschaubar: Untersuchungen des Kohlenhydrat- und Katecholaminstoffwechsels, Elektrolyten- und Wasserhaushalt, hormonales System, ZNS, Membranfragen, morphologische Untersuchungen, Beeinflussung durch Pharmaka, Lipidstoffwechsel usw. [278, 340, 357]. Die spontan hypertonen Ratten (SHR) zeigen auch eine erhöhte Empfindlichkeit auf Angiotensin mit einer Verlangsamung des Noradrenalinumsatzes sowie einem Anstieg des intrazellulären Na mit Verminderung der Kaliumkonzentration und Störung der Glukosetoleranz [499]. Es scheint, daß bei SH-Ratten die Empfindlichkeit gegenüber Kochsalz genetisch determiniert ist. Es ist noch nicht bewiesen, ob das Modell der SH-Ratte der menschlichen essentiellen Hypertonie analog ist, wenn auch einzelne Mechanismen eine bestechende Ähnlichkeit aufweisen. Auf jeden Fall scheinen exogene Reize, die als Stressoren wirken, bei den SH-Ratten von geringer Bedeutung zu sein. Die Arginin-Vasopressin-Synthese soll gehemmt sein.

3.1. Hochdruck bei Schwangerschaft und durch Ovulationshemmer

Es handelt sich bei dem Schwangerschaftshochdruck um eine Gestose mit Oedemen und Proteinurie. Als Ursache wird eine uteroplacentare Ischämie mit Ausschüttung von reninähnlichen Substanzen oder eine Anaphylaxie auf Organ-Antikörper [43] diskutiert. Etwa 30% der Spätgestosen sind Pfropfintoxikationen. Der Schwangerschaftshochdruck ist in ca. 60% der Fälle auch hereditär determiniert. Nach einer vorausgegangenen Schwangerschaftstoxikose liegt der sogenannte „Altershochdruck" 10 Jahre früher als bei normalen Fällen [35]. Der Prozentsatz der elterlichen Hypertoniker ist um 50—60% höher als bei normal schwangeren Frauen. Der Hypertonus wird durch die Gestose „demaskiert" [147]. Interessant und unerklärlich ist die Tatsache, daß normale Schwangere einen hohen Renin-Angiotensinogen- und Aldosteronwert haben ohne Blutdruckerhöhung und ohne eine Natriumretention. Diese Werte verhalten sich dagegen bei Gestosen diametral [147]. Butler und Bonham [81] untersuchten die Schwangerschaftsrisiken bezüglich perinataler Sterblichkeit und fanden bei einem Pd von über 100 mm Hg eine signifikant erhöhte perinatale Mortalität von 9,6% im Vergleich zu 2,7% gravider Frauen mit einem Pd unter 90 mm Hg.

Bekanntlich können Ovulationshemmer zu einem Bluthochdruck führen, sowohl bei vorher normotonen Frauen als auch besonders bei bereits bestehendem latentem oder manifestem Hochdruck in 1 bis 2%. Nach Absetzen der Ovulationshemmer fällt der Blutdruck ab, nur in seltenen Fällen bleibt er erhöht. Erneute Einnahme von Ovulationshemmern führt meistens zum Wiederanstieg des Blutdruckes. Dieses Phänomen wird gedeutet durch Veränderungen im RAAS durch die Oestrogen-Komponente, wobei offensichtlich auch hier eine kardiovaskuläre Erbanlage eine Rolle spielt [401, 276]. Wir konnten im Laufe von 10 Jahren bei 46 graviden Frauen Selbstmessungen durchführen, bei denen wir wußten, daß der Blutdruck über der Borderline-Grenze lag und wo in 20 Fällen eine familiäre Belastung vorlag. Die Gravidität lag zwischen dem 3. und 7. Monat. Schweregrade wurden nicht berücksichtigt. Der Durchschnittswert bei der Fremdmessung war systolisch 166 ± 8,2 mm Hg, der diastolische 105 ± 3,4 mm Hg. Bei Selbstmessung war der Mittelwert des systolischen Blutdruckes bei allen Probanden mit 152 ± 9,4 mm Hg signifikant niedriger als bei der Fremdmessung und der diastolische Druck mit 99 ± 5,4 mm Hg nicht signifikant erniedrigt. Bei entsprechender Aufklärung der Patienten konnten durch die in Selbstmessung höher ermittelten Blutdruckwerte 12 Frauen (ca. 25% der Probanden) früher als bestellt dem Arzt für eine intensive Beobachtung und Therapie zugeführt werden. Damit wollen wir nicht zum Ausdruck bringen, daß Gravidität schlechthin eine Indikation für „Selbstmessung" ist, vielleicht aber in einzelnen blutdruckmäßig ungünstig gelagerten Fällen. Von 38 ursprünglich hypotonen Frauen fanden wir nach einer länger als einjährigen Einnahme von Ovolutionshemmern bei 11 (28,8%) einen normotensiven oder borderline-hypotensiven Blutdruckwert. Nach Absetzung der „Pille" und einer Beobachtungszeit von 4 bis 6 Monaten ging das Blutdruckniveau in den hypotensiven Bereich zurück [390]. Hypotone Schwangere haben zu 20% eine Frühgeburt.

3.2. Formen der arteriellen Hypertonie

Die klinische Einteilung der Hypertonieformen nach klinischen und experimentellen Erfahrungen bleibt eine willkürliche Klassifikation. Seit 1911, als FRANK [139] den Namen „essentielle Hypertonie" prägte, wird die Klassifikation dieses Syndroms, beruhend auf neuen Erkenntnissen, differenzierter dargestellt. Nach dem „blassen" und „roten" Hochdruck nach VOLHARD [489] teilten PAGE und CORCORAN [364] die Hypertonie in 5 grundsätzliche Gruppen, die später WOLLHEIM und MOELLER [506] ergänzten. Nach MJASNIKOV u. Mitarb. [329] erfolgte die Klassifikation der Hypertonieformen in 4 Untergruppen, und die Hypertoniekrankheit in der sowjetischen Literatur, ursprünglich als neurogene Hypertonie bezeichnet, entspricht der essentiellen Hypertonie. 1939 teilten KEITH, WAGNER und BARKER [230a] ihr Patientengut auf Grund der Augenhintergrundsveränderungen in vier Gruppen ein. Der Fundus hypertonicus und seine degenerative Abstufung hat heute noch seine Bedeutung. BECHGARD [35] teilte unter Berücksichtigung des gesamten klinischen Bildes sein Patientengut ebenfalls in vier Gruppen ein. FREIS [144] stellte 1974 ein klinisches Spektrum der essentiellen Hypertension dar unter Zugrundelegung der systolischen und diastolischen Blutdruckwerte sowie ihrer Labilität bzw. ihres akzelerierten Verlaufs. Für die klinischen Belange gruppierte er die Hypertoniker in „Borderline-Hypertension", „Mildhypertension", „Moderate Hypertension" und „Moderately Severe Hypertension". Diese großzügige, aber klinisch sinnvolle Einteilung ist fern der üblichen WHO-Klassifikation.

Ausgehend von den pathophysiologischen Regelmechanismen wurde nach NITSCHKOFF u. Mitarb. [348] die Hypertonie in 6 Gruppen eingeteilt:

I. Die sogenannte essentielle Hypertonie = primäre arterielle Hypertoniekrankheit (multifaktorielles kortikosubkortikoviszerales Syndrom mit hereditärer Komponente, dominierend auslösender Faktor nicht bekannt),

II. Hypertonieformen mit dominierend neurogen auslösenden Faktoren (organisch, entzündlich-toxisch, exterrezeptiv, interorezeptiv, neurovegetativ),

III. Hypertonieformen mit dominierend nephrogen auslösenden Faktoren (entzündlich-toxische Erkrankungen der Niere, Drosselung der Nierendurchblutung, Mißbildungen, Tumoren u. a.),

IV. Hypertonieformen mit dominierend humoral auslösenden Faktoren (Elektrolyte, Wasserhaushalt, Synthese und Abbau pressorischer und depressorischer Substanzen, immunbiologische Vorgänge),

V. Hypertonieformen mit dominierend endokrin auslösenden Faktoren (Hypophysenvorderlappenstörungen, Steroidhormone, Klimax, Aldosteronismus, Nebennierenenukleation, Phäochromozytom u. a.),

VI. Hypertonieformen mit dominierend kardiovaskulär auslösenden Faktoren (Aortenisthmusstenose, Herzblock, bestimmte Herzvitien, arteriovenöse Fistel u. a.).

Mit Zunahme der Erkenntnisse und Labormöglichkeiten über die prozentuale Häufigkeit der verschiedenen Hochdruckformen müßte die essentielle Hypertonie abnehmen. Auf dieses zu erwartende Phänomen gehen außer Losse [273], 1969, die wenigsten Autoren ein, wie aus Abbildung 21 zu entnehmen ist.

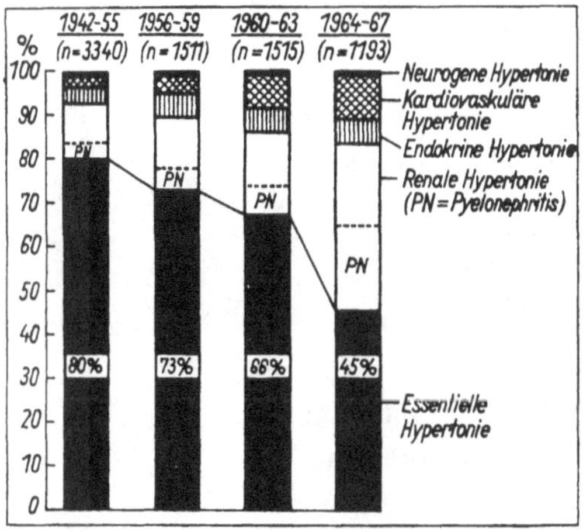

Abbildung 21: Prozentuale Häufigkeit der verschiedenen Hochdruckformen bei 7659 Patienten der Med. Univ. Klinik Münster (nach Losse).

Klaus [233] gibt 1970 die grundlegenden experimentellen Hochdruckmodelle in 5 Gruppen an:

1. Renal: Drosselung, Perinephritis, Pyelonephritis, bilaterale Nephrektomie (renoprive Hypertonie)
2. Natriumchlorid
3. Endokrine Hypertonie: Cortexon, Aldosteron, Cortisol
4. Pressorisch wirksame Substanzen: Renin, Angiotensin
5. Neurogene Hypertonie: Entzügelung, audiogener Hochdruck

Die folgende Übersicht der Hypertonieformen, aufgeschlüsselt nach Ursachen wurde von A. Sturm [469] übernommen:

Übersicht über die wesentlichen Ursachen der Hypertonie

1. Renovaskuläre Hypertonie (4%):
   Abdominelle Koarktation der Aorta
   Stenosen der Aorta abdominalis durch Arteriosklerose
   Thrombose, Aneurysma
   Stenosen der a. renalis, angeboren und erworben
   Arteriovenöse Fistel der a. renalis
   Stenose im Bereich einer atypischen Gefäßversorgung
   Vas aberans
   Angiom d. a. renalis
2. Renale Hypertonie (15%):
   Intrarenale Störung:
   Pyelonephritis
   Glomerulonephritis unterschiedlicher Genese
   Schwangerschaftsnephropathie
   Cystenniere
   Kollagenosen
   Nieren-Tuberkulose
   Nieren-Tumoren
   Gicht/Plasmocytom/Amyloid-Niere
   Nierenhypoplasie
   Nierenmißbildung
   Thrombose/Embolie
   Nephrosklerose
   Perinephritis
   Nierenparenchymkompression/Trauma
   Postrenale Störung:
   Hydro- und Pyelonephrose
   Nierendystopie
   Nephro- und Urolithiasis
   Prostatahypertrophie
   Ureterkompression und -struktur
   Vas aberans durch Überlagerung und Kompression des Ureters

3. Kardiovaskuläre Hypertonie (7%):
   Aortenisthumusstenose
   Aorteninsuffizienz
   Atherosklerose
   Hyperkinetisches Herzsyndrom
   Totaler AV-Block
   Hochgradige Bradycardie
   AV-Fistel
   Angiitiden
   Polycythämie
   Hyperthyreose
   Stauungshochdruck
4. Hormonelle Hypertonie (3%):
   Cushing-Syndrom
   Phäochromocytom und -blastom
   Tumoren des sympathischen Nervensystems
   Pseudophäochromocytom
   Nebennierenmark-Hyperplasie
   Primärer Hyperaldosteronismus
   Pseudo-Conn-Syndrom
   Hyper-Mineralocorticoid-Syndrom
   AGS
   Hyperthyreose
   Klimakterium
   Acromegalie
5. Neurogene Hypertonie (5%):
   Erhöhter Sympathikotonus
   Gehirntrauma
   Gehirntumor
   Polyneuritiden
   Encephalitiden
   Poliomyelitis
   Meningitis
   Porphyrie
   Vergiftungen (Blei, Thallium, CO, Hg)
   Sklerose des Carotissinus
   Aortenbogensyndrom
   Gesteigerter Hirndruck
6. Medikamentös induzierte Hypertonie (< 1%)
7. Strahleninduzierte Hypertonie (< 1%)
8. Essentielle Hypertonie (70%)

Die wichtigsten systolischen Hypertonieformen sind solche mit erhöhtem Schlagvolumen, wie z.B. Anämie, Hyperthyreose, hyperkinetisches Herzsyndrom, und solche mit verminderter vaskulärer Compliance, wie z.B. bei Arteriosklerose und Dacronprothese im Aortenbogen.

Paroxysmale krisenhafte Blutdrucksteigerungen können hormoneller, neurogener, nephrogener (wie z.B. Porphyrie und Karzinoid-Syndrome sowie bei manchen Intoxikationen, z.B. „cheese-disease") Genese sein oder Vergiftungen mit Thallium und Kohlenmonoxid. Das Blutverhalten während des proxymalen Blutdruckanstieges ist uncharakteristisch und stellt eine Indikation zur klinischen Klärung der Diagnose und intensiver Behandlung dar [469]. Bei unseren Probanden mit Selbstmessung konnten 2 einen krisenhaften paroxysmalen Blutdruckanstieg zu Hause registrieren.

Die chronische arterielle Hypertonie wird nach Klaus [234] nach folgenden ätio-pathogenetischen Faktoren charakterisiert:

Ätiologische Faktoren:
Polygene Defekte
Noradrenalin
Cortisol
Aldosteron
Cortexon
Corticosteron

Pathogenetische Faktoren:
Renin-Angiotensin
Aldosteron
Natrium
Übergewicht
Barorezeptoren

Perpetuierungsfaktoren:
Barorezeptoren
Arteriolenveränderungen
Renin-Angiotensin

Maligne Phase:
Diastolische Blutdruckhöhe
Organläsionen
Renin-Angiotensin
Aldosteron

3.3. Verteilung der Hypertoniker

Eine epidemiologische Studie ist im Rahmen dieser Abhandlung von uns nicht beabsichtigt. Lediglich auf folgende Verteilung der Hypertonieprobanden sei hingewiesen:

Wir konnten in Randgebieten von Berlin und in Industriezentren in 15 Jahren 3240 Hypertoniker als eine inhomogene und kaum als Stichprobe gültige Population erfassen. Genauer untersuchen und verfolgen konnten wir 2960 Hypertoniker (91,2%), davon zeigten 442 Spontanheilungen (14,8%), und 628 Patienten (21,2%) wiesen einen labilen Hypertonus auf. Das mittlere Alter betrug 57 Jahre, 61 Jahre bei den Frauen, 55 bei den Männern. Die Prävalenz — bezogen auf unser Gesamtmaterial — schätzen wir auf 3—7%, wobei diese bei Frauen um 2—3% höher liegt. Die Altersverteilung betrug unter 20 Jahren 1,3%, vom 20. bis 39. Jahr 12,6%, vom 40. bis 59. Jahr 38,8% und vom 60 bis 70. Jahr 47,3%. Wenn man die Grenzfälle und labilen Hypertoniker abzieht von der Gesamtzahl, so bleiben 1836 Fälle aller Stadien, davon waren 989 (53,7%) Frauen und 847 (46,3%) Männer. Die Katamnese von gesunden und kranken Probanden ist mit großen Schwierigkeiten und Aufwand verbunden. Nach 3 Jahren konnten wir noch 94,6% erfassen, nach 5 Jahren 82% und nach 10 Jahren nur noch 71,7%. Diese Tatsache schränkt eine exakte Aussage ein. Die eventuellen Sterbefälle wurden nicht gesondert registriert. Wir konnten auch feststellen, daß Frauen sich disziplinierter verhalten als Männer. Die Hypotoniker sehen in ihrer Krankheit meist kein Risiko und entziehen sich deshalb schneller der ärztlichen Kontrolle. Die Hypertoniker kommen entweder in den Frühstadien zu einer Kontrolle, in welchen sie nicht wissen, ob sie krank sind oder krank werden, oder in späten Stadien, wenn sich die Krankheit schon mit ausgeprägten Beschwerden manifestiert. Die Inzidenz der Hypertonie wird von uns auf 2,4% geschätzt. Die Prävalenz schwankt mit Alter und Geschlecht.

3.4. Schweregrade der arteriellen Hypertonie

PAGE [361] entwickelte einen Schwereindex, ermittelt nach Symptomen und Befunden in einem Punktsystem, und SMITHWICK [426] stellte ein Schweregrad-System auf unter besonderer Berücksichtigung der ungünstigen Faktoren. Bei der Gradeinteilung nach der Schwere der Erkrankung hat FRIEDBERG [148] vier Stadien eingeführt:

Schweregrad I:

Leichte Hypertonie, systolischer Druck unter 200, diastolischer unter 110 mm Hg oder „labile" Hypertonie

Schweregrad II:

Mäßige Hypertonie, systolischer Druck 200 bis 230, diastolischer Druck 110 bis 120 mm Hg, gute Nierenfunktion

Schweregrad III:

Schwere Hypertonie, systolischer Druck 130 bis 280, diastolischer Druck 120 bis 240 mm Hg, Komplikationen von Herz-, Nieren - und Gehirngefäßen

Schweregrad IV:

Maligne Hypertonie, diastolischer Druck über 130, schnelle Progredienz, Papillenödem

MOESCHLIN und DUNCAN [331, 118] unterteilten den IV. Schweregrad nochmals in:

A. ohne ausgesprochene Niereninsuffizienz
B. mit ausgesprochener Niereninsuffizienz
C. hypertonische Krisen

SCHROEDER [454] stellt in seiner ausführlichen Stadieneinteilung ein Null-Stadium der Prähypertonie dem I. Stadium voran, in welchem der Blutdruck Werte von 140/90 oder 150/85 mm Hg bedingt zeitweise überschreitet. Das IV. Stadium der Hypertonie unterteilt er in:

A. beginnende maligne Hypertonie
B. schwere maligne Hypertonie
C. mit renaler Insuffizienz

Eine progressive Stadieneinteilung hat MJASNIKOW [328] erarbeitet:

1. Stadium:
Phase A: latente oder prähypertonische
Phase B: Übergangsphase (transitorische)
2. Stadium:
Phase A: nicht resistente (labile)
Phase B: resistente (stabile)
3. Stadium:
Phase A: kompensierte
Phase B: dekompensierte

Nach NITSCHKOFF und BAUMANN [350, 351] wurde unter Berücksichtigung der höheren Nerventätigkeit, vieler hämodynamischer humoraler und hormonaler Faktoren eine Einteilung in 4 klinische Schweregrade der arteriellen Hypertonie vorgenommen:

1. Schweregrad I: Systolischer Blutdruck über 150 bis 180 mm Hg und/oder diastolischer Blutdruck über 95 bis 100 mm Hg. Bei gleichbleibender Umweltsituation und ohne Therapie labiles Verhalten der Blutdruckwerte. Geringe subjektive Beschwerden der Patienten. Klinisch fanden sich meist noch keine nachweisbaren kardialen, zerebralen oder Fundusveränderungen, ebenso keine Insuffizienzerscheinungen.
2. Schweregrad II: Systolischer Blutdruck 160 bis 200 mm Hg und/oder diastolischer Wert über 105 bis 120 mm Hg. Bei gleichbleibender Umweltsituation und ohne Therapie relativ unverändertes Blutdruckniveau. Zuweilen fanden sich bereits klinische Zeichen der Herzbeteiligung und Fundusveränderungen (enggestellte Arterien, teilweise Kreuzungsphänomene, jedoch keine Herde oder Blutungen). Niereninsuffizienzerscheinungen und zerebrale Veränderungen waren klinisch noch nicht nachweisbar.
3. Schweregrad III: Systolischer Blutdruck über 200 mm Hg und/oder diastolischer Wert 125 bis 130 mm Hg. Bei gleichbleibender Umweltsituation und ohne Therapie fast immer stabiles Blutdruckniveau. Meist stärkere subjektive Beschwerden. Es fanden sich Fundusveränderungen unterschiedlichen Grades (Silberdrahtarterien, Kreuzungsphänomene, Blutungen, teilweise Degenerationsherde). Kardiale Insuffizienzzeichen, häufig auch geringe renale Komplikationen, und teilweise waren schon klinisch nachweisbare zerebrale Störungen vorhanden.
4. Schweregrad IV: Systolischer Blutdruck über 220 mm Hg und/oder diastolischer Wert 135 bis 140 mm Hg und mehr, stabiles Blutdruckniveau vor der Behandlung bei gleichbleibender Umweltsituation. Es fanden sich meist ausgeprägte Fundusveränderungen, kardiale Insuffizienzzeichen unterschiedlichen Grades, oft Einschränkung der Nierenfunktion und häufig klinisch nachweisbare zerebrale Komplikationen. Es bestanden stärkere subjektive Beschwerden.

Dabei konnten wir feststellen [161], daß vom EKG und Ventrikelgradient eine Zunahme der pathologischen Zeichen in Korrelation zum klinischen Schweregrad der Erkrankung vorlag. Auch Reizbildungs- und Reizleitungsstörungen traten signifikant vermehrt auf im Vergleich zum Normotoniker. Auch das PKG zeigte in 30% der Fälle mit dem Schweregrad eine Zunahme der Häufigkeit akzidenteller und organischer Geräuscharten [166].

Tabelle 5 zeigt die Verteilung des Manifestationsalters auf die Schweregrade bei 203 Patienten mit essentieller arterieller Hypertonie. Abbildung 22 veranschaulicht das Blutdruckverhalten (Ps und Pd), bezogen auf die Schweregrade, und Tabelle 6 die hämodynamische Analyse der

Tabelle 5: Verteilung des Manifestationsalters auf die Schweregrade der arteriellen Hypertonie.

	Jahre																	
	bis 20		21–30		31–40		41–50		51–60		61–70		über 70		unbekannt		Durchschnitt	
	m	w	m	w	m	w	m	w	m	w	m	w	m	w	m	w	m	w
Stadium I	10	9	12	6	8	6	5	1	—	1	1	1	—		4	6	29,7	33,1
Stadium II	1	—	4	2	9	6	7	9	5	5	—	—	—	—	4	2	40,1	43,7
Stadium III	1		2	3	5	4	6	6	11	12	2	3	—	—	5	2	39,0	48,8
Stadium IV	—	—	—	1	1	1	4	4	1	2	—	—	—	—	—	2	46,0	48,1

4 Schweregrade bei 515 Hypertonikern [353].

Das Verhältnis von Pulsperiodendauer zur Dauer der arteriellen Grundschwingung bei der arteriellen Hypertoniekrankheit zeigt nach unseren Untersuchungen eine Zunahme mit dem klinischen Schweregrad bei den Hypertoniepatienten beiderlei Geschlechts (ausgewertet nach dem Korrelationskoeffizienten = 0,21—0,66 und eine Sigmagrenze 2—3). Diesen Quotienten sehen wir als Ausdruck eines Ankopplungsmechanismus der vermaschten Zu- und Abstromregulation im Windkessel [165].

In der hämodynamischen Analyse konnten wir zeigen, daß nicht nur Abweichungen, sondern teilweise signifikante Unterschiede innerhalb der einzelnen Stadien vorliegen. Besonders ausgeprägt waren die hämodynamischen Größen im Stadium III und IV im Vergleich zum Stadium I, und Stadium II nimmt eine Zwischenstellung ein.

Lori u. Mitarb. [270] fanden eine Arbeitsumstellung und Alteration des Herz-Kreislaufsystems im Ergometrieversuch bei Patienten in den Frühformen der arteriellen Hypertonie bereits im Stadium I und II als eine gestörte Druck-Fluß-Beziehung des Herzens und peripheren Kreislaufs. Der systolische Blutdruck — in Abhängigkeit von der Leistung — lag in der 6. Belastungsminute signifikant höher als bei Normalpersonen. Die Hypertoniker Schweregrad I unterscheiden sich von Hypertonikern Schweregrad II nach Lori u. Mitarb. [271] durch höhere diastolische Arbeitsblutdruckwerte, höhere arterielle Mitteldrucke (deren Regression zur Leistung signifikant steiler ist) sowie ein reduziertes Herzminutenvolumen bei höherer Belastungsstufe.

Auch Perera [370] fand eine Relation der Blutdruckdynamik zur Prognose der

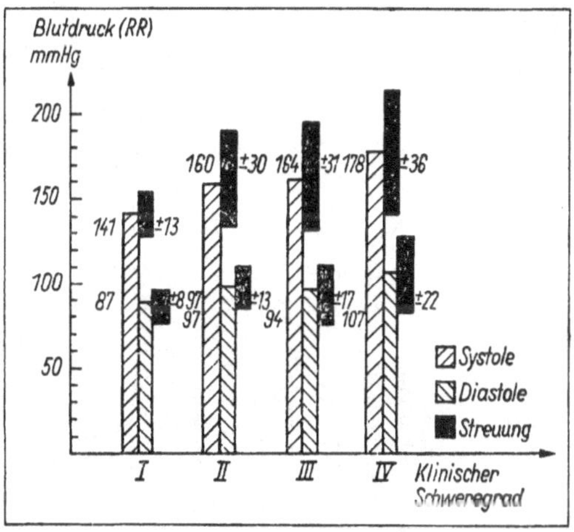

Abbildung 22: Blutdruckverhalten (Ps und Pd) bei 203 Patienten mit essentieller arterieller Hypertonie, bezogen auf die Schweregrade I—IV (nach Nitschkoff/Baumann).

Tabelle 6: Hämodynamische Parameter der Schweregrade I–IV der arteriellen Hypertonie (Kreislaufgrößen ermittelt nach der Methode WEZLER-BÖGER und herzdynamische Größen nach BLUMBERGER und HOLLDACK).

	Klinische Schweregrade			
	I	II	III	IV
Umformungszeit des Herzens: (0,06′)	0,05 ± 0,028	0,05 ± 0,012	0,06 ± 0,06	0,06 ± 0,014
Anspannungszeit des Herzens: (0,10′)	0,10 ± 0,016	0,11 ± 0,019	0,11 ± 0,03	0,11 ± 0,021
Druckanstieg des Herzens: (0,04′)	0,04 ± 0,014	0,05 ± 0,017	0,05 ± 0,017	0,05 ± 0,019
Austreibungszeit des Herzens: (0,28′)	0,26 ± 0,022	0,24 ± 0,023	0,24 ± 0,028	0,24 ± 0,12
Pulswellengeschwindigkeit: (5,0–7,0 m/sec)	6,99 ± 1,26	8,63 ± 2,5	8,85 ± 2,1	9,25 ± 2,2
Schlagvolumen (40–70 ml):	57,4 ± 15,9	64,1 ± 25,8	70,6 ± 27,6	73,1 ± 36,9
Minutenvolumen (3–6 l):	4,28 ± 1,1	4,32 ± 4,31	4,63 ± 1,5	5,12 ± 2,18
Herzarbeit ($4-10^6$ erg):	7,95 ± 2,8	10,54 ± 5,9	11,06 ± 4,2	13,72 ± 7,9
Herzleistung (6×10^6 erg/″):	9,96 ± 3,8	12,6 ± 7,2	12,49 ± 7,7	16,37 ± 7,9
elastischer Gefäßwiderstand (1800 dyn/cm^5):	2777 ± 421	2920 ± 681	2864 ± 662	2908 ± 1476
peripherer Gesamtwiderstand (1800 dyn/sec/cm^5):	225 ± 664	2545 ± 841	2395 ± 908	2534 ± 1260
Dämpfungsfaktor (1,0):	1,32 ± 0,3	1,23 ± 0,4	1,32 ± 0,6	1,35 ± 0,4
Elastizitätsmodul (26–52 dyn/cm^2):	54,9 ± 18,8	44,9 ± 27,1	90,1 ± 41,8	96,8 ± 49,0
Herzindex (2,2 l/m^2 Körperoberfläche):	2,51 ± 0,51	2,49 ± 0,91	2,52 ± 0,89	1,81 ± 0,98
RR (mm Hg) Systole	141 ± 13	160 ± 30	164 ± 31	178 ± 36
Diastole	87 ± 8	97 ± 13	94 ± 17	107 ± 22

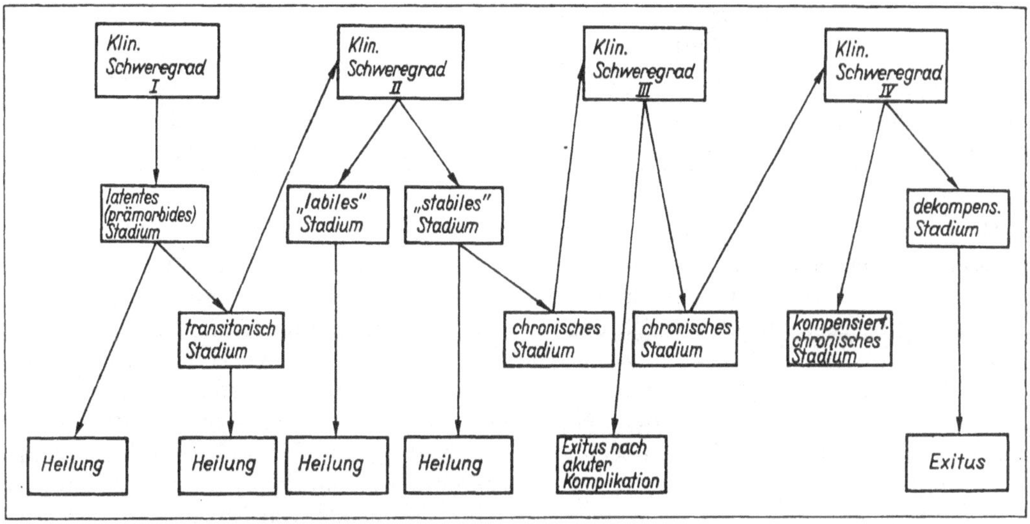

Abbildung 23: Verlauf und Schicksal der einzelnen Schweregrade bei 760 Hypertonikern.

hypertensiven vaskulären Erkrankungen unter Hinzuziehen der zufälligen „casual" bzw. Ruhe „resting" Blutdruckwerte. BAUMANN u. Mitarb. [30] stellten eine Vergesellschaftung des Frühstadiums (I u. II) der essentiellen Hypertonie mit labilem und asymptomatischem Kohlenhydratstoffwechsel fest. So konnte bei Patienten zwischen 15. und 50. Lebensjahr in 58,6% eine pathologische Glukosetoleranz festgestellt werden [445]. Außerdem wurden Veränderungen der Verschiebungen der freien Fettsäuren (FFS), der Triglyceride und der Phospholipide und Cholesterin schon im Stadium I und II der Hypertoniker registriert. Während im Stadium I nach NITSCHKOFF und BAUMANN [349, 350] 7,6% einen pathologischen STAUB-TRAUGOTT hatten, so stieg dieser signifikant im Stadium II auf 15,0%, im Stadium III auf 27,7% und im Stadium IV auf 77,8%.

RICHTER u. Mitarb. [400] überprüften nach der Methode der rückläufigen bedingten Reflexe die höhere Nerventätigkeit und fanden, daß im klinischen Schweregrad I 0% der Patienten ausgeglichen waren, 88% erregt und 12% gehemmt; im II. klinischen Schweregrad waren 5% ausgeglichen, 71% erregt und 24% gehemmt. Im III. klinischen Schweregrad waren 3% ausgeglichen, 72% erregt und 25% gehemmt und im IV. klinischen Schweregrad 0% ausgeglichen und 45% gehemmt sowie 55% erregt.

Die Auswertung eines Hypertoniematerials von 760 Hypertonikern und 15jährige katamnestische Untersuchungen ergaben nach Abbildung 23 Verlauf und Schicksal der einzelnen Schweregrade. NITSCHKOFF, BACHMANN, JAHNKE [352] konnten anhand der oben angeführten Analysen verschiedene Kriterien der 4 Schweregrade der arteriellen Hypertonie nach dem mathematischen Modell von HYVÄRINEN [214] und Ermittlung des Korrelationskoeffizienten für die einzelnen Stadien ein Computermodell aufstellen, welches erlaubt, das arterielle Hypertoniesyndrom unabhängig von der Form (die Schweregrade gelten an und für sich für alle Formen) in die 4 klinischen Schweregrade zu diagnostizieren. Eine Gegenüberstellung unserer Schweregrade I bis IV von Fremdmessung und Selbstmessung ergibt folgendes Bild:

		Kein Hypertonus	%	Schweregrade I	%	II	%	III	%	IV	%
Fremdmessung	n = 176			68	38,6	59	33,5	32	18,2	17	9,7
Selbstmessung	n = 147	18	12,2	52	35,5	41	27,9	22	14,9	14	9,5

Wir entnehmen, daß 12,2% der Probanden bei der Selbstmessung sich nicht als Hypertoniker erwiesen. Beim Schweregrad IV sind offensichtlich die Blutdruckwerte sowohl bei Fremd- als auch bei Selbstmessung wenig unterschiedlich. Bei Stadium I—II sehen wir bei der Selbstmessung eine Abnahme der Hypertoniefälle um 4—7%.

3.4.1. Stadieneinteilung nach WHO

Die WHO [509, 510] gibt für epidemiologische Untersuchungen folgende Empfehlungen:

Normaler Blutdruck = unter 140/90 mm Hg,
erhöhter Blutdruck = 160/95 mm Hg.

Hypertoniestadium WHO I:

Es zeichnet sich durch eine Labilität des Blutdruckes mit einer funktionellen Umstellung der Netzhautgefäße aus ohne organische Veränderungen im Herz-Kreislauf-System.

Hypertoniestadium WHO II:

Unabhängig von der Höhe des Blutdruckes sind objektive Zeichen einer „cardiovascular hypertrophy" feststellbar. Im Vordergrund steht die röntgenologische und elektrokardiographische Diagnose einer linksventrikulären Hypertrophie. In der Praxis wird der Sokolov-Lyon-Index [427] als ausreichend angesehen.

Die „vascular hypertrophy" wird durch eine Funduskopie verifiziert und zeigt eine Gefäßschlängelung, Kaliberunregelmäßigkeiten und Kreuzungsphänomene ohne andersweitige Organläsionen.

Hypertoniestadium WHO III:

Neben den Herzveränderungen werden angegeben: akute kardiale Rekompensation mit und ohne Myokardinfarkt, Augenhintergrund III—IV, Papillenoedeme, zerebrale Ischämien sowie sichere Zeichen einer hypertensiven Encephalopathie und schließlich eine Niereninsuffizienz verschiedenen Grades. Auch hier spielt der Blutdruck keine Rolle, und auch ein niedriger oder leicht erhöhter Blutdruck mit einem Myokardinfarkt oder apoplektischem Insult entscheiden für eine Klassifizierung des WHO III.

Die „Deutsche Liga zur Bekämpfung des hohen Blutdruckes" empfiehlt für klinische Zwecke folgende Einteilung nach dem Schweregrad:

1. Labile Hypertonie: erhöhte, zeitweise auch normale systolische und diastolische Blutdruckwerte.
2. Stabile Hypertonie: systolischer und/oder diastolischer Blutdruck sind bei allen Messungen erhöht mit fehlenden Zeichen von schweren Organschädigungen.
3. Maligne Hypertonie: eine stabile Form mit diastolischem Druck von 120 mm Hg oder mehr und einem Fundus hypertonicus III—IV. In diesem Stadium finden wir Läsionen am Herzen, an Gehirn- und Nierengefäßen, die meist einen raschen progredienten Verlauf haben [106].

Nach WHO spricht man von einer Borderline-Hypertension oder Grenzbereich von einem Stadium „blutdruckgesund" und „hochdruckkrank" mit Gelegenheitsblutdruckwert von 140/90 mm

Hg bzw. 159/94 mm Hg. Hier entscheidet eine langfristige häufige Kontrolle, um rechtzeitig einen manifesten Hypertonus zu erfassen, wobei die Selbstmessung einen besonders guten Dienst erweist.

Die WHO-Einteilung ist vorwiegend für epidemiologische Studien gedacht. Wenn diese Einteilung sich nicht einmal auf die Blutdruckwerte bezieht, so hat man den Eindruck, daß der Blutdruck nur ein Symptom vom ganzen Syndrom darstellt. Der Zeitfaktor, prognostische und therapeutische Hinweise sind nicht berücksichtigt worden, was jedoch sicherlich von eminenter Bedeutung ist. Man darf nicht vergessen, daß wir nie wissen, wann die Hypertonie bei dem einzelnen Kranken begonnen hat (vielleicht schon mit der Geburt?), nicht zu vergessen, daß auch der früh erfaßte Hypertoniker wahrscheinlich schon längst seinen Hochdruck bzw. Dysregulationen des Blutdruckes hat. Die verschiedenen Systeme bei der Hypertonie mit ihren funktionellen Dysregulationen in den Frühstadien bleiben bei der WHO-Einteilung ebenfalls unberücksichtigt. Dabei muß man bedenken, daß es schwere Hypertonien gibt, die keine klinisch faßbaren Läsionen an Herz oder Gehirn verursachen. Bei älteren Patienten ist meistens nicht zu festzustellen, welchen Anteil der Hochdruck an einer Arteriosklerose, an einer Erkrankung des Herzens und der Koronargefäße hat. „Die diagnostische Klassifizierung eines Hypertonie-Patienten sollte sowohl die Ursache als auch den Schweregrad enthalten, z.B. labile renale Hypertonie, maligne essentielle Hypertonie" [106].

Wir haben versucht, um unser Material vergleichbar zu gestalten, die 4 Schweregrade mit der der WHO-Klassifikation zu vergleichen und einzuordnen. 340 Hypertoniker wurden einmal nach Schweregrad I—IV [350, 351] und nach der WHO I—III inklusive der Borderline-Fälle analysiert. Dabei wurde festgestellt, die borderline hypertension entspricht unserem Stadium I, WHO I unserem Stadium II, WHO II unserem Stadium III und WHO III unserem Stadium IV. Die Fehlerbreite dieser Gegenüberstellung bewegt sich für die einzelnen Schweregrade zwischen 6 und 10%.

3.5. Anamnestische Symptome der Hypertonie und Hypotonie

In Form eines Fragebogens wurde der Stellenwert der Anamnese der Hypertonie und Hypotonie einmal im univariaten sowie im multivariaten Vergleich der Symptomenkomponente zwischen essentiellen Hypertonikern, Hypotonikern und Normotonikern erhoben. Wir lehnen uns an die Arbeit von Linss et al. [264] an. Die Anwendung der WHO-Klassifikation durch die Autoren, die nichts über Blutdruck, Anamnese und Symptome aussagt, ist problematisch. Auch die Feststellung, daß essentielle Hypertoniker signifikant häufiger Nierenkrankheiten durchmachen, könnte dafür sprechen, daß es sich bei mindestens einem Teil der Probanden nicht um eine „reine" essentielle Hypertonie handelt. Das häufige nächtliche Wasserlassen bei Hypertonikern [265] im Vergleich zu Normotonikern spricht dafür, daß es sich bei den Untersuchten um spätere Stadien mit Dekompensation handelt. In den Frühstadien der essentiellen Hypertonie ist ein solches Symptom nach unseren Erfahrungen selten. Die Methodik der Anamneseerhebung bei unserer Analyse lehnt sich an den Herz-Kreislauf-Fragebogen der WHO, 1962 von Rose [407, 408] erarbeitet, an. Die Anamnese-Symptomatik ist überhaupt mit Vorbehalt zu betrachten. Einmal sind die Angaben der Patienten je nach Intelligenzgrad ungenau oder suggestiv vom Arzt beeinflußt und schließlich, bewußt oder unbewußt, meistens aus Angst vor der Krankheit falsch. Die Basisdiagnostik des Hochdruckes (Anamnese, körperliche Untersuchung, Harn, Blut, zusätzliche Spezialuntersuchungen) enthält hypertonierelevante Fragen, beinhaltet jedoch auch im allgemeinen die Möglichkeit, weitere kardiovaskuläre Risikoverfahren zu erfassen. Bei unserem Krankengut waren die anamnestischen Fragen wichtig, wie familiäre Belastungen, Schwangerschaftskomplikationen, Ovulationshemmer sowie Nierenerkrankungen. Die körperliche Untersuchung beschränkte sich auf den üblichen internistischen Status, die Harnuntersuchung auf Protein und Sediment — in bestimmten Fällen Glucose —, und die Blutuntersuchung beinhaltet neben dem üblichen Blutstatus ab Stadium II (WHO I) zusätzlich Kreatinin und Kalium. Obligatorisch wurde ein EKG in 6 Ableitungen, Röntgenthorax und eine Augenhintergrundspiegelung durchgeführt. Bei fraglichen essentiellen Hypertonikern wurde auch ein Ausscheidungs-Urogramm vorgenommen. Auch bei den Hypotonikern wurde diese Basisdiagnostik in reduzierter Form praktiziert, da die Diagnostik dieses Syndroms im allgemeinen leichter ist. Die Hypotonie kann nicht wie die Hypertonie als ein kardiovaskulärer Risikofaktor angesehen werden trotz ausgeprägter Beschwerden.

Bei einer Erhebung von 15 in Polikliniken und Ambulatorien praktizierenden Ärzten konnten wir feststellen, daß der Praktiker neben der üblichen körperlichen Untersuchung, 2—3 Blutdruckmessungen und 5—7 anamnestischen Fragen, verbunden mit einem einfachen Urinstatus, anamnestischen Symptome bei 164 Hypertonikern Stadium I—IV nach NITSCHKOFF und BAUMANN. Daraus ist eine progrediente Zunahme der verschiedenen Symptome sowohl qualitativ als auch quantitativ zu entnehmen. Tabelle 8, angelehnt an LINSS et al. [263], erfaßt die familiären anamnestischen Angaben und Tabelle 9 die allgemeine Anamnese bei 240 essentiellen Hypertonikern aller Schweregrade, 200 Hypotoniker und 160 in 80—85% der Fälle sowohl die essentielle Hypertonie wie auch die essentielle Hypotonie diagnostiziert. Der Schweregrad der Hypertonie wird nicht genau erfaßt, die Hypotonie als ein Komplexgeschehen formuliert; eine verbreiterte

Tabelle 7: Prozentuale Verteilung der subjektiven Symptome nach Schweregraden I—IV (NITSCHKOFF/BAUMANN).

I		II		III		IV	
Kopfschmerz	38%	Kopfschmerz	52%	Kopfschmerz	67%	Kopfschmerz	72%
Schwindelgefühl	12%	Schwindelgefühl	47%	Schwindelgefühl	49%	Schwindelgefühl	64%
Tachykardie	7%	Tachykardie	28%	Tachykardie	24%	Tachykardie	14%
Extrasvstolen	12%	Extrasystolen	20%	Extrasystolen	17%	Extrasystolen	27%
Stenokardien	6%	Stenokardien	19%	Stenokardien	29%	Stenokardien	33%
Gefäßkrisen	9%	Gefäßkrisen	14%	Gefäßkrisen	18%	Gefäßkrisen	14%
Nervosität	37%	Nervosität	47%	Nervosität	37%	Nervosität	32%
Schlafstörungen	18%	Depressionen	14%	Nasenbluten	4%	Nasenbluten	7%
Wetterfühligkeit	36%	Konzentrations-					
		störungen	18%	Depressionen	20%	Potenzstörungen	38%
		Schlaflosigkeit	24%	Potenzstörungen	18%	Schlafstörungen	40%
		Wetterfühligkeit	42%	Konzentrations-			
				störungen	33%	Ruhedyspnoe	29%
				Schlafstörungen	39%	Belastungsdyspnoe	71%
				Belastungsdyspnoe	57%	Wetterfühligkeit	52%
				Wetterfühligkeit	48%		
Ohrensausen	8%	Ohrensausen	14%	Ohrensausen	20%	Ohrensausen	27%

Klassifizierung beschränkt sich auf „labile" und „fixierte" Hypertonie, wobei immer der Wert des Blutdruckes als besondere Dignität gilt. Interessanterweise sind bei Durchsicht der Karteien von 90 Hypertonikern und 46 Hypotonikern die therapeutischen Konsequenzen befriedigend und stehen in nichts einer klinischen verfeinerten Diagnostik und Behandlung nach in 75% der Fälle.

Tabelle 7 zeigt eine Erhebung der Normotoniker. Die ermittelten Signifikanzen liegen zwischen $p < 1$ bzw. 0,1.

Es ist festzustellen, daß die Angabe familiärer Belastungen bei Hypertonikern im Vergleich zu Normotonikern signifikant erhöht ist, nicht jedoch im Vergleich zu Hypotonikern. Andererseits finden wir bei den Hypotonikern eine Signifikanz des familiär niedrigen Blutdruckes im Vergleich zu Hypertonikern, dagegen nicht zu Normotonikern. Das Übergewicht in den 3 Gruppen ist familiär nicht eindeutig unterschiedlich. Das Normalgewicht bzw. Untergewicht ist bei den Hypotonikern im Gegensatz zu Hypertonikern signifikant höher. Die Zuckerkrankheit in der Familie ist bei Hypertonikern signifikant höher als bei Normo- und Hypotonikern. Die Angabe keiner Erkrankung in der Familie ist bei den Hypertonikern am niedrigsten.

Tabelle 9 gibt die Häufigkeit der subjektiven Beschwerden bei allen 3 Gruppen wieder. Dabei ist zu entnehmen, daß Kopfschmerzen, Schwindelgefühl, Nervosität, Schlafstörungen, Stenokardien, Tachykardien, Gefäßkrisen, Libido- und Potenzstörungen (vorwiegend bei Männern), Wetterfühligkeit bei Hypertonikern und Hypotonikern annähernd gleich oft vorkommen. Die angegebenen subjektiven Beschwerden trifft man auch bei Normalpersonen, wenn auch mit einem niedrigeren Prozentsatz, jedoch nicht signifikant an. Die Hypertoniker zeigen im Gegensatz zu Normotonikern ein signifikant höheres Auftreten von Arrhythmien, Belastungsdyspnoe, Kopfschmerzen, Wetterfühligkeit. Die Hypotoniker verzeichnen in der Gegenüberstellung zum Normotoniker ein signifikant öfteres Auftreten von Müdigkeit, Morgenschwäche, Kollapszuständen, Depressionen, Konzentrationsschwäche und Wetterfühligkeit. Die Hypertoniker dagegen weisen betreffs Müdigkeit sowie Morgenschwäche eine signifikant niedrigere prozentuale Verteilung auf, aber einen höheren Prozentsatz von Sehstörungen und Nasenbluten.

Bei dem univariaten Vergleich kommen wir wie auch die oben genannten Autoren zu der Schlußfolgerung, daß es hypertone spezifische Symptome nicht gibt und die Anamnese als alleinige Screening-Methode nicht geeignet ist. Der Wert der Anamnese für die Beurteilung der Schweregrade und ätiologische Differenzierung ist nicht überzeugend und zeigt lediglich Tendenzen. Die Belastungsdyspnoe kommt bei Hyper-

Tabelle 8: Häufigkeit der familienanamnetischen Angaben.

	Hypertoniker (n = 240)	Hypotoniker (n = 200)	Normotoniker (n = 160)
Hypertonie	40 %	22,5%	21,3%
Hypotonie	13,3%	39,0%	20,0%
Herzkrankheit	26,6%	17,5%	23,7%
Übergewicht	32,5%	18,0%	32,5%
Normal- oder „Untergewicht"	15,0%	49,0%	33,8%
Plötzlicher Tod	17,1%	14,0%	11,2%
Zuckerkrankheit	28,3%	8,0%	13,8%
Schlaganfall	13,3%	7,0%	6,3%
Keine Erkrankungen	13,3%	34,0%	45,0%

Tabelle 9: Prozentuale Häufigkeit der subjektiven Beschwerden.

	Hypertoniker (n = 240)	Hypotoniker (n = 200)	Normotoniker (n = 160)
Kopfschmerzen	48,3%	42,0%	23,7%
Schwindelgefühl	42,5%	53,0%	26,2%
Nervosität	30,0%	32,0%	38,7%
Schlafstörungen	32,5%	26,0%	25,6%
Schweißausbrüche	30,8%	34,0%	26,2%
Müdigkeit	25,8%	54,0%	29,3%
Angst, Phobie	31,7%	24,0%	32,5%
Morgenschwäche	19,2%	61,5%	20,0%
Tachykardie	38,3%	43,0%	33,1%
Stenokardien	42,5%	31,0%	30,0%
Arhythmien	40,4%	14,0%	17,5%
Belastungsdyspnoe	42,5%	16,0%	11,9%
Kollaps	9,2%	23,5%	8,8%
Sehstörungen	30,0%	14,0%	12,5%
Nasenbluten	19,2%	3,5%	7,5%
Gefäßkrisen	30,8%	23,5%	10,0%
Ohrensausen	29,5%	18,0%	7,5%
Depressionen	11,7%	23,5%	8,8%
Libidoabnahme bis Potenzstörungen	26,6%	23,5%	16,3%
Konzentrationsstörungen	17,5%	36,5%	13,7%
Wetterfühligkeit	34,1%	28,0%	12,5%
ohne Beschwerden	10,8%	16,0%	23,1%

tonikern häufiger vor, jedoch ist dies weniger in den früheren als in den späteren Stadien von Bedeutung. Die Potenzstörungen bei Hypertonikern sind wahrscheinlich auf die Therapie zurückzuführen und finden sich nicht selten auch bei Hypotonikern.

Dagegen müssen wir feststellen, daß die Hypotonie eine typischere spezifische Symptomatik aufweist, was auch durch den multivariaten Vergleich einer Symptomkonstellation zum Ausdruck kommt. Dieser multivariale Vergleich ergibt die höchsten Trennmaße bei den Hypertonikern: Arhytmien, Belastungsdyspnoe, Sehstörungen und geringer Kopfschmerz. Die Sehstörungen bei Hypertonikern zeigen eine gute Korrelation zu den Hochdruckstadien und Augenhintergrundsveränderungen. Während der Kopfschmerz bei den einzelnen Schweregraden mit zunehmender Verschlechterung korreliert, ist er bei der Gesamtauswertung des Materials bei Hypertonikern höher (signifikant) als bei Normotonikern. Somit würden wir empfehlen, die sehr unzuverlässigen subjektiven Angaben der Patienten in Konstellation als Symptomenkomplex und zu anderen Befunden bei der Beurteilung der Hypertonie- und Hypotoniekrankheit zu bringen.Diese Symptome gewinnen an Bedeutung, wenn der Effekt der Therapie darin zum Ausdruck kommt. Eine genauere und brauchbare Analyse ist nur möglich durch exakte qualitative und quantitative Abstufung der Beschwerden und ihre computermäßige Erfassung.

4. Pathophysiologische Grundmechanismen der arteriellen Hypotonie

Von Hypotonie spricht man, wenn der systolische Druck beim Mann unter 105 mm Hg, bei der Frau unter 100 mm Hg absinkt. Als diastolischer Grenzwert werden Werte von 60—70 mm Hg angegeben [319]. Diese Pauschalangabe ist unzureichend, weil das Alter nicht berücksichtigt worden ist.

Nach der Formel von POISEUILLE [381] tritt ein Blutdruckabfall ein, einmal wenn das Herzzeitvolumen und zum anderen der totale periphere Widerstand einzeln oder zusammen absinken. Der Abfall des Herzminutenvolumens bei der arteriellen Hypotonie führt zu einem verminderten venösen Rückfluß. Der periphere Widerstand ist dabei nur selten erniedrigt. Wichtige vaskulär-metabolische Prozesse können sich postarteriolär in Gefäßprovinzen abspielen, welche durch den peripheren Widerstand nicht erfaßt werden. Die Vasomotorik des Venensystems mit ihren Rezeptoren ist von nicht geringer Bedeutung für den venösen Rückfluß zum Herzen und damit für das Herzzeitvolumen, welches entscheidend für die Organminderdurchblutung mit ihren Folgen ist. Das Füllungspotential des Herzens bezeichnet GAUER [155] als das Produkt aus Blutvolumen und zentralem Venendruck. In der Literatur läuft die ungenaue Bezeichnung „venöses Angebot". Die Regelungsvorgänge des Niederdrucksystems passen sich der zirkulierenden Blutmenge bzw. dem Blutvolumen an. Wie für die Hypertonie so auch für die Hypotonie zeigt der Blutdruck von Einzelpersonen eine große Variabilität, insbesondere unter psychischen und physischen Belastungen und bei vegetativen Störungen. Die Regulation des Blutvolumens als einer der Hauptfaktoren bei dem hypotonen Syndrom haben GAUER und HENRY [156] eingehend untersucht: In den herznahen Venen und in den Vorhöfen liegen Mechanorezeptoren, deren efferente Fasern in dem Vagus verlaufen. Das Rezeptionszentrum der Volumenänderungen ist der linke Vorhof. Die Rezeptoren können zwischen einem Blutverlust und einem Blutversacken in die untere Körperhälfte nicht differenzieren. Über die regulative Adaptation durch Blutelemente und Plasmaeiweiß ist kaum etwas bekannt, dagegen mehr über die Regulierung über die Niere im Sinne einer Wasserverschiebung zwischen intravasalem und interstitiellem Raum. Der Effektormechanismus der Volumenveränderungen ist das antidiuretische ADH, Änderungen des Sympathikustonus sowie der Plasmakonzentration von Renin, Angiotensin und Aldosteron.

Wir haben schon auf die Bedeutung der Rezeptoren der Natriumbilanz und mögliche humoral-hormonale Regulation des Blutdruckes hingewiesen, die in umgekehrter Richtung auch eine Hypotonie bewirken können. So kann auch der Blutdruckabfall z.B. durch Prostaglandin PGE_2 über die Regulation des Extrazellulärvolumens entstehen, und zwar durch: Hemmung der sympatho-adrenergen Impulse, Abnahme des Arterientonus, Abnahme der ADH-Effekte bei gleichzeitiger Stimulierung der renalen Durchblutung und Reninfreisetzung. Auch die biologische Wirkung der Kinine oder eine Hyperbradykininämie [439] kann direkt oder indirekt durch eine Vasodilatation zu einem Blutdruckabfall führen. Durch das venöse Angebot unter bestimmten Bedingungen oder Pharmaka kommt es zu einer besseren Füllung der Herzkammer ohne ausreichende Innendruckvergrößerung, und es tritt phasenweise eine Hypotonie, vergesellschaftet mit Tachykardie, ein. In Zusammenhang mit den pressorischen Peptiden kann ihr Fehlen oder zu schneller Abbau oder allgemeiner Eiweißmangel auch zu einer Hypotonie führen [466]. ZIEGLER et al. [513] fanden bei der idiopathischen orthostatischen Hypotonie 2 Formen: solche mit multiplen Defekten im ZNS nach SHY und DRAGER [418] und solche mit einer Dysfunktion des peripheren autonomen Nervensystems. Sie untersuchten diese Gruppen im Liegen, Stehen und unter Belastung und fanden bei den ersten einen normalen Noradrenalin-Plasma-Spiegel, der auch signifikant anstieg beim Stehen und unter physischer Belastung. Bei dem „peripheren Typ" mit einer peripheren Rezeptoreninsuffizienz ist dagegen der Noradrenalinspiegel signifikant erniedrigt, steigt jedoch nur gering nach Stehen und Belastung an. Bei dieser Gruppe ohne neurologische Zeichen war der Spiegel von Dopamin-Betahydroxylase im Plasma erniedrigt. Die Dopamin-Betahydroxylase hat eine höhere Halbwertzeit als das Noradrenalin, ihr Spiegel entspricht der sympathikonervalen Aktivität. Analog verhielt sich auch der Blutdruck in den 3 Untersuchungsphasen sowie die Pulsrate [462]. Der SHY-DRAGER-Typ mit Defekten im ZNS hat einen normalen Katecholaminspiegel und niedrige Dopamin-Betahydroxylase. Der Defekt der sympathischen Funktion korreliert mit ultrastrukturellen Untersuchungen bei Biopsie der Vena saphena [237]. Man kann annehmen, daß dabei ein Blocker der präsynaptischen feedback-Hemmungs-Mechanismen zu dieser Dysfunktion führt. Bei Belastung und Stehen der idiopathischen Hypotension handelt es sich offensichtlich um ein unterschiedliches Vorhandensein von Katecholaminen, die sich besonders über die sympathische Innervation auf die glatten Muskelzellen und damit auf den Tonus auswirken. Offensichtlich handelt es sich bei der Hypotonie um eine Störung des Gleichgewichtes im peripheren sympathischen Nervensystem [302]. Wahrscheinlich beruht darauf der günstige therapeutische Effekt durch Blockade der vasodilatatorischen Beta-Rezeptoren bei manchen Formen von essentieller arterieller Hypotonie. Eine Hypotonie kann also folgende Ursachen haben: einen verminderten vasokonstriktorischen Tonus, eine vermehrte Vasodilatation, ein herabgesetztes Herzminutenvolumen oder eine verminderte zirkulierende Blutmenge.

THULESIUS u. FERNER [476] teilten die orthostatischen Kreislaufregulationsstörungen, welche typisch für eine essentielle Hypotonie sind, dem Verhalten des systolischen und diastolischen Blutdruckes und der Pulsfrequenz beim Wechsel vom Liegen in die stehende Position zu. DELIUS [105] hat das Orthostasesyndrom nach dem Verhalten des diastolischen Blutdruckes klassifiziert in einen hyperdiastolischen und einen hypodiostolischen. Bei der hyperdiastolischen Regulationsstörung, welche mit der hypotonen Form nach SCHELLONG [438] identisch ist, soll eine beträchtliche reaktive periphere Widerstandserhöhung vorliegen. Die hypodiastolische Regulationsstörung ist identisch mit der hypodynamischen nach SCHELLONG. Dabei fehlt die reaktive periphere Widerstandserhöhung. Alle diese Einteilungen lassen sich nicht präzisieren, sind phänomenologisch und charakterisieren die große Variabilität und Adaptationspolymorphie des Kreislaufsystems. Wir haben die beiden Einteilungen bei der Klassifikation und Analyse unserer Hypotoniker berücksichtigt [104, 105, 438].

Die Einteilung der Hypotonie unter Berücksichtigung pathogenetischer Gesichtspunkte, modifiziert nach SIEGENTHALER und SCHEPPOKAT [420, 439]:

1. Primäre essentielle Hypotonie:
   a) hypertone Reaktion mit Anstieg von Ps und Pd und Puls im Stehen
   b) sympathikotone Reaktion mit Abfall von Ps, Anstieg von Pd und Puls
   c) asympathikotone Reaktion, Abfall von Ps und Pd ohne eine größere Herzfrequenzsteigerung
   d) vasovagale Reaktion mit Abfall von Ps, Pd sowie Bradykardie
2. Sekundäre Hypotonien:
   a) endokrine Hypotonien:
      primäre und sekundäre Nebenniereninsuffizienz
      adrenogenitales Syndrom
      primäre und sekundäre Hypothyreose
      Hyperparathyreoidismus
      Hypophysäre Insuffizienz
   b) kardiovaskuläre Hypotonien:
      Aortenstenose
      Mitralstenose
      Aortenbogensyndrom
      kardiovaskuläre Synkopen
      reflektorischer Kollaps nach Trauma, Schmerz und Schreck
      VALSALVA-Preßdruckversuch
      Hustenschlag, Lachschlag
      Schwangerschaft
      Carotissinussyndrom
      ADAM-STOKE'sche Anfälle
      Orthostatische Reaktionen bei Hypertonietherapie
   c) Neurogene Hypotonien:
      primäre idiopathische Positionshypotonie — „postural hypotension" (degeneratives Leiden des Nervensystems, SHY-DRAGER-Syndrom)
      sekundäre bzw. rudimentäre Positionshypotonie (neurologische Grundleiden)
      familiäre Dysautonomie – RILEY-DAY-Syndrom
      Hypertonie (renal oder mit multiplen Insulten)
   d) infektiös-toxische Hypotonien:
      Infektionskrankheiten
      Vergiftungen
      Intoxikationen
   e) Hypovolämische Hypotonien:
      endokrine Störungen
      Kachexie
      Blut-, Plasma-, Flüssigkeitsverlust
      Minderung der Schwerkraftwirkung: Bettruhe, Immersion, Raumfahrt

Die essentielle Hypotonie findet man oft bei asthenischen Jugendlichen mit gesteigerter vegetativer Aktivität. Der hypotone Symptomenkomplex, Orthostase-Syndrom genannt, ist fast bei allen Formen anzutreffen mit verminderter körperlicher und geistiger Leistungsfähigkeit in Abhängigkeit von der Körperlage auftretend, in der Horizontallage keine Beschwerden. Die Aufrecht-Körperstellung kann eine Menge von 500—800 ml Blut nach unten verschieben, wonach der Füllungsdruck und venöse Rückstrom abnehmen [420]. Deshalb ist das Herzminutenvolumen vermindert, gefolgt von Blutdruckabfall und einer kompensatorischen arteriolären Widerstandserhöhung. Letztere kann gelegentlich zu einer Erhöhung des mittleren arteriellen Blutdruckes führen im Sinne einer Rücksteuerung. Diese Arteriolenkonstriktion ist kurzfristig und beruht auf einer vorübergehenden Freisetzung von Noradrenalin in den sympathischen Endfasern. Die konstitutionellen Hypotoniker können sich auch gesund fühlen. Mangel an Mineralcorticoiden sowie Enzymdefekte mit isolierter Verminderung von Aldosteron führen z.B. zu einem Salzmangelsyndrom mit Hypovolämie und Hypotonien.

Die kardiovaskulären Synkopen sind auf eine Hirnischämie zurückzuführen. Der orthostatische und reflektorische Kollaps nach Trauma, Schock und Schmerz beruht auf einer ungenügenden Tonisierung der Kapazitätsgefäße, aber vorwiegend einem verminderten peripheren Widerstand. Die dabei feststellbare Bradykardie läßt auf einen herabgesetzten Sympathikotonus schließen. Beim Infarkt z.B. kommt es zu einer Verminderung des Herzminutenvolumens, Bradykardie und myokardialem Kontraktilitätsverlust und Abnahme des peripheren Widerstandes, was schließlich zu einer Hypotonie führt (kardiogener Schock). Bei solchen Zuständen kann der systolische Druck 80 mm Hg erreichen. Niedrigere Blutdruckwerte unter 100 mm Hg ergeben mit der Manschette gemessen häufig wesentlich niedrigere Werte als direkte Messung mit Hilfe einer intraarteriellen Kanüle oder eines Katheters [92]. Ein verminderter Renin-Anstieg in Orthostase kann auch zu einer Synkope führen [358], die man vasovagale Reaktionen nennt.

Der VASALVA-Preß-Versuch führt zu synkopenähnlichen Bildern durch eine Drosselung des venösen Rückflusses. „Hustenschlag" und „Lachschlag" beruhen auf demselben Mechanismus. Dies trifft auch bei Schwangeren im Liegen zu durch den Druck des vergrößerten Uterus auf die Vena cava. Das Carotissinussyndrom beruht auf einem hyperreaktiven Reflex bei bestimmten Kopfbewegungen und Vagusreizung, die zu einer Asystolie und Hirnischämie führen können [140]. Bei den neurogenen Hypotonien ist typisch der Abfall des systolischen und diastolischen Druckes sowie des Herzminutenvolumens im Stehen. Typisch ist auch ein Fehlen einer sympathikotonen Gegenregulation. Ähnliche Bilder sehen wir bei Ganglionblockade und antihypertensiver Therapie mit einer Unterbrechung des vasomotorischen Reflexes. Bei der Posturalhypotension und anderen neurogenen Formen konnte nach neueren Untersuchungen von BRISSE und BENDER [63] eine Verminderung der Ausscheidung von Noradrenalin und Vanillinmandelsäure festgestellt werden.

Abbildung 24 zeigt nach THULESIUS [476] im Puls- und Blutdruckdiagramm die 4 verschiedenen Klassifizierungen der orthostatischen Dysregulation, wobei 2a) die asympathikotone Störung darstellt. Die Einordnung erfolgt anhand der Veränderungen des systolischen Blutdruckes als Abszisse und der Pulsfrequenz als Ordinate im Stehen. THULESIUS [476] hat auch nach seinen Typen der orthostatischen Störungen die therapeutischen Schlußfolgerungen gezogen: Sympathikomimetica, Mutterkornalkaloide, Vagolytica, Mineralokortikoide, Betablocker und Monoaminooxidasehemmer; die letzteren zur Potenzierung der adrenergen Transmittoren.

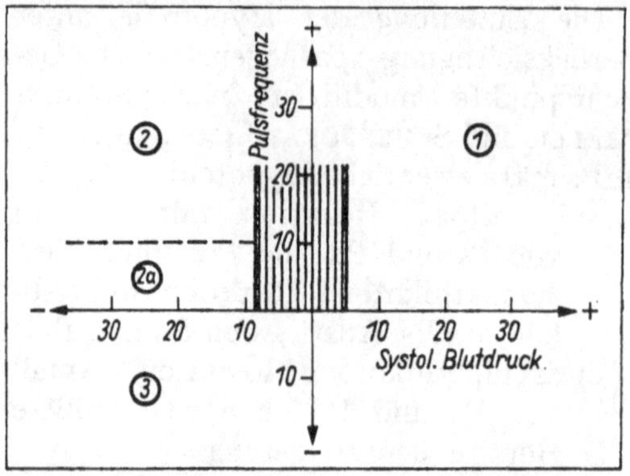

Abbildung 24: Puls-Blutdruck-Diagramm nach THULESIUS mit Klassifizierung der orthostatischen Dysregulation in vier verschiedenen Gruppen (1, 2, 2a und 3). Die Einordnung erfolgt anhand der Veränderung des systolischen Blutdruckes (Abszisse) und der Pulsfrequenz (Ordinate) im Stehen (Z. Kreislauf, 61 (1972), 742).

Funktionelle orthostatische Regulationsstörungen finden wir anhand der Literatur in 70% der Fälle, und diese beruhen auf einer sympathikotonen Dysregulation [476]. Diese Kreislaufstörungen haben eine gewisse Verbindung zu zwei Syndromen, einmal die vasoregulatorische Asthenie und zum anderen das Initialstadium der essentiellen Hypertonie mit und ohne hyperkinetische Zirkulation. Bei der sympathischen orthostatischen Hypotonie und bei essentieller Hypotonie sind auch erhöhte Plasmakatecholaminspiegel nachgewiesen [277]. Wenn auch der Mechanismus nicht ganz geklärt ist, spielt offensichtlich eine lokale Störung (wahrscheinlich in der Peripherie der Katecholamin-speicherung und-freisetzung) oder eine veränderte Ansprechbarkeit der adrenergen Rezeptoren in den Gefäßen eine Rolle. Ob dabei die Aktivität der Transmittoren gehemmt ist oder diese Hemmung bei erhöhtem Katecholaminangebot im Sinne eines negativen feed back nachläßt, ist nicht entschieden.

Das funktionelle Orthostasesyndrom, gekennzeichnet durch Kopfschmerzen, Schwindel, Schwarzsehen, Flimmern und Ohrensausen, Ermüdbarkeit, Konzentrationsschwäche, zeigt im Stehen eine starke Verminderung des Herzzeitvolumens im Mittel um 40% und des Schlagvolumens um 50% [419]. Die Verminderung des Schlagvolumens im Stehen kann auch durch eine Tachykardie bedingt sein. Diese Volumenregulation läßt sich manchmal kompensieren durch Mineralokortikoide, Aldosteron und Salzzufuhr [75]. Bei der essentiellen Hypotension liegt dabei sicherlich ein unausgeglichener Innervationszustand der Peripherie vor. Die Hypodynamie geht oft noch mit einer muskulären Adynamie, Neigung zur Hypoglykämie und vermindertem Grundumsatz einher, also mit einem Tonusmangel der verschiedenen neurovegetativen Funktionen. Auch psychologische Faktoren, ausgehend von einer psychosomatischen Betrachtung, determinieren das Verhalten des Hypotonikers: Einschränkung der vorhandenen Möglichkeiten, Abneigung psycho-physische Konfrontationen durchzustehen, Verzagtheit, Ohnmacht, Resignation, Überwältigtwerden, Nichtbestehenkönnen bis zu gewisser Hilflosigkeit. Einen Höhepunkt erreicht die vegetativ-vasomotorische Labilität bei der Orthostase in der vasovagalen Synkope. Diese werden oft ausgelöst durch Gemütsbewegungen, geistige Anspannung, leeren Magen, Übernächtigtsein und ähnliches. Dasselbe erleben wir auch nach längerer Zeit Bettlägerigkeit oder bei Weltraumflügen mit Schwerelosigkeit. Die Synkopen zeigen eine maximale Zentralisation des Blutes mit blasser, schweißfeuchter Haut, fadenförmigem Puls und Bradykardie. Manche Autoren, z.B. GARNIER [152], haben die vasovagalen Synkopen mit dem „Totstellreflex" verschiedener Tierarten verglichen. Die Unterbrechung der zerebralen Zirkulation führt mitunter zu epileptiformen Anfällen.

Alle Regulationsprozesse sind rhythmischen Einflüssen unterworfen; auf diese Wechselwirkung hat HILDEBRANDT [198] hingewiesen. Neuronale Störungsmuster können neurovegetative Rhythmen (auch Pulsfrequenz und Blutdruck) stark alterieren. Kräftig ausgeprägte Blutdruckwellen III. Ordnung sind Ausdruck „mangelnder zerebraler Erregungsbegrenzung", die die Homöostase des Blutdruckes verschlechtern [319]. Eine kritische Betrachtung der klinischen neurovegetativen Regulationsprüfungen hat ZWIENER [517] beschrieben. Wesentliche regeltheoretische Studien über die Einschwingvorgänge des mittleren arteriellen Druckes nach orthostatischer Kipptisch-Belastung mittels blutiger Blutdruckmessung haben DITTMAR und MECHELKE [111] durchgeführt. Die Klassifikation nach regeltheoretischen Kriterien und der Begriff „dynamisch labile Regelung" wurden von den oben genannten Autoren geprägt. Die kontinuierliche quantitative Erfassung des mittleren arteriellen Blutdruckes gelingt exakt nur auf blutigem Wege [517]. Nur so läßt sich das Wellenbild vom Blutdruckmuster III. Ordnung erfassen. Hier beschreibt ZWIENER [517] auch anschaulich individualtypische Muster bei verschiedenen Körperlagen (entspannte Rükkenlage, aufgestütztes Liegen, Sitzen und Stehen). Die Blutdruck- und Herzfrequenzwellen III. Ordnung zeigen eine verschiedene Ausprägung. Nicht zu unterschätzen sind bei diesen Untersuchungen starke Unregelmäßigkeiten in Abhängigkeit von spontanen Blutdruckbewegungen. Besonders sei hingewiesen auf eine Verstärkung der Blutdruck- und Herzfrequenzbewegungen während der Änderung des Atemrhythmus und bei pulmonalen Dystonien [517]. Die Kopplung zwischen Atembewegungen und Blutdruckdynamik, insbesondere Blutdruckwellen III. Ordnung, ist nach ZWIENER [517] bei funktionellen orthostatischen Störungen verifiziert worden. Die qualitative Aufzeichnung der Atembewegungen eignet sich zur Bestimmung von Blutdruckwellen II. Ordnung und zur Ermittlung anormaler Muster der neurovegetativen Störungen (Übersicht bei CHRISTIAN [89]). Das „nervöse Atemsyndrom" ist aus psycho-somatischer Sicht strukturell und funktionell mit dienzephalen und limbischen Hirnstrukturen verbunden und gekoppelt mit Blutdruck- und Herzfrequenzrhythmen. Über diese Analyse berichtet auch CHRISTIAN [89] bei „unruhigen Hyperventilationen". Ähnliche Bilder hat auch ZWIENER [517] beschrieben. LOMANN [268] hat mit Hilfe blutiger Blutdruckmessung beim schnellen passiven Aufrichten einen Blutdruckabfall von 22—56 mm Hg beim Menschen registriert. Die zerebrale Durchblutung sinkt bei Normalpersonen in Orthostase um 21% [437]. Die zerebrale Autoregulation gleicht offensichtlich eine orthostatische Drucksenkung nicht völlig aus.

ZWIENER [517] hat eine qualitative Analyse der orthostatischen Einschwingvorgänge des Blutdruckes vorgenommen und auf die Individualreaktionen hingewiesen. Den Blutdruckwellen III. Ordnung wird meistens eine besondere Bedeutung beigemessen. Psychische Provokationen können neben Atem- und Herzfrequenzsteigerung die Blutdruckdynamik mit verstärkten Wellen III. Ordnung hervorrufen [517]. Es lassen sich orthostatisch auch Blutdruckwellen II. Ordnung (Aufstehversuch) provozieren [517].

Beziehungen zwischen den zerebralen elektrischen Summationsmustern und der Blutdruckregelung bei Patienten hat ZWIENER [517] beschrieben und auf Unterschiede zwischen „aktiver" und „passiver" Orhostasebelastung hingewiesen.

Die menschliche Blutdruckregelung hat eine „dynamische Asymetrie" [517]. Die asymetrischen Blutdruckregulationen hat ZWIENER [517] bei periodischen und sinusförmigen orthostatischen Störgrößen untersucht und die möglichen Reaktionsformen des Blutdruckes dargelegt (Blutdrucksenkung und -steigerung, statische Labilität).

Es gibt auch eine Altershypotonie durch Dilatation der großen Gefäße, Verminderung des Herzzeitvolumens, Verlangsamung der vasomotorischen Mechanismen [152]. Die Kompensationsmöglichkeiten bei infektiösen Prozessen oder Flüssigkeits- und Elektrolytverlust können bei älteren Patienten durch die Beeinträchtigung der Vasomotoren nicht kompensiert werden, so daß der Systemblutdruck abfällt. Jeder Blutdruckabfall mit Stenosierung der Gefäße durch eine Arteriosklerose kann die Durchblutung in bestimmten Gefäßgebieten akut gefährden.

Wenn auch bei der essentiellen orthostatischen Hypotonie das Minutenvolumen im Liegen allgemein normal ist, so sinkt dieses bei Lageveränderung erheblich ab [39]. Komplette hämodynamische Untersuchungen bei essentieller Hypotension unter fahrradergometrischer Belastung zeigen eine signifikante Abnahme des Herzindex im Vergleich zu Normotonikern, eine nicht signifikante leichte Abnahme der Herzfrequenz und eine deutliche Abnahme des Schlagvolumens. Der periphere Gesamtwiderstand in Ruhe und unter Belastung ist zwar etwas reduziert, aber nicht signifikant im Vergleich zu Normalpersonen. Dagegen ist die Herzarbeit signifikant kleiner. Trotz fast gleicher Schlagvolumina war die Blutdruckamplitude bei Hypotonikern in Ruhe und nach Belastung kleiner als bei Normotonikern. Bei einer intraarteriellen Blutdruckmessung lag der diastolische Druck im Durchschnitt etwa zwischen dem Leiserwerden und Verschwinden der KOROTKOFF-Töne [146]. SCHNEIDER [446] interpretiert die orthostatische Hypotension als eine Störung bzw. ein Versagen der Reflexe bei der Vasokonstriktion im Bereich der Arteriolen. Bei der asympathikotonen Hypotension vermutet er einen Defekt in den afferenten Fasern des Barorezeptor-Reflexbogens. Die hypotone Störung zeichnet sich aus durch ein „Versacken“ des Blutes in den weiten peripheren Gefäßen. Infolge der Schwerkraft kann es als Minutenvolumen nicht gefördert werden. Bei der „hypodynamischen“ Störung funktionieren die nervösen Regulationsmechanismen nicht. Es sind typische EKG-Veränderungen (Frequenzzunahme, Veränderungen an der P-Zacke, Senkung der ST-Strecke, Abflachung oder Negativierung von T, Muskelverzitterungen der Kurve, Typenwechsel, Rhythmusstörungen) bei aufrechter Körperhaltung für die orthostatischen Regulationsstörungen bekannt.

Garnier et al. [153] haben Formen und Vorkommen der sekundären Positionshypotonie — „postural hypotension“ — genau beschrieben. Die sogenannte idiopathische orthostatische Hypotonie ist eine Krankheit mit einer insuffizienten Blutdruckregulationsstörung, charakterisiert durch einen plötzlichen Blutdruckabfall in Orthostase ohne andere kollapsähnliche Begleitsymptome, Anhydrose, und ist in ihrem Verlauf gekennzeichnet durch schwere neurologische Krankheitsbilder [310]. Die „postural hypotension“ ist identisch mit dem von Shy und Drager [418] beschriebenen neurologischen Syndrom mit orthostatischer Hypotonie. Makro- und mikroskopische Befunde zeigen polymorphe Zellveränderungen und Gliose in der Med. spin., Med. obl., Nucl. oliv., Pons, Subst. nigra, Locus coeruleus und in der Kleinhirnrinde [418, 310]. Wir sehen, daß auch bei der Hypotonie Läsionen in den kreislaufrelevanten Hirnstrukturen zu einer „Entgleisung“ nach unten führt, die kardiovaskulären Adaptations- und Regulationsmechanismen haben ihre Funktionstüchtigkeit verloren. Hier ergeben sich in Analogie zur arteriellen Hypertonie zerebro-viszerale Dysregulationen. Offensichtlich werden diese auch bei der Hypotonie konstellationsbedingt durch zentripetale und -fugale neurohumorale Wechselwirkungen verursacht.

Der Prozentsatz der funktionellen kardiovaskulären Störungen mit hypotonen Dysregulationen bzw. einer inkonstanten orthostatischen Hypotonie wird im Sinne von „vegetativen Kreislaufstörungen“ nach Delius [104] mit 30—40% der Kreislaufpatienten angegeben. Diese werden nach Schmidt-Voigt [444] mit 15% aller Patienten in der allgemeinen Praxis mit Kreislaufbeschwerden registriert. Ebenso ist die rasche Zunahme der vegetativen Kreislaufstörungen in den letzten Jahrzehnten nachgewiesen [377]. Pietschmann [377] betrachtet das Problem der Hypotonie vom sozialmedizinischen Aspekt betreffs Berufs- und Erwerbsunfähigkeit bzw. Rehabilitation. Er sieht die Prognose der orthostatischen Regulationsstörungen nicht immer als „unbedingt günstig“; die psychische Situation des Orthostatikers wird charakterisiert durch die „Diskrepanz zwischen Wollen und Können“ und kann durch ein ständiges Versagen neurotisch geprägt sein. Diese Neurotiker mit ausgeprägten orthostatischen Regulationsstörungen müssen unter Umständen als erwerbsunfähig bezeichnet werden [377]. Die Kollapszustände und ihre differential-diagnostische Beurteilung stellen den Gutachter vor große Schwierigkeiten.

Das Beschwerdemuster ist nicht spezifisch und uneinheitlich und gehört zu den psycho-somatischen Regulationsstörungen. Hier müssen wir passagere und chronische Formen unterscheiden, welche durch öftere Messungen und über längere Zeit zur Klärung der Diagnose beitragen. Wir haben durch Selbstmessung viele Fälle klären und den Normotonikern zuordnen können. Sten- und Ergometertest können die diagnostische Aussage verbessern.

Nach DELIUS [105] gehören die vegetativen Hypotoniker zu den sogenannten „psychovegetativen Syndromen", die in Amerika, England und Schweden als neuro-zirkulatorische Asthenie, EFFORD-Syndrom oder DACOSTA-Syndrom bezeichnet werden [104]. Möglicherweise gehören dazu nicht selten Fehldiagnosen endokrinbedingter Hypotonien bzw. eine Hyperbradykininämie [439]. Von klinischer und praktischer Bedeutung sind die „lokale" und „relative" Hypotonie nach PIERACH, BÜCHNER u. a. [376, 76]. Ihnen liegt ein hoher, niedriger oder normaler Blutdruck zugrunde, der in Kombination mit einer Arteriosklerose zu einer lokalen Hypotonie führen kann. Hierher gehören Krankheitsbilder, wie z. B. die Claudicatio intermittens, Koronarsklerose sowie der transitorische Insult bei sklerotischen Hypertonikern. Mitunter ist die Höhe des am Arm gemessenen Blutdruckes nicht so wesentlich. Entscheidend ist die Relation des gemessenen Druckes zum Erfordernisdruck [376]. Ein Hypertoniker mit Werten über 250 mm Hg, der nach der Behandlung oder spontan zu einem Wert von 150 mm Hg abfällt, verkörpert eine relative Hypotonie, die auch als eine solche behandelt werden muß [376, 196]. Durch einen Blutdruckabfall auf oder unter den kritischen Wert kann es zu ernsten Symptomen infolge einer lokalen Hypotonie kommen: Insulte, Schock, Infarkt, paroxymale Tachykardien u. a. Die Mehrzahl der zerebralen Insulte treten während der Nachtruhe bei niedrigen Blutdruckwerten ein [38]. Ein Normo- oder Hypotoniker mit einer lokalisierten oder generalisierten Arteriosklerose ist durch einen Blutdruckabfall, z. B. nachts oder durch eine nicht durchdachte therapeutische Maßnahme, gefährdet. Bekannt sind die Orthostasebeschwerden bei medikamentöser Blutdrucksenkung, die lediglich durch öftere oder noch besser durch Selbstmessung rechtzeitig abgefangen werden können. Stenokardien und Myokardinfarkt infolge lokaler Hypotonie sind in der Klinik bekannt, sogar die Entstehung des Myokardinfarktes durch orthostatische Hypotonie nach MAINZER [307], und schließlich sei hingewiesen auf die orthostatische retinale Hypotension, d. h. ein Abfall des Netzhautarteriendruckes beim Aufrichten des Körpers, der das Verhalten des zerebralen Blutdruckes widerspiegelt und ophthalmodynametrisch gemessen werden kann [308].

GARNIER, IMHOF und LUDER [154] haben eine postorthostatische Blutdrucksteigerung beschrieben, d. h. nach dem Orthostaseversuch eine starke Blutdrucksteigerung trotz fehlender Kreislaufreflexe bei neurologischen Affektionen. Während dieser pressorischen Phase wird eine Herz-Minutenvolumen- und Schlagvolumenzunahme und eine Abnahme des peripheren Widerstandes gefunden. Die Autoren nehmen anhand klinischer und experimenteller Ergebnisse an, daß die postorthostatische Blutdrucksteigerung durch eine medulläre Adrenalinfreisetzung bedingt ist. Nach Verabreichung von Substanzen, welche die Noradrenalinfreisetzungen an den sympathischen Nervenendigungen hemmen, ist diese Blutdrucksteigerung ausgeprägter und häufiger. Dieses Phänomen tritt nicht auf, wenn in aufgerichteter Stellung dem Versacken des Blutes entgegengewirkt wird [119]. Während der pressorischen Phase wird eine Zunahme des Herzminutenvolumens und eine Abnahme des totalen peripheren Widerstandes gefunden. Das vegetativ orthostatische Kreislaufsyndrom ist letzten Endes charakterisiert durch eine Schwäche oder ein Versagen von Kreislaufmechanismen und ist vorwiegend bei aufrechter Körperhaltung zu beobachten. Damit ist nicht nur freies Stehen, sondern auch ein Aufrichten aus liegender oder gebückter Haltung gemeint, ferner Sitzen und Bewegung bzw. Arbeit im Stehen. Der Ruheblutdruck des Orthostatikers ist im Liegen normal oder sogar erhöht. SCHMIDT-VOIGT [444] sagt: „Zwischen dem im Liegen gemessenen Blutdruck und dem

Syndrom der orthostatischen Kreislaufstörung fehlt jede Abhängigkeit." Es sei darauf hingewiesen, daß man nach PIETSCHMANN [377] und unserer Beobachtung unterscheiden muß zwischen hypotonem und orthostatischem Symtomenkomplex. Viele Hypotoniker haben nach langem Stehen keine Beschwerden. Eine Klärung dieses schwer überschaubaren Syndroms haben wir versucht, durch Selbstmessungen des Blutdruckes zu beschreiben und zu klassifizieren. Es steht noch nicht fest, wie weit die Hypotonie in ihrer Progredienz einen Risikofaktor darstellt, wenn auch viele epidemiologische Studien nicht darauf eingehen und nur die Hypertonie in den Vordergrund stellen. HEGGLIN [185] hat schon 1961 darauf hingewiesen: „... die Hypotonie bedeutet keinen absoluten Schutz vor Arteriosklerose."

4.1. Schweregrade der arteriellen Hypotonie

Zur Auswertung unserers Materials (678 Hypotoniker) wurde fast das diagnostische Basisprogramm der Hypertoniker reduziert angewendet, wobei zusätzlich ein kleiner und ein großer neurologischer Status bei Verdacht eines SHY-DRAGER-Syndroms („a neurological syndrom associated with orthostatic hypotension") [418] erhoben wurde.

Für unsere Analyse der Hypotoniker wandten wir auch eine etwas vereinfachte Form der SCHELLONG'schen Funktionsprüfung mit Messung des systolischen und diastolischen Druckes und der Pulsfrequenz im Liegen an, nach 10 Minuten entspanntem Stehen wurden gleiche Messungen erneut vorgenommen. In 542 Fällen wurde ein Steh-EKG registriert und

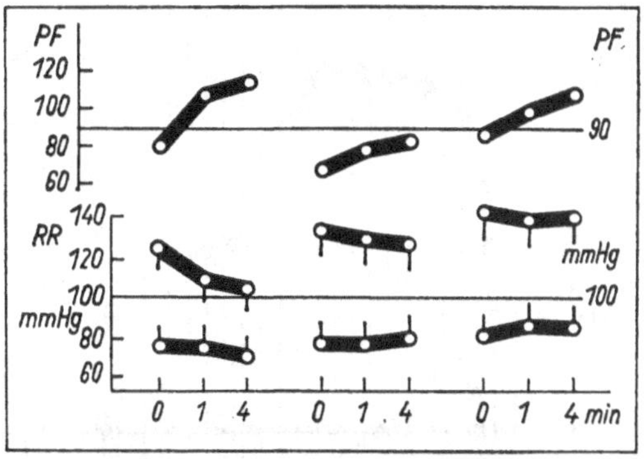

Abbildung 25: Mittelwerte der Blutdruck- und Pulsfrequenzänderungen vor (0) und während orthostatischer Belastung (nach 1' und 4') Links: hypotene Regulationsstörung. Mitte: stabile Regulationsstörung. Rechts: hypertone Regulationsstörung (nach MECHELKE).

in 340 Fällen zusätzlich ein Belastungs-EKG. Abbildung 25 zeigt nach MECHELKE [319] Mittelwerte, Blutdruck und Pulsfrequenz vor und während orthostatischer Belastung, und zwar eine hypotone, eine stabile und eine hypertone Regulation und Abbildung 26 die 3 Regulationstypen während einer Belastung von 200 W.

Aus Tabelle 10 sind zum Vergleich die normalen Blutdruckwerte (Ps und Pd) bei Normotonikern unter Belastung zu entnehmen. Auch bei der Hypotonie finden wir sogenannte Borderline-Fälle.

Definition der Borderline-Hypotoniker:

Der systolische Blutdruck liegt um 15—25 mm Hg und der diastolische 10 bis 15 mm Hg niedriger als das normale Blutdruckniveau unter Berücksichtigung von Alter und Geschlecht. Diese Patienten reagieren unter dem Orthostasetest in 84% der Fälle mit einer hypotonen Regulationsstörung.

Nach der Literaturübersicht und bei Analyse unseres Materials lassen sich auch bei der essentiellen Hypotonie Schweregrade ermitteln, die jedoch nicht diese objektiven signifikanten Unterschiede aufweisen wie bei der Hypertonie. Wir haben folgende Klassifikation ermittelt:

1. Borderline-Hypotoniker (10—12%): Geringe oder keine subjektive Sympto-

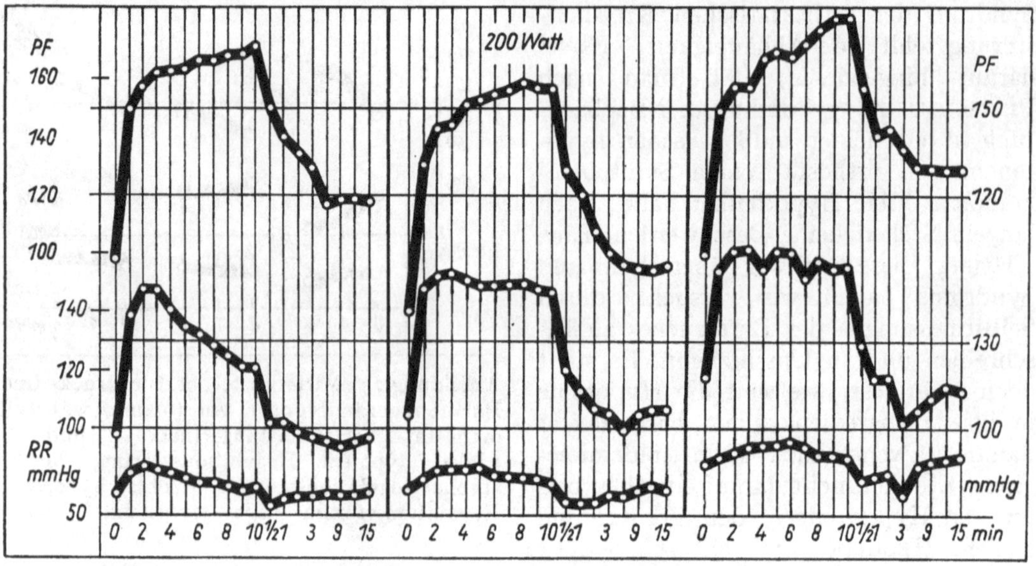

Abbildung 26: Mittelwerte der Blutdruck- und Pulsfrequenzänderungen während und nach der 200 Watt-Arbeit. Links: hypotone Regulationsstörung. Mitte: stabile Regulationsstörung. Rechts: hypertone Regulationsstörung (nach MECHELKE).

Tabelle 10: Normale Blutdruckwerte unter Belastung.

	Blutdruck [mm Hg]	
	systolisch	diastolisch
Ausgangs- bzw. Ruhe-Wert	130	85
50 Watt	150	90
75 Watt	160	95
100 Watt	170	90—100
125 Watt	180	90—105
150 Watt	190—200	90—110

matik, labile Blutdruckwerte, unter psychischer und physischer Belastung auch Orthostaseversuch, deutliche hypotone Reaktionen.

2. Schweregrad I (50—52%): Neurozirkulatorische Dystonie mit hypotonen und hypodynamischen Störungen, in 70—80% der Fälle Herzbeschwerden, deutliche subjektive Symptomatik mit nicht immer möglicher Objektivierung, Dysregulation oder inkonstante Orthostase.
3. Schweregrad II (20—25%): Objektive Symptome mit orthostatischen Krisen, EKG-Veränderungen bei aufrechter Körperhaltung, neben hypotoner Dysregulation auch hypotone hyperkinetische Krisen, psychische Beeinträchtigung durch Antriebsarmut, Müdigkeit usw. In einem Drittel der Fälle vasovagale Krisen bis zu Kollapszuständen (Schwitzen, Nausea, Bradykardie), starke Gemütsbewegungen können das Syndrom auslösen, Schweißsekretionsstörungen, mitunter Impotentia coeundi.
4. Schweregrad III (2—5%): Orthostatische Hypotonie bei neurologischen Leiden, posturale Hypotension, diabetische und toxische autonome Neuropathie, multiple Sklerose, schwere Hypothyreose, Anhidrosis, in der finalen Phase schweres neurologisches Krankheitsbild mit Pyramidal- und Extrapyramidalsymptomen, SHY-DRAGER-Typ, der progredient mit Schweregrad I beginnen und im Stadium III ad exitum führen kann.

Die Schweregrade der Hypotonie haben teilweise Analogien zu denen der arteriellen Hypertonie. Es ließe sich auch in Anlehnung an die WHO-Stadien des Hochdruckes bei der Hypotonie eine Dreistadien-Gruppierung durchführen:

I. Hypotonie mit funktionellen Dysregulationen ohne überzeugende objektive Symptomatik,
II. Hypotonie mit Objektivierung von schweren orthostatischen Dysregulationen bis zum schweren Kollaps,
III. Hypotonie mit Organschädigung, entweder durch eine lokale oder relative Hypotonie mit Arteriosklerose sowie anderen Organschädigungen, insbesondere mit neurologischen Syndromen. In der Literatur finden wir keine einheitliche vergleichbare Klassifizierung der Hypotonie.

4.2. Verteilung, erbliche Belastung, Prävalenz und Inzidenz der arteriellen Hypotonie

Faulhaber u. Mitarb. [133] fanden im Rahmen des Hypertonie-Bekämpfungsprogramms der DDR bei 2281 untersuchten Männern und 2810 Frauen mit 2 Messungen des Zufallblutdruckes in 17,7% Hypertoniker. Ca. 25% hatten eine Borderline-Hypertension, und 60% waren normotensive Probanden. 10,7% zeigten einen hypotonen systolischen Wert von 90 bis 105 mm Hg und 14,3% einen diastolischen Wert zwischen 50 und 70 mm Hg. Diese Studie gilt als eine repräsentative 10% — Bevölkerungsstichprobe [133].

Aus der Blutdruckverteilung nach Altersgruppen bei 1204 Frauen nach Pikkering [375] können wir entnehmen, daß zwischen dem 10. und 29. Lebensjahr 12% einen Ps unter 100 und 18% einen Pd unter 70 mm Hg hatten. Zwischen dem 30. und 49. Jahr wiesen auch 10% systolische Werte unter 100 mm Hg und 10% unter 70 mm Hg diastolische Werte auf. Die Verteilung der hypotonen Werte zwischen dem 50. und 70. Lebensjahr bewegt sich bei Ps und Pd zwischen 8—11%. Bachmann u. Mitarb. [22] ermittelten durch direkte Messung des Blutdruckes unter Ruhebedingungen als hypoton bei den 10—15jährigen Jugendlichen Blutdruckwerte von weniger als 104/49 mm Hg (Pm = 76 mm Hg) und im Alter von 71—80 Jahren 115/41 mm Hg (Pm = 74 mm Hg) bei Männern und 125/49 mm Hg (Pm = 86 mm Hg) bei Frauen.

Von unseren 678 Hypotonikern waren 358 (57%) Frauen und 320 (43%) Männer. 39% der Hypotoniker wurden bei Reihenuntersuchungen erfaßt (mit wenig typischen subjektiven Beschwerden), 24% in Ambulatorien und Polikliniken zufällig entdeckt, die nur teilweise über vereinzelte hypotone Symptome klagten, und 37% der Hypotoniker suchten den Arzt wegen eindeutiger Beschwerden auf, also ca. ein Drittel der Hypotoniker leiden unter dem Syndrom. Die absolute und prozentuale Altersverteilung unserer Hypotoniker ist aus der Tabelle 11 zu entnehmen. Von den 678 Hypotonikern waren 104 Borderline-Fälle (15,3%). Die restliche Verteilung nach dem Wert des systolischen und diastolischen Druckes wird aus Tabelle 12 ersichtlich. Durchschnittsprävalenz: 1,5—4,8%.

Tabelle 11: Altersverteilung der Hypotoniker.

Alter	Zahl der Hypotoniker	Prozent
15—29 Jahre	186	27,4
30—49 Jahre	252	37,2
50—69 Jahre	217	32,0
über 70 Jahre	23	3,3

Aus unserem Material ist zu entnehmen, daß die Hypotonie vorwiegend im 3. bis 5. Dezennium vorkommt und daß mehr als die Hälfte der Untersuchten Ps unter 96 und einen Pd unter 66 mm Hg aufweisen. Die Prävalenz der arteriellen Hypotonie liegt bei 9,2% (Männer) und

Tabelle 12: Verteilung der Hypotoniker nach Höhe des systolischen und diastolischen Druckes.

Ps mm Hg	Zahl der Hypotoniker	%	Pd mm Hg	Zahl der Hypotoniker	%
96–100	331	54,8	66–70	164	27,1
86–95	193	31,9	56–65	267	44,2
80–85	73	12,0	50–55	149	24,6
<80	7	1,2	<50	24	3,97

13,8% (Frauen) im Alter von dem 25. bis 43. Lebensjahr bei beiden Geschlechtern. Die Inzidenz wird von uns auf 1–2% berechnet.

Bei 570 Hypotonikern konnten wir eruieren, daß in 214 Fällen (39,5%) der Vater und in 188 (32,9%) die Mutter Hypotoniker war. In 90 Fällen (15,7%) waren beide Elternteile hypotoniebelastet. 68 (11,9%) dieser Probanden waren erblich nicht vorbelastet. Zum Vergleich fanden wir von 200 Normotonikern 28 (14%) hypoton erblich belastet. Alle diese Untersuchungen erfolgten in Fremdmessung. Daraus ist zu entnehmen, daß auch die Hypotoniker eine signifikante erbliche Belastung aufweisen, die man oft vergesellschaftet findet mit Hypoglykämien, funktioneller Schwäche der Nebennierenrinde sowie des gesamten sympathikoadrenergen Systems. Inwieweit eine erhöhte renale PGE_2-Ausscheidung und Stimulierbarkeit der Plasmareninaktivität bei der Hypotonie vorliegt, ist noch nicht untersucht. Eine pharmakologische Behandlung des psychischen Stresses bei Hypotonikern hat einen ungünstigen Effekt. Einer erhöhten Aktivität des Kallikreinsystems oder ein schnelles Abbauen des Converting-Enzyms sowie eine „Schwäche" der Alpharezeptoren könnten zu einer Hypotonie führen. Eine zentrale noradrenerge Fehlsteuerung ist ein bedeutender Faktor in der Pathogenese der idiopathischen orthostatischen Hypotonie. Die Reflexsensibilität der Barorezeptoren ist bei der Hypotonie ebenfalls nicht untersucht worden. Alle Studien über Inzidenz und Prävalenz sowohl der arteriellen Hypertonie als auch der Hypotonie sind ungenau und nicht vergleichbar, da viele wichtige Faktoren nicht berücksichtigt werden und lediglich eine simplifizierte Verteilung in Prozenten erfolgt.

Eine Verteilung von 2400 Patienten aus 4 medizinischen Einrichtungen ergab: 688 (24%) Hypertoniker, 572 (19%) Hypotoniker und 1140 (57%) Normotoniker.

5. Blutdruckphänomäne und Blutdruckvariabilität bei der arteriellen Hypertonie und Hypotonie

5.1. Über Normalwerte und verteilung des Blutdruckes

Der wirkliche Sollwert des Blutdruckes ist an und für sich unbekannt. WOLYNSKI [507] gibt für den 1. bis 10. Lebenstag einen systolischen Wert von 60—94 mm Hg, einen diastolischen von 30—59 mm Hg. an, vom 11. Tag bis 6. Monat Ps von 65—104 und Pd von 40—74 mm Hg und vom 7. Monat bis Ende des 2. Lebensjahres einen solchen von 70—129/40—79 mm Hg Wir sehen die enorme Schwankungsbreite, die sich jedoch ab 10. bis 12. Lebensjahr stabilisiert mit Ps von 80—134 und Pd von 40—84 mm Hg [508].

WOLYNSKI und MJASNIKOW et al. [507, 329] geben anhand eines umfangreichen Materials von 109000 „kreislaufgesunden" Personen die prozentuale Altersverteilung von Ps und Pd bei Frauen und Männern, was in Tabelle 13 veranschaulicht wird.

Die Frage nach der Norm des menschlichen Blutdruckes ist immer noch problematisch, und trotz umfangreicher Statistiken ist es bis heute nicht gelungen, eine gesicherte Grenze zwischen normalem, erniedrigtem und erhöhtem Blutdruck zu ziehen [44, 53, 58]. BONSDORF [56] hat die indirekte Blutdruckmessung für Statistiken als unqualifiziert abgelehnt. Exakte Untersuchungen zur Normalverteilung des Blutdruckes im Alter von 10 bis 80 Jahren bei 400 Herz-Kreislauf-Gesunden mit Hilfe einer direkten Messung liegen von BACHMANN u. Mitarb. [22] vor. Dabei sind die „Ruhebedingungen" bei einer blutigen Methode teilweise fragwürdig. Die Häufigkeitsverteilung der Blutdruckwerte im höheren Alter ist unsymmetrisch, im Vergleich zu Jugendlichen durch die höheren Blutdruckwerte nach rechts verlagert. Nach BACHMANN u. Mitarb. [24] beträgt die Altersprogression durchschnittlich 6 mm Hg pro Lebensjahrzehnt. Der Anstieg des maximalen systolischen Wertes erfolgt von 143 mm Hg bei den 10- bis 15jährigen Jugendlichen auf 169 mm Hg bei 71- bis 80jährigen Männern. Bei Frauen zeigt sich eine entsprechende Progression von 136 mm Hg auf 172 mm Hg. BACHMANN u. Mitarb. [22] fanden, daß bei Frauen bis zur Menopause der systolische Blutdruckwert um 1—5 mm Hg unter den Durchschnittswerten der Männer liegt und nach der Menopause um genau soviel höher als die der männlichen Altersgruppe. Der diastolische Druck zeigt nach BACHMANN et al. [24] bis zum 45. Lebensjahr für beide Geschlechter einen Anstieg, und zwar um 5 mm Hg von 75 auf 80 mm Hg bei den Männern und um 11 mm Hg von 67 auf 78 mm Hg bei den Frauen; die obere Grenze für Pd steigt bei den Männern von 88 auf 96 mm Hg und bei den Frauen von 77 auf 88 mm Hg [22]. Nach dem 50. Lebensjahr fällt im Gegensatz zum systolischen Blutdruck der diastolische ab, und zwar bei den Männern um 13 und bei den Frauen um 8 mm Hg

Tabelle 13: Prozentuale Altersverteilung der verschiedenen Werte des maximalen und minimalen arteriellen Drucks bei gesunden Frauen und Männern.

Alter	Bis 15 Jahre		16–19 Jahre		20–24 Jahre		25–29 Jahre		30–39 Jahre		40–49 Jahre		50–59 Jahre		60–69 Jahre		70–79 Jahre	
Blutdruck	♀	♂	♀	♂	♀	♂	♀	♂	♀	♂	♀	♂	♀	♂	♀	♂	♀	♂
Maximaler Druck																		
70– 79 mm Hg	—	—	0,2	0,7	0,1	0,1	—	—	—	0,2	—	0,1	—	—	0,5	—	—	—
80– 89 mm Hg	—	8,6	2,8	5,8	2,3	2,1	1,8	0,8	1,8	0,9	1,0	1,2	0,3	0,3	0,6	—	—	—
90–119 mm Hg	93,9	86,8	85,1	80,4	82,1	70,9	80,6	73,9	73,1	70,5	60,0	60,8	4,19	40,8	28,6	25,2	19,1	19,1
120–129 mm Hg	6,1	4,6	11,2	12,0	14,2	23,6	15,7	22,0	21,0	22,5	22,5	27,5	27,3	29,8	20,9	29,7	19,0	28,4
130–139 mm Hg	—	—	0,7	1,0	1,3	3,2	1,8	3,3	3,9	5,2	9,6	9,5	19,6	18,3	27,6	21,8	33,4	19,1
140–149 mm Hg	—	—	—	0,1	—	0,1	0,1	—	0,2	0,7	1,8	1,1	7,1	9,2	14,9	19,8	19,0	19,1
150–159 mm Hg	—	—	—	—	—	—	—	—	—	—	0,1	—	1,2	1,6	5,5	3,0	9,5	14,3
160–169 mm Hg	—	—	—	—	—	—	—	—	—	—	—	—	0,1	—	1,4	0,5	—	—
Minimaler Druck																		
40– 59 mm Hg	2,4	15,1	5,9	14,6	5,5	5,6	1,5	3,6	4,2	3,1	2,3	2,4	1,2	1,7	1,4	1,0	—	—
60– 69 mm Hg	32,9	59,0	36,1	41,0	33,3	29,7	33,7	31,8	28,8	26,8	23,0	22,4	15,1	13,3	12,6	5,0	14,3	—
70– 79 mm Hg	51,3	20,1	45,3	32,2	44,4	42,9	41,8	39,7	40,8	39,3	38,4	36,9	34,2	29,9	27,0	25,7	33,3	33,3
80– 89 mm Hg	13,4	5,8	12,3	11,4	16,1	21,0	19,4	23,6	24,9	27,4	32,4	40,1	43,2	40,9	47,0	47,6	47,6	47,6
90– 99 mm Hg			0,4	0,8	0,7	0,8	0,6	1,3	1,3	3,4	3,8	4,9	9,1	11,9	16,7	21,3	4,8	19,1

[24]. Mit der Alterszunahme ergibt sich eine Vergrößerung der Blutdruckamplitude infolge des diametralen Verhaltens von Ps und Pd. Diese Amplitude nimmt nach BACHMANN u. Mitarb. [22] bei den Männern von 54 auf 80 mm Hg und bei den Frauen von 89 auf 91 mm Hg zu. Der arterielle Mitteldruck zeigt die stärkste Progredienz im jugendlichen und mittleren Alter [24]. Die Normalverteilung von Ps liegt im Alter von 10—15 Jahren bei 104—143 für männliche und bei 104—136 mm Hg für weibliche Jugendliche. In der Altersgruppe der 71—80-jährigen liegen die Normalwerte für Männer zwischen 115—169, für die Frauen zwischen 125—172 mm Hg [22]. Im höheren Alter scheint der Blutdruck konstanter zu sein und zeigt mitunter einen geringen Abfall.

Die Normalverteilung von Pd liegt bei männlichen Jugendlichen im Alter von 10—15 Jahren bei 49—88 mm Hg, erreicht in der Altersgruppe von 46—50 Jahren ihren Gipfel zwischen 51—96 mm Hg und hat einen Wert von 41 bis 82 mm Hg bei 71—80 Jahren [22]. Der arterielle Mitteldruck als Regelgröße erweist sich nach BACHMANN [24] bei Erwachsenen mit Werten zwischen 91 und 102 mm Hg bei Männern und 87—104 mm Hg bei Frauen als ziemlich stabil. Wichtig ist, daß der diastolische Blutdruck im mittleren Alter konstant bleibt und im 6.—7. Lebensjahrzehnt bei Männern und Frauen abfällt. Man erkennt, daß trotz der veränderten Elastizitätsverhältnisse des arteriellen Windkessels die Regelgröße „arterieller Mitteldruck" konstant bleibt. Tabelle 14 zeigt von 720 kreislaufgesunden Personen (394 Frauen und 326 Männer) bei indirekter Messung nach Dezennien den mittleren systolischen und diastolischen Druck nach Alter und Geschlecht, und zwar bei 3—5 Fremdmessungen.

Wir haben 24 Normotoniker (14 Frauen, 10 Männer) im Alter von 25—35 Jahren bei Zugrundelegung von 10—20

Tabelle 14: Normalverteilung des Blutdruckes nach dem Alter bei Männern und Frauen.

Alter	RR mm Hg bei Männern	RR mm Hg bei Frauen
10—20	122/68	119/65
21—30	124/71	122/67
31—40	126/75	124/69
41—50	135/78	138/71
51—60	146/82	149/78
61—70	158/79	161/76
71—80	164/76	169/75

Fremd- und Selbstmessungen des Blutdruckes untersucht und gefunden, daß die Selbstmessungswerte niedriger liegen, ohne jedoch im Mittelwert eine Signifikanz zu erlauben:

Fremdmessung systolisch 128 ± 12
diastolisch 85 ± 5
Selbstmessung systolisch 124 ± 14
diastolisch 81 ± 6

Bei einer Serie von 58 Normotonikern (Alter 25—40 Jahre, 29 Männer, 29 Frauen) konnten wir nach 10—13 Wochen Selbstmessung folgendes feststellen:

Bei der Fremdmessung bewegten sich die systolischen Werte um 116—123 und die diastolischen um 79—88 mm Hg. Bei der Selbstmessung betrug bei 9 Personen der systolische Druck 98—104 und der diastolische 62—72 mm Hg. Dieser signifikante Unterschied erlaubt die vorsichtige Schlußfolgerung, daß 15,5% der Normotoniker eine arterielle Hypotonie haben bzw. im hypotonen Borderline-Bereich liegen.

Die Framingham-Studie [223, 224] zeigt, daß sich im als „normal" bezeichneten Blutdruckbereich noch eine unterschiedliche Gefährdung hinsichtlich kardiovaskulärer Folgeerkrankungen herausstellt. So waren die Häufigkeiten (beobachtete Fälle/erwartete Fälle) von Koronarerkrankungen — in einem Beobachtungszeitraum von 10 Jahren bei 4994 Männern und Frauen mit einem Alter von 30—59 Jahren — zu Beginn der Untersuchungen bei einem Ps < 125 mm Hg = 45, bei einem Ps von 120—139 betrug dieser Wert bereits 83. So steigt dieser Quotient mit zunehmendem Blutdruck z.B. bei einem Wert über 180 mm Hg auf 178 an. Die Festlegung eines Grenzwertes zwischen Blutdruckgesunden und Blutdruckkranken im Sinne einer Hypo- und Hypertonie ist demzufolge arbiträrer Natur.

Wenn von der WHO als Normalwert des Blutdruckes systolisch bis 140 und diastolisch bis 90 mm Hg postuliert wird, so müssen wir diese Werte ergänzen und präzisieren, und zwar Ps von 139 und Pd von 89 mm Hg und die Werte darunter als hypoton bezeichnen selbstverständlich in Abhängigkeit von Alter und Geschlecht.

5.2. Konstitution und Blutdruck

Die Konstitutionsbiologie ging unter psychiatrischem Aspekt von KRETSCHMER [249] aus. Über Konstitutionsbiologie und wichtige Krankheitsabläufe sei auf die gründlichen Arbeiten von CURTIUS [98] und JAHN [216] sowie auch auf pathologisch-anatomischem Gebiet von SELBERG [429] verwiesen. Auch die Therapie wird nicht selten von konstitutionellen Gesichtspunkten geleitet [455]. SCHUBERT [455] hat eine dreidimensionale Betrachtungsweise von Krankheit, Konstitution und Biomorphose im Sinne von BÜRGER [79] zugrunde gelegt. Die Frage, welche Krankheit zu welchem Zeitpunkt des Lebens einen bestimmten Konstitutionstyp befällt, ist nicht eingehend untersucht worden. Krankheitsart und -beginn zeigen auch eine Geschlechtsdifferenz [455]. Wenn wir auf konstitutionsspezifische Syndrome hinweisen, so taucht die Frage auf, ob es nicht auch „konstitutionsfremde" Krankheiten gibt, welche „geradezu konstitutionsbiologischen Irrläufern" gleichzusetzen wären [455]. Von der Klinik ist bekannt, daß Athletiker (auch Leistungssportler) mit einer vaskulären Hypotonie erfahrungsgemäß schlechter fertig werden als die Leptosomen, bei welchen die Hypotonie genetisch determiniert ist. Dieses Phänomen zeigt sich auch beim Abtrainieren. KRETSCHMER [249] hat auch den „Tonus als Konstitutionsproblem" formuliert. Es würde sich lohnen, an Untersuchungen einer großen Zahl von Patienten und Gesunden eine konstitutionsbiologische Auswertung vorzunehmen. SCHUBERT [455] hat in dieser Richtung vorwiegend vegetative Regulationsstörungen analysiert und fand, daß bei der sogenannten „vegetativen Dystonie" die funktionellen Kreislaufstörungen sehr früh und oft auftreten. Er konnte auch feststellen, daß die vegetativen Dystoniker eine Linksverschiebung des Alters mit einem Knick im 5. Lebensjahrzehnt aufweisen und vorwiegend bei Leptosomen anzutreffen sind. MOHNIKE u. Mitarb. [332] haben schon 1956 gefunden, daß pyknische Diabetiker für die orale Therapie am geeignetsten sind. Es zeigte sich auch eindeutig, daß diese mit geringen Ausnahmen ab dem 5. Lebensjahrzehnt die Klinik aufsuchen. Es handelt sich also vorwiegend um Altersdiabetiker. Die Leptosomen und ihre Mischformen zeigen eine ausgeprägte Insulinnotwendigkeit und neigen öfters zu Koma als die Pykniker [455, 332]. Die ontogenetische Schlußfolgerung ist, daß der Diabetes in der Entstehung aus 2 verschiedenen Regulationsmechanismen besteht, und zwar einem Insulinmangel bei vorwiegend Leptosomen und einer gestörten Gegenregulation im Kohlenhydratstoffwechsel bei den Pyknikern. Die Konstitution ändert sich mit bleibender Prävalenz im Alter nicht. SCHRAMEK u. WOLKERSTORFER [448] fanden unter Berücksichtigung der KRETSCHMER'schen Kriterien und des Index nach BORNHART [59] (Sollgewicht = Länge in cm × mittlerer Brustumfang durch 240) bei fast allen Hypotonikern Astheniker mit einem Gewichtsdefizit von mehr als 15%. In Abbildung 27 erkennen wir bei der Konstitutionsanalyse von 268 Hypotonikern, daß die Leptosomen mit 60,4% signifikant am höchsten liegen und ihre erstmals merklichen Symptome im 4. Lebensjahrzehnt auftraten, wobei im 2. und 3. Dezennium die Kurve steil ansteigt. Bei den Pyknikern mit 11,5 und den Athletikern mit 13,1 ist der Kurvenverlauf ziemlich gleichsinnig, wobei die athletischen Hypotoniker im 4. und die pyknischen im 5. Lebensjahrzehnt den hypotonen Höhepunkt erreichen. Die Mischtypen mit 14,9% zeigen einen ähnlichen Verlauf, jedoch eine flachere Kurve als die Leptosomen. Eine geschlechtsdifferenzierte Aufschlüsselung, welche auch SCHUBERT [455] vorgenommen hat, zeigt, daß es sich vorwiegend um leptosome Frauen handelt, die im 4. Lebensjahrzehnt ihre „Hypotoniespitze" erreichen, die leptosomen Männer

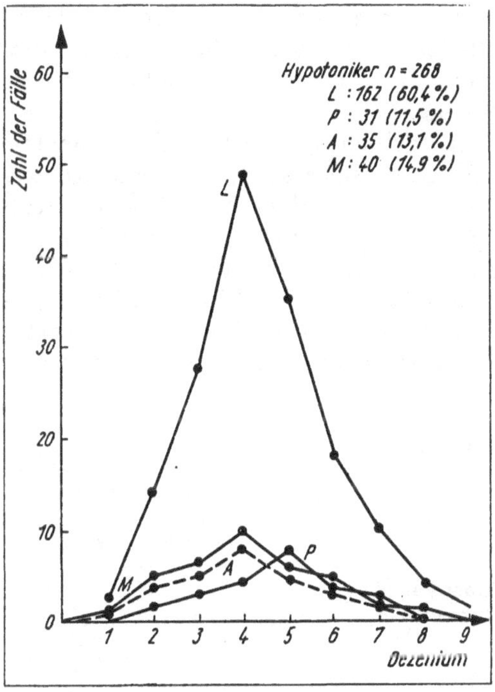

Abbildung 27: Verteilung der Hypotoniker nach Alter und Konstitutionstyp. L = Leptosomen, P = Pykniker, A = Athletiker, M = = Mischtypen.

sind an Zahl etwas geringer und bekommen ihre Hypotonie ein Jahrzehnt später.

Betrachten wir die Hypertoniker (Abb. 28), so kann man feststellen, daß von 320 Hypertonikern (Männer und Frauen) 180 Pykniker (56,2%) am häufigsten vertreten sind. Im Vergleich mit der Hypotoniekurve erkennen wir eine deutliche Rechtsverschiebung. Die Sammelkurve der Hochdruckpatienten vom pyknischen Typ nimmt einen steilen Verlauf im 3. bis 4. Dezennium zu einer Zeit, zu welcher die leptosomen Hypotoniker einen Kulminationspunkt erreicht haben. Die Spitze der Hypertoniker liegt im 5. und 6.

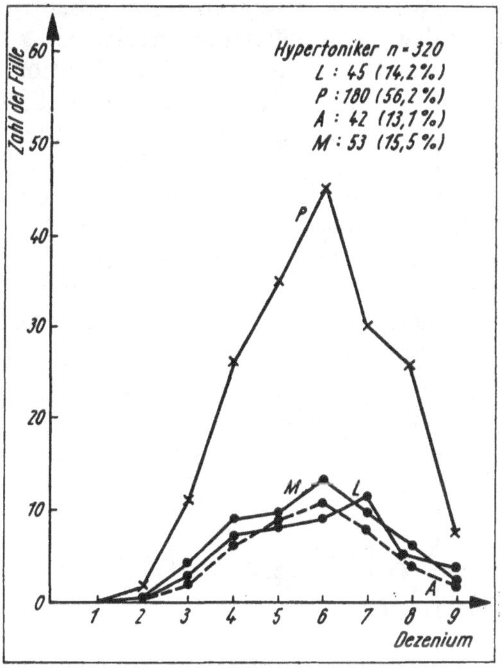

Abbildung 28: Verteilung der Hypertoniker nach Alter und Konstitutionstyp. L = Leptosomen, P = Pykniker, A = Athletiker, M = = Mischtypen.

Dezennium. Die 56 Mischtypen (15,5%) und die 42 Athletiker (13,1%) ereichen ebenfalls ihren Höhepunkt im 5. Dezennium, dagegen die 45 Leptosomen (14,2%) erst im 7. Lebensjahrzehnt. Wir erleben im mittleren Lebensalter fast keinen Hypertoniker vom leptosomen Konstitutionstyp. Die Verschiebungen zu höherem und höchstem Lebensalter läßt jedoch schließen, daß unser Material nicht homogen eine echte essentielle Hypertonieform repräsentiert und wahrscheinlich Überschneidungen mit einer Altershypertonie darstellt. Eine geschlechtsdifferenzierte Analyse entspricht den Angaben von SCHUBERT [455] mit der Feststellung, daß die pyknischen Frauen zahlenmäßig überwiegen und der steile Anstieg der Kurve bei diesen im 5. Lebensjahrzehnt beginnt. Wir haben zum Vergleich 130 kreislaufgesunde Normotoniker in denselben Dezennien untersucht und fanden ein Überwiegen der Leptosomen mit 45 (34%), Mischtypen 37 (28,4%), Pykniker 23 (17,6%) und Athletiker 25 (19,2%). Wir sehen, daß Konstitution, Krankheit und Alter bei der arteriellen Hypotonie und Hypertonie ein unterschiedliches „typisches" Bild aufweisen, wobei wir nicht behaupten wollen, daß diese Verteilung spezifisch für diese Krankheiten ist. Möglicherweise lassen sich auch andere psychosomatische Regulationskrankheiten in einer ähnlichen Konstitutionsverteilung darstellen.

5.2.1 Körpergewicht und Blutdruck

Bei 5—14% Übergewicht steigt die Mortalität auf 122%, bei 15—24% auf 144%, bei mehr als 45% auf 175% [440, 442]. Abbildung 29 zeigt schematisch nach HOLTMEYER [210] die Zunahme der Sterblichkeit in Abhängigkeit vom Körpergewicht. Das Normalgewicht wird meistens nach dem BROCA-Index berechnet: Ist — Gewicht durch Soll — Gewicht.

BAUMANN und GRAFF [33] fanden bereits bei Patienten des Hochdruck-

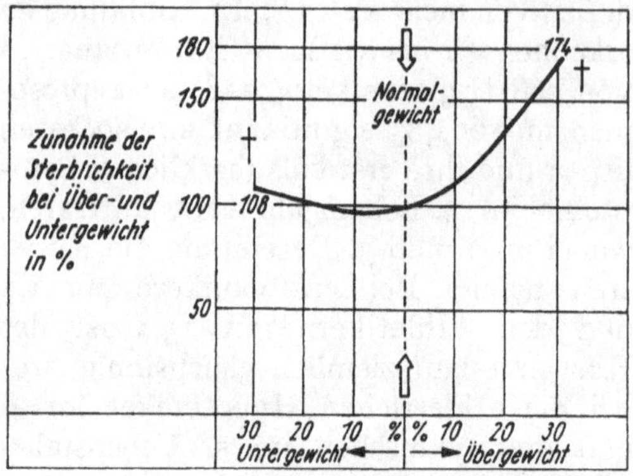

Abbildung 29: Zunahme der Sterblichkeit in Abhängigkeit vom Körpergewicht. Normalgewicht: Berechnung nach dem BROCA-Index. (Aus H. J. HOLTMEYER: Diät bei Übergewicht und gesunde Ernährung. Thieme, Stuttgart 1964, p. 7).

schweregrades I—II nach NITSCHKOFF/BAUMANN eine prozentuale Zunahme des Übergewichtes von 28,1% auf 50,0% bei Hypertonikern ohne bis zu einer Vergesellschaftung mit einem latenten asymptomatischen oder manifesten Diabetes. Die Beziehungen zwischen einer Obesitas und kardiovaskulären Krankheiten sind gekennzeichnet durch eine hohe Koinzidenz mit den wichtigsten Risikofaktoren, wie Arteriosklerose, Hypertonie, Kohlenhydrat- und Stoffwechselstörungen. RIES [402] fand auch bei Übergewichtigen eine erhöhte Häufigkeit venöser Durchblutungsstörungen. Das Übergewicht ist eine sichere, aber nicht die einzige Ursache eines Hypertonus, was in der Tabelle 15

Tabelle 15: Zusammenhang von Gewicht und Blutdruck.

	Normalgewicht	mäßiges Übergewicht	schweres Übergewicht
Amerikaner ♂			
Normotonie	67%	53%	39%
Grenzwert	23%	30%	33%
Hypertonie	10%	17%	28%
Schweizer ♂			
Normotonie	72%	59%	31%
Grenzwert	19%	26%	33%
Hypertonie	8%	15%	35%

zum Ausdruck kommt (nach HEYDEN und WOLFF [195]).

Die Evans-County-Studie zeigt, daß das Schlaganfallrisiko mit Übergewicht fast doppelt häufiger auftritt als beim Normalgewicht. Die Blutdrucknormalisierung durch Gewichtsabnahme wird zwar immer wieder angeführt [195], trifft aber unserer Beobachtung nach nicht für die Mehrzahl der Fälle zu. Die Gewichtsreduktion bei Hypertonikern führt nach unserer Analyse zu einer Normalisierung des Blutdruckes, wenn der Hochdruck mit Diabetes oder Gicht vergesellschaftet ist, dabei normalisiert sich auch z.B. der Blutzuckerwert. Von einem Übergewicht wird gesprochen, wenn das Körpergewicht mit 25% über dem Normal- oder über dem Idealgewicht liegt:

Normalgewicht = Größe in cm minus 100
Idealgewicht = Größe in cm minus 100 minus 15% bei Frauen und minus 10% bei Männern, wobei sie an und für sich niedriger sein sollten.

Nach WALTER et al. [491] liegt ein Gipfel des Übergewichts bei beiden Geschlechtern zwischen dem 46. und 69. Jahr, wobei die Frauen in einem höheren Prozentsatz (67,4%) als Männer (42,5%) dazu neigen. Für die Männer ist eine kontinuierliche bedingte altersgemäße Zunahme die Regel. Die Frauen erreichen nach der Menopause ein Übergewicht, das in hohen Altersklassen erhalten bleibt [491, 401]. GREMINGER et al. [164] haben zur Beurteilung des Körpergewichts den genaueren Massenindex nach der Formel $\frac{\text{Gewicht}}{\text{Größe}^2} \times (\text{kg m}^{-2})$ „body mass index", Quetelat-Index [457] berechnet. Sie fanden, daß der Massenindex bei Hypertonikern bei sämtlichen Altersgruppen höher lag im Gegensatz zu dem Stichprobenkollektiv. Über Hypotoniker sind uns keine genauen Angaben bekannt. Wir haben im Laufe von 10 Jahren durch provozierte Mastkur (12 Fälle) und unter eigener diätetischer Mitwirkung bei 27 Hypotonikern ein Übergewicht von 10–15% erreichen können. Die Hälfte der Patienten beherrschten auch die Selbstmessung des Blutdruckes. Wir konnten bei beiden Gruppen nach der Gewichtszunahme weder einen Anstieg des systolischen noch des diastolischen Blutdruckes feststellen. In der 10jährigen Beobachtungszeit fanden wir 18 behandelte und 24 unbehandelte Hypertoniker vom Schweregrad I–III (WHO I u. II), welche aus nicht genau eruierbaren Gründen mit 10–18% ihr Sollgewicht überschritten hatten. Davon standen 7 in Selbstmessung, der Rest von 35 in Fremdmessung. In einer kontinuierlichen Kontrolle des Blutdrukkes und Gewichtes konnte in einer Beobachtungszeit von 2 Jahren keine Blutdruckerhöhung festgestellt werden.

Bei 52 Hypertonikern, 64 Hypotonikern und 50 Normotonikern wurde der mittlere Massenindex ermittelt, nach dem Alter aufgeschlüsselt und dem Idealgewicht gegenübergestellt. In Abbildung 30

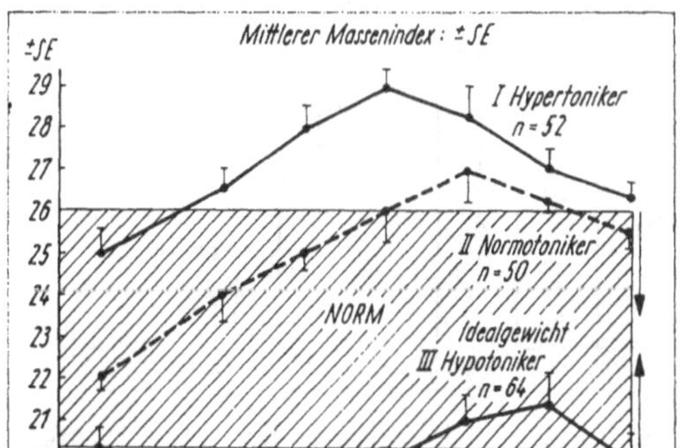

Abbildung 30: Mittlerer Massenindex bei I – Hypertonikern, II – Normotonikern, III – Hypotonikern im Vergleich zum Normalgewicht.

sehen wir, daß auch die Hypertoniker nach dem 30. Dezennium signifikant außerhalb der Norm liegen. Die Hypotoniker zeigen zwischen 27. und 45. Lebensjahr einen niedrigen mittleren Massenindex, teilweise signifikant unterhalb der Norm. Die Signifikanzen bewegen sich zwischen p 0,1 bzw. 0,01. Außerdem haben wir unsere Probanden nach dem BROCA-Index von 1,1 bis 1,5 in vier „Gewichtsklassen“ eingeteilt (Abb. 31). Von 124 Hypertonikern zeigten in 71 Fällen (57%) eine leichte und in 40 (33%) eine mittelschwere Fettleibigkeit. Mit einem BROCA-Index über 1,5 konnten wir nur einen und unter 1,1 zwei Patienten registrieren. Die prozentuale Verteilung bei 116 Hypotonikern ergibt: 70 Fälle (60,3%), mit einem BROCA-Index 1,1, 43 Patienten (37%) hatten eine leichte Fettleibigkeit und nur 3 eine ausgeprägte Adipositas. Die Vergleichsgruppe von 94 Normotonikern ergab 3 schwere Adipöse (3,2%), 24 (25%) zeigten ein mittelschweres Übergewicht, 31 (32%) ein leichtes Übergewicht und 36 (38,2%)

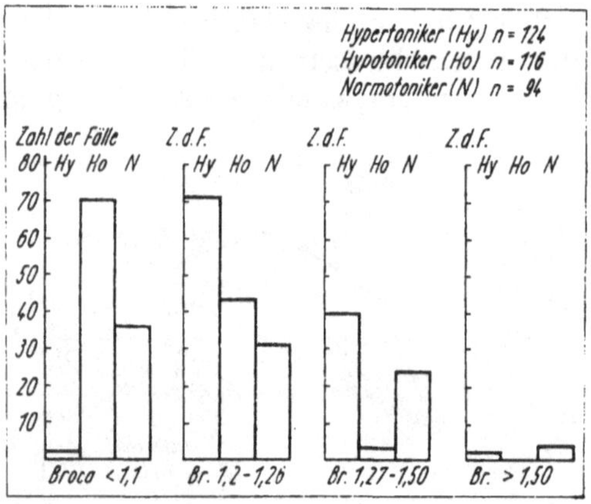

Abbildung 31: Verteilung der Hypertoniker, Hypotoniker und Normotoniker nach dem BROCA-Index.

einen BROCA-Index 1,1. Alle Untersuchungen über Gewicht und Blutdruck deuten auf ein Übergewicht bei den Hypertonikern hin und auf ein Untergewicht bei den Hypotonikern. Interessanterweise zeigen auch die Normotoniker eine Tendenz nach links. Alle diese Untersuchungen auch in der Literatur leiden an einer gewissen Unexaktheit: Die genetische Disposition ist unbekannt, der Schweregrad wird so gut wie nie berücksichtigt, die Ernährungs- und Lebensweise bleiben unbeachtet. Bei Hypotonikern sind die Risikofaktoren und die Vergesellschaftung mit anderen vaskulären und Stoffwechselkrankheiten noch weniger bekannt. Es scheint jedoch, daß das Übergewicht für viele Krankheiten ein ungünstiger Faktor ist.

Schon im Altertum war bekannt, daß die Fettsucht das Leben verkürzt (HIPPOKRATES, GALENUS, CELSUS), und W. *SHAKESPEARE*'s Worte in „Heinrich IV.“: „Den Körper mindere, mehre deinen Wert, laß ab vom Schlemmen, wisse, daß das Grab dir dreimal weiter gähnt als anderen Menschen“ sind eine ahnungsvolle Vorwegnahme unserer späteren epidemiologischen Ergebnisse.

5.3. Klima und Blutdruck

Epidemiologische Studien in verschiedenen Kontinenten und unter verschiedenen klimatischen Bedingungen lassen gewisse Rückschlüsse auf den Blutdruck, insbesondere bei Hypertonikern zu. Allerdings spielen auch hier oft nicht berücksichtigte Faktoren als Konstellation eine wesentliche Rolle. Schon 1946 hat CURRY [97] in seiner „Bioklimatik“ nach Analyse vieler meterologischer Faktoren über deren Einfluß auf den Blutdruck berichtet. Er klassifizierte seine Konstitutionstypen nach Kalt- und Warmfrontrektionen. Bei Warmfronteinbruch fällt der Luftdruck, die Temperatur steigt, verbunden mit einer Abnahme des Blutdruckes bis zum Kollaps, und bei einem Kaltfronteinbruch mit Temperaturabfall und Luftdruckanstieg erhöht sich der Blutdruck. Aus seinen Studien ist zu entnehmen, daß Hypertoniker auf meterologische Einflüsse sowohl von der psychischen Verfassung

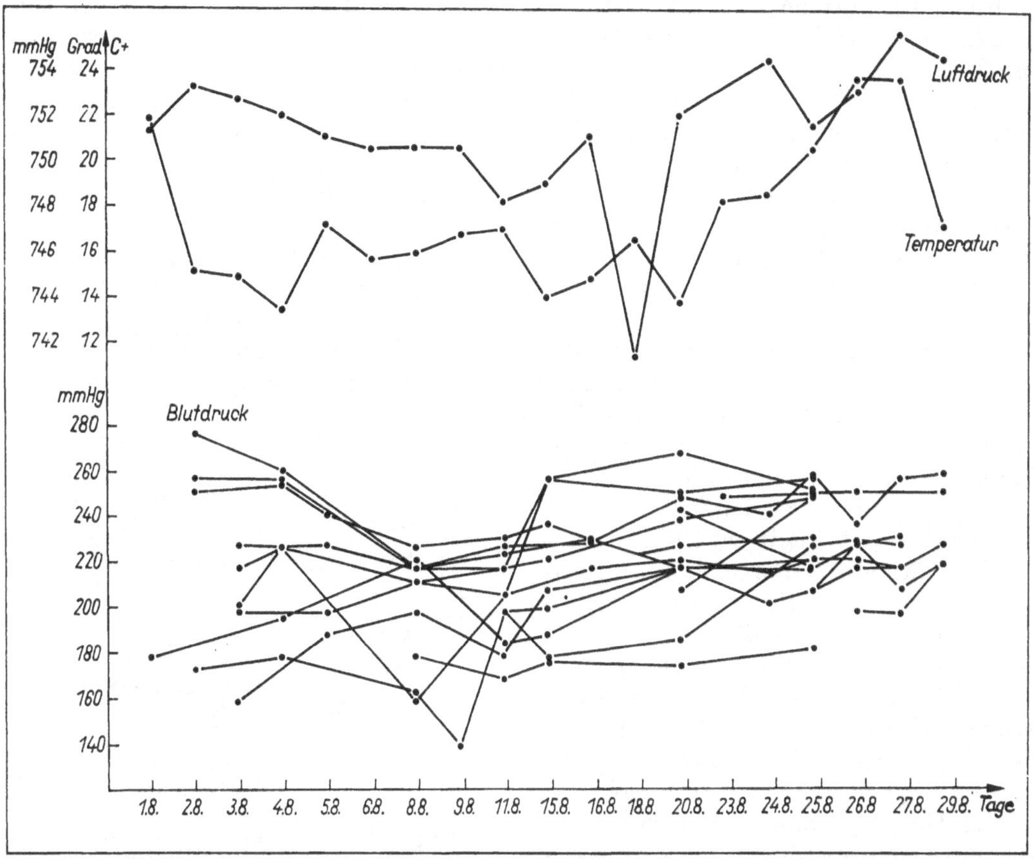

Abbildung 32: Ps-Verlauf bei 10 Hypertonie-Kaninchen unter Berücksichtigung von Luftdruck und Temperatur im Monat August.

als auch von der Kreislaufregulation sehr vielfältig und unberechenbar reagieren. Die Hypotoniker sind — unserer Beobachtung nach — viel empfindlicher gegenüber schneller Wetterveränderung. Abbildung 32 zeigt den täglichen systolischen Blutdruckwert bei 10 experimentell hypertonen Kaninchen unter Berücksichtigung von Luftdruck und Temperatur. Der Blutdruck reagiert nicht bei allen gleich. Es ist zu entnehmen, daß bei einem Temperatur- und Luftdruckabfall die Werte je nach Ausgangslage insgesamt ansteigen. Bei einer Konsolidierung von Luftdruck und Temperatur über mehrere Tage erkennen wir eine Tendenz zum Blutdruckabfall, der bei den meisten Tieren — gemessen an der Ausgangslage — signifikant ist.

MJASNIKOW u. Mitarb. [329] untersuchten den Blutdruck bei gesunden Matrosen innerhalb von 2 Jahren Seedienst und fanden von Dezember bis Januar Normalwerte, die ab Ende Januar bis März sowohl systolisch als auch diastolisch signifikant abfielen und ab März bis Juni über die Ausgangslage hinaus anstiegen.

ALIEV und KULAKOWA [9] beobachteten die Hypertonie und Arteriosklerose im Höhenklima über 2000 m und stellten in dieser Höhe im Sommer eine Abnahme des arteriellen Blutdruckes fest, die verknüpft war mit einer Senkung der Blutlipide. Letztere sind im allgemeinen in Höhenlagen höher als im Flachland. Wo ein Sauerstoffdefizit vorliegt, ist bei Fettbelastung im Experiment und in Kombination mit Hypertonie eine Arteriosklerose leichter hervorzurufen [9]. Die Hypertonie und die Arteriosklerose, die sowohl vereinzelt als auch kombiniert auftreten können, sind nicht nur seltener, sondern auch gutartiger in diesen Höhen. Die Autoren berichten außerdem über eine Aktivierung des Heparins sowie eine Resistenz gegen Hochdruck. WILENSKI et al. [502] fanden am Nordpol umso höhere arterielle, insbesondere diastolische Werte, je niedriger der Barometerdruck war.

Eine monatliche Analyse von 105 Patienten ergab den niedrigsten systolischen und diastolischen Wert im Juni und November, den höchsten im Januar und Oktober. Diese Ergebnisse decken sich mehr oder weniger mit der Tatsache, daß in der kalten Jahreszeit ein Blutdruckanstieg, in der wärmeren eine Blutdruckabnahme eintreten. Die Autoren machen darauf aufmerksam, daß aber im allgemeinen in den nördlichen Breitengraden seltener kardiovaskuläre Krankheiten vorkommen. Sie messen auch der Kalt- und Warmfront eine Bedeutung bei. Die Luftfeuchtigkeit scheint keine Rolle zu spielen. Die Hypotoniker zeigen in Höhenklima eine leichte Zunahme des diastolischen Druckes sowie einen beträchtlichen Anstieg der Herzfrequenz bei fast gleichbleibendem systolischen Wert. Eine ausführliche Analyse kardiovaskulärer Krankheiten ist aus der Monografie über Klimapathologie der Herz-Kreislaufkrankheiten von WILENSKI [502] zu entnehmen.

Untersuchungen von LEUTHOLD [259] an 6 gesunden Bergsteigern der Schweizerischen Everest-Expedition 1946 sowie Simulierung verschiedener Höhen in der Unterdruckkammer ergaben, daß die Pulsfrequenz in Ruhe unverändert, während physischer Belastung und darauffolgender Erholung dagegen auffällig niedrig ist und der Blutdruck sich so gut wie nicht verändert. Bei Gesunden ist die Anpassung bei langsamer Gewöhnung an Höhen von 7400 m gut. Andere Autoren fanden in Höhen von 7400 m bei Untersuchungen mit einem Handdynamometer Pulsanstiege von 160—180 [180, 430]. LUFT [300] berichtet über einen Anstieg des systolischen Blutdruckes bei Höhen über 4000 m, welcher sich nach Akklimatisation normalisiert, während der diastolische Druck dauernd signifikant erhöht bleibt und somit die Blutdruckamplitude generell erniedrigt ist. Offensichtlich spielen hier Adaptationsmechanismen auf den Sauerstoffmangel mit einer Vagusphase eine Rolle und insbesondere der Zeitfaktor bei der Höhenexposition [300].

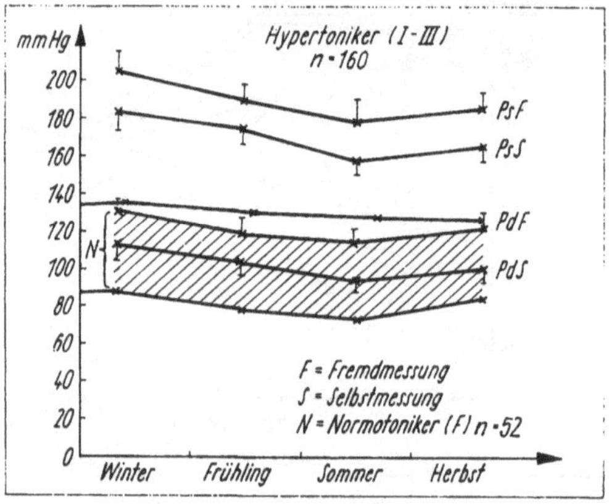

Abbildung 33: Jahreszeitlicher Blutdruckverlauf. F = Fremdmessung, S = Selbstmessung, N = Normotoniker.

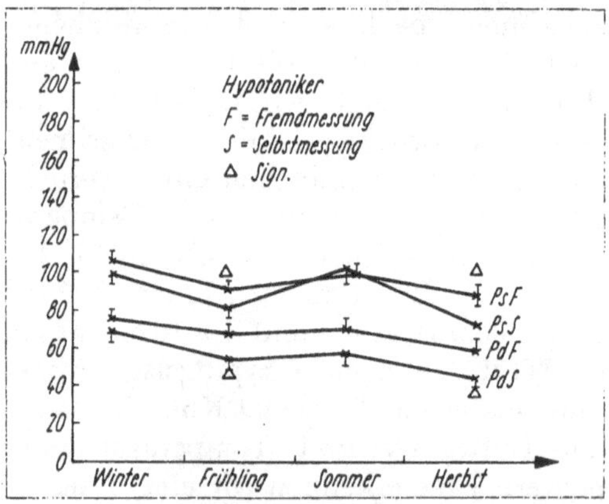

Abbildung 34: Jahreszeitlicher Blutdruckverlauf bei Hypotonikern. F = Fremdmessung, S = Selbstmessung Δ.

Paul et al. [366] haben bei ihren Untersuchungen den Blutdruck in den verschiedenen Jahreszeiten analysiert und stellten fest, daß dieser im Sommer niedriger und im Winter höher liegt. Wir haben die jahreszeitliche Schwankung des Blutdruckes in einem Zeitraum von 5 Jahren untersucht (Abb. 33 u. Abb. 34), und zwar bei folgenden Gruppen: 160 Hypertoniker beider Geschlechter aller Stadien in Fremd- und 64 in Selbstmessung, 80 Hypotoniker (52 Fremd-, 28 Selbstmessung) und 52 Normotoniker (40 Fremd- und 12 Selbstmessung). Wir haben sie in der Kurve als Summationsverlauf dargestellt. Die Hypertoniker (WHO I bis III) zeigen im Sommer bei der Fremdmessung einen signifikanten Abfall des systolischen und diastolischen Druckes. Bei der Selbstmessung, die im ganzen systolisch um 12 und diastolisch um 8 mm Hg niedriger liegt, zeigt sich eine signifikante Senkung im Sommer und im Herbst, bezogen auf die Ausgangslage, aber auch auf die entsprechende Jahreszeit bei Fremdmessung. Der diastolische Wert ist bei der Fremdmessung in der Sommerzeit niedriger im Vergleich zum winterlichen Wert, in Selbstmessung ist dieser Wert im Sommer und auch im Herbst signifikant niedriger als die entsprechenden Werte bei der Fremdmessung ($P < 0,1$).

Der jahreszeitliche Blutdruckverlauf der Hypotoniker (Abb. 34) zeigt ein anderes Bild: Die tiefsten systolischen Werte bei Fremdmessung liegen im Frühling und im Herbst, ohne eine Signifikanz zur Ausgangslage zu erreichen. Bei Selbstmessung liegt der Sommerwert systolisch höher als bei Fremdmessung; die Frühlings- und Herbstwerte liegen signifikant niedriger zur Ausgangslage und nicht signifikant, jedoch mit deutlicher Tendenz niedriger als zur Fremdmessung. Der diastolische Blutdruckverlauf in Selbstmessung liegt um 8,5 mm Hg niedriger als der in Fremdmessung. Auch hier ist im Frühling und Herbst eine signifikante Senkung im Vergleich zur Fremdmessung und zur Ausgangslage zu verzeichnen. Der Kurvenverlauf des hypotonen Mittelwertes spricht dafür, daß unter diesen Probanden sich auch Borderline-Hypotoniker befinden.

5.4. Übergang von Hypertonie in Hypotonie und umgekehrt sowie Spontanheilungen

Nach einer Beobachtungszeit von 12 bis 15 Jahren zeigten von unseren 2960 Hypertonikern 442 (14,8%) Spontanheilungen, wobei es sich vorwiegend um Patienten in den früheren Dezennien handelt (20.—40. Lebensjahr). Es liegt sicherlich eine kleine Quote von Fehldiagnosen, vor allem bei Jugendlichen, vor. Die Patienten sind essentielle Hypertoniker der Stadien WHO I—III (bzw. II—IV). In diesem Zeitraum fanden wir bei einer Analyse von 1836 essentiellen Hypertonikern 98 (5,4%) Fälle, die im Laufe von 10 Jahren eine Hypotonie bekamen. Dieser Sollwertverschiebung des Blutdruckes konnten wir im Detail nicht nachgehen; ein Drittel der Patienten bekam einen niedrigen Blutdruck abrupt in einem Zeitraum von 5—6 Wochen, der Rest im Laufe von 10 Jahren. Darunter hatten 21 Patienten (21,4%) eine Borderline-Hypotension, welche eine entsprechende hypotone oder hyperdynamische Kreislaufregulation nach Schellong zeigten.

Bei 570 essentiellen Hypotonikern zeigte sich in einem Zeitintervall von 8 bis 12 Jahren bei 108 Probanden (18,9%) eine Spontanheilung, d. h. ein dem Geschlecht und Alter entsprechend normales Blutdruckverhalten. 82 Patienten (14,3%) bekamen eine Hypertonie vom Schweregrad WHO I—III, zwei Drittel dieser 82 Hypertoniker hatten einen Hochdruck zwischen dem 43. und 60. Lebensjahr, der Rest eine Borderline-Hypertension. Vier Patienten hatten im Sinne vom WHO-Stadium III ausgedehnte Organschäden. Nach den katamnestischen Untersuchungen konnten wir feststellen, daß diese Organschäden schon in dem hypotensiven Stadium begannen und durch eine ausgedehnte Arteriosklerose charakterisiert waren mit Herzinsuffizienz-Symptomen I—II.

5.5. Die Borderline-Hypertension

Der Blutdruck bei mehreren Messungen ergibt Werte unter 160/100, jedoch über 150/90 mm Hg. Zu diesen Hypertonieformen werden noch Ausdrücke geprägt wie „Prähypertonie", „labile Hypertonie" und „Grenzwerthypertonie". Der jährliche Zuwachs an neuen Fällen entspricht etwa 1% der Gesamtbevölkerung. Die Häufigkeit nimmt mit dem Lebensalter zu. Das Risiko der Entwicklung einer manifesten Hypertonie ist nicht extrem, liegt jedoch bei Patienten mit einer Grenzwerthypertonie höher als bei Normalpersonen. Das klinische Bild ist gekennzeichnet durch übermäßige Reaktion auf innere und äußere Reize, wie Orthostase, Kälte, physische Belastungen, Streßsituationen. Die spontanen Blutdruckschwankungen sind nicht größer als in der Normalbevölkerung und zeigen oft ein normales, sogar leicht erniedrigtes Blutdruckniveau. Hervorgehoben werden psycho-somatische Merkmale, wie Gespanntheit, Unterwürfigkeit, leichte Verletzlichkeit, Impulsivität, motorische Unruhe. Das hämodynamische Verhalten ist nicht einheitlich: bei einem Teil der Patienten ist das Herz-Minutenvolumen in Ruhe in allen Körperlagen deutlich erhöht, der periphere Gefäßwiderstand meistens normal, sogar erniedrigt. Für den Praktiker ist die Grenzwerthypertonie nach manchen Autoren von besonderer Bedeutung, weil ca. 10% der Patienten dieses Krankheitsbild bieten. 7% der Menschen unterhalb des 30. Lebensjahres haben wahrscheinlich eine Borderline-Hypertension. Ab 50. bis 60. Lebensjahr steigt der Anteil auf 19%. Typisch soll auch eine hohe Herzfrequenz sein sowie ein erniedrigtes Plasmavolumen mit einer negativen Korrelation zwischen diesem und dem diastolischen Blutdruck [149, 219, 412, 413, 428, 473, 271].

Von Lori u. Mitarb. [271] wurden 1976 die Kreislaufreaktion von Borderline-Hypertonikern auf isometrische Muskelarbeit in Form des Handgriptestes (HG-Test) überprüft und ein Screening-Test zur Früherkennung der Hypertonie entwickelt. Mit Hilfe des unterdessen gut standardisierten, wenig aufwendigen Verfahrens können mit Hilfe von Blutdruck- und Herzfrequenzmessung anhand einer ermittelten einfachen Diskriminanzformel 87,2% aller Untersuchten einer unbekannten Population richtig in Normo- und Hypertoniker unterschieden werden. Die Diagnosestellung erfolgt in zwei Qualitäten: 1. eindeutig, 2. mit Wahrscheinlichkeit. Werden die mit Wahrscheinlichkeit klassifizierten Probanden zusätzlich einer Fahrradergometrie unterzogen, kann der Anteil an richtigen Diagnosen auf 98% erhöht werden. Überraschenderweise erwähnt der Autor kein hypotones Kreislaufverhalten.

Wir haben 115 Borderline-Hypertoniker (65 in Fremd- und 50 in Selbstmessung) 5 Jahre beobachtet. Der mittlere systolische Blutdruck betrug in Fremdmessung 156 ± 9 und der diastolische 97 ± 4. Ps in Selbstmessung war mit 149 ± 8 mm Hg deutlich niedriger, ohne Signifikanz und der diastolische Druck mit 91 ± 2 signifikant niedriger. Die Verteilung ergab bei den 115 Borderline-Hypertonikern folgende Gruppen: 22 (19,1%)

Hypotoniker, 37 (32,1%) Normotoniker und 56 (48,6%) Borderline-Hypertoniker. Wir stellen also fest, daß die Selbstmessung eine ziemlich sichere Methode darstellt, um die reine Borderline-Hypertonie zu eruieren. Dies ist wichtig für die therapeutische Konsequenz, weil oft Borderline-Hypertoniker behandelt werden, die keine Hochdruckkranken sind.

5.5.1. Bordeline-Hypotonie

Dieser Begriff wurde von uns willkürlich, jedoch funktionellblutdruckdynamisch begründet, geprägt. Das sind diese Hypotoniker, welche systolisch 15—25 und diastolisch 5—10 mm Hg unter der alters- und geschlechtsentsprechenden Blutdrucknorm liegen. Unserer Beobachtung nach sind diese Borderline-Fälle je nach Blutdruckschwankung starken emotionalen Schwankungen ausgesetzt. Sie zeigen das typische Verhalten der bereits beschriebenen Hypotoniker mit ähnlichen Phasen des ebenfalls schon angeführten Grenz-Hypertonikers, wobei eine extreme Schwankung zwischen Depression und Euphorie auffällt. Ihre Wetterfühligkeit ist besonders ausgeprägt mit abrupten Dysregulationen des Kreislaufsystems (Herzklopfen, kalte Extremitäten, Schwindelgefühl, Schweißausbrüche, Kopfschmerzen, Präkollaps und Konzentrationsschwäche). Es sei nochmals unterstrichen, daß der essentielle Hypotoniker unter seiner Krankheit mehr zu leiden hat als der Hypertoniker in den Frühphasen.

Aus unserem Hypotoniker-Material n = 678 hatten 104 eine Borderline-Hypotonie (15,3%). Bei 56 Probanden wurde die Selbstmessung 3 Jahre lang mit der Fremdmessung verglichen. Die Mittelwerte mit der Standardabweichung ergaben in Fremdmessung Ps = 134 ± 9 und Pd = 78 ± 5. Die Selbstmessung zeigt ein signifikant niedrigeres Ps mit 110 ± 8 und Pd mit 70 ± 4.

Nach den Blutdruckwerten konnten wir folgende Verteilung vornehmen: 12 (21,4%) waren Normotoniker, 5 (8,9%) Hypertoniker, 39 (69,6%) blieben Hypotoniker. Bei den 5 Hypertonikern wurde die SCHELLONG'sche Funktionsprüfung und eine Belastung durch Treppensteigen (ca. 80 Watt) vorgenommen. Die Patienten zeigten alle eine hypertone Regulation mit Anstieg des diastolischen und systolischen Blutdrucks sowie Zunahme der Pulsfrequenz. Auch bei Rechenaufgaben kam es zu einem überschießenden Blutdruckanstieg im Sinne einer „Sympathikus-Überreaktivität" bzw. „Bereitstellungskrankheit" [125]. Die 12 Normotoniker zeigten bei der SCHELLONGschen Funktionsprüfung ein normales Verhalten im Liegen und Stehen. Die 29 Hypotoniker hatten im Stehen einen Abfall des systolischen Blutdruckes um 10—20 mm Hg, eine Pulsfrequenzzunahme von 20 bis 40/min und einen Abfall des diastolischen Druckes von 10—20 mm Hg im Sinne einer Hypodynamie oder einen Anstieg von Pd um 10—23 mm Hg bei der hypotonen Form. Von den 39 Hypotonikern zeigten 11 (28,2%) ein hypodynamisches und 28 (71,8%) ein hypotones Kreislaufverhalten.

5.6. Blutdruckdifferenzen zwischen rechtem und linkem Arm

Die Blutdruckdifferenzen an den Armen können auch eine diagnostische Bedeutung haben. Die häufigsten Meßfehler, die dazu führen können, sind ein ungleichmäßiges Anlegen der Manschette am Oberarm sowie eine ungenügende Luftentiernung, Lagewechsel des Patienten während des Messens, unterschiedliche Haltung des Armes sowie eine Verlagerung der Meßstelle um 10 cm können durchschnittlich eine Änderung der Blutdruckwerte um 10 mm Hg verursachen [246]. Auch eine zu starke Beugung oder Streckung im Ellenbogengelenk kann einen Stauungsüberdruck bzw. eine Überdehnung der Arterienwand und dadurch eine unterschiedliche Genauigkeit beim Abhören mit dem Stethoskop verursachen. Da Meßfehler Blutdruckunterschiede vertuschen können, müssen sie als Ursache einer Blutdruckdifferenz ausgeschlossen werden. Eine häufige Ursache der Blutdruckdifferenz ist ein unterschiedlicher Umfang des Oberarmes. Ein verringerter Querschnitt des Weichteilzylinders führt zu erniedrigten und ein vergrößerter zu erhöhten Blutdruckwerten.

Die Ursachen von Blutdruckdifferenzen zwischen beiden Armen können nach Sturm jun. [469] folgende sein:
methodischer Meßfehler
Weichteilunterschiede
Mediastinalerkrankungen
retrosternale Struma
Lungentumoren unterschiedlicher Genese
Aortenisthmusstenose
Aortenbogensyndrom
Subclavia-Syndrom
Anomalien des Aortenbogens
Marfan-Syndrom
Geschwülste arterieller Gefäße
chronische arterielle Verschlußkrankheit
Aorten- und Arterienaneurysmen
Periarteriitis nodosa
einseitige Erkrankungen (Lähmung/Reizung) des N. sympathikus
einseitiges neurovaskuläres Syndrom
Hemiplegie
Syringomyelie
Arrhythmien
arterielle Embolien

Unsere Befunde bei bilateralen Fremdmessungen des Blutdruckes entsprechen etwa den Angaben auch anderer Autoren [45, 374, 392].

Bei 110 Normotonikern fanden wir (sowohl Ps als auch Pd):

links höher	rechts höher	gleich
34 (30,9%)	20 (18,1%)	56 (50,9%)
bei 190 Hypertonikern:		
52 (27,3%)	40 (21,1%)	98 (51,5%)
bei 120 Hypotonikern:		
28 (23,3%)	19 (15,8%)	73 (60,8%)

Wir sehen, daß links die Tendenz zu höheren Werten bei allen 3 Gruppen größer ist, der Prozentsatz der gleichen Blutdruckwerte sich zwischen 50 und 60 bewegt und am höchsten bei den Hypotonikern ist. Die Schwankungen bei bilateralen Messungen scheinen bei Hypertonikern häufiger vorzukommen, wahrscheinlich durch ihre ausgeprägte Spannungslabilität des arteriellen peripheren Systems. Bei 3—6% der Probanden war die Blutdruckdifferenz über 20—25 mm Hg systolisch und/oder 15—18 mm Hg diastolisch. Bei Differenzen bis 15 mm Hg systolisch und 10 mm Hg diastolisch kann der bilateral gemessene Additionswert halbiert werden und ist als solcher anzugeben. Bei bilateralen Unterschieden systolisch über 15 mm Hg und diastolisch über 12 mm Hg sollten beide Werte angegeben werden. Sollten die Werte noch höher liegen, dann ist eine direkte blutige Messung angezeigt.

Selbstmessungen bei 36 Probanden (je 12 Normo-, Hypo- und Hypertoniker) ergaben eine fast analoge Verteilung. Links waren die Werte systolisch und diastolisch zwischen 4 und 8 mm Hg höher als rechts, und zwar bei 50% der Probanden. Zwei Patienten zeigten starke bilaterale Schwankungen, systolisch 20 und diastolisch 11 mm Hg. Es ist zu empfehlen, daß unter Kontrolle des Arztes sich die Patienten auf eine konstante Meßmethode an einem bestimmten Arm orientieren. Sollten trotzdem durch Gelegenheitsselbstmessungen große bilaterale Schwankungen auftreten, so müssen diese dem Arzt zwecks weiterer Diagnose mitgeteilt werden.

5.7. Blutdruck und Menstruationszyklus

Schon 1896 beschrieb FEDERN [130] als erster die prämenstruelle Blutdrucksteigerung [130]. FAHRENKAMP [130] untersuchte 1926 klimakterische Patientinnen mit mäßiger Hypertonie und stellte fest, daß bei Einsetzen einer unerwarteten menstruellen Blutung sich das Blutdruckniveau in hohem Maße mit Tagesschwankungen zwischen 155—215 mm Hg veränderte. FEDERN [130] wies auch auf die Blutdruckvariabilität bei Hypertonikern mit spastischer Obstipation hin und betonte, daß häufig eine Blutdrucksenkung bei Hochdruckkranken bei Infektionskrankheiten eintritt. Es ist bekannt, daß mit dem Menstruationszyklus der geschlechtsreifen Frau Veränderungen im ganzen Organismus im Sinne einer vegetativen Gesamtumstellung einhergeht: die Follikelphase ist gekennzeichnet durch eine parasympathische und die Corpus lutium-Phase durch eine sympathische Reaktionslage [17]. Wir können also dabei auch eine entsprechende Alteration des Herz-Kreislaufsystems erwarten [199]. Die bisherigen Verlaufsbeobachtungen des Ruheblutdruckes im Menstruationszyklus zeigen meist prämenstruell einen langsamen Anstieg mit einem Maximum beim Menstruationsbeginn. Schon während der letzten Blutungstage kommt es bereits zum Abfall des Blutdruckes mit Minimalwerten im Laufe der Follikelphase [127, 167].

Nach ENGEL [127] (Abb. 35) sehen wir den Blutdruckverlauf in Selbstmessung: Nach anfangs emotional bedingtem Eingewöhnungseffekt beträgt der Abfall der ersten Meßwoche im Mittel aller 10 Versuchspersonen etwa 10 mm Hg. Der stärkste Abfall sowohl systolisch als auch diastolisch ist bereits vom 1. zum 2. Meßtag zu verzeichnen. Diese Kurve zeigt die Ergebnisse als Eingewöhnungs- und Übungswerte bei normotonen Frauen. Nach ENGEL [127] werden methodisch so viele Messungen durchgeführt, bis die Meßdifferenz des Blutdruckes zwischen Probanden und Versuchsleiter weniger als

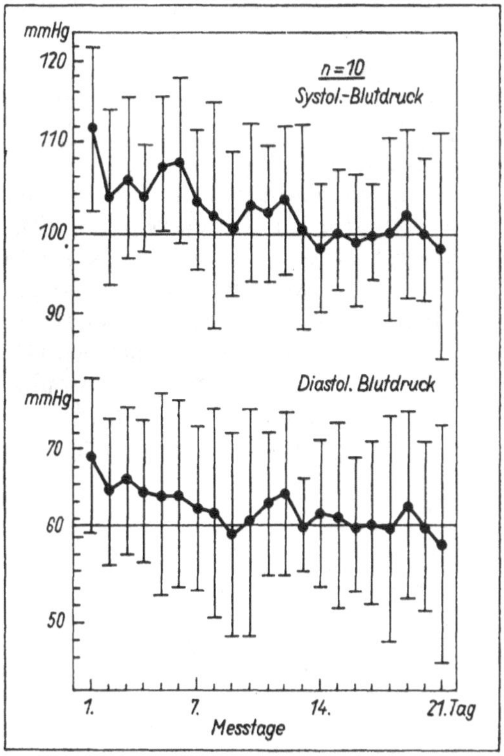

Abbildung 35: Das mittlere Verhalten des absoluten systolischen (oben) und diastolischen (unten) morgendlichen Aufwachblutdrucks von 10 gesunden Versuchspersonen in den ersten 3 Wochen bei täglichen Selbstmessungen. Die Klammern geben den Bereich der Streuung $\pm \sigma$ an, die durchgezogene Linie markiert das mittlere Blutdruckniveau der dritten Woche (Die Med. Welt **12** (1970), 3).

5 mm Hg beträgt. Der „Aufwachblutdruck" wurde jeweils zweimal im Abstand von etwa 1 Minute gemessen, und zwar nach dem morgendlichen Erwachen vor dem ersten Aufsetzen im Bett. Die Basalttemperatur und ihre Beziehung zum Ovulatiostermin wurde von dem Autor nicht beachtet. ENGEL [127] hat die Blutdruckgrößen analysiert und fand,

daß der systolische Wert zur Zeit des Menstruationsbeginns ansteigt und sein Maximum erreicht. Sowohl zur Follikel- als auch zur Corpus lutium-Phase hin fällt er ab. Lediglich im Bereich des angenommenen Ovulationstermins konnte er einen schwach signifikanten Anstieg des systolischen Druckes nochmals verzeichnen (Abb. 36). Die Amplitude zwischen Maximum und Minimum der zyklusabhängigen systolischen Blutdruckschwankung betrug signifikant 5,0% des mittleren systolischen Blutdruckes. Der mittlere diastolische Druck zeigt im Menstruationszyklus erheblich stärkere Schwankungen, und zwar eine statistisch signifikante Amplitudenschwankung von 12,9%. Der arterielle Mitteldruck verhält sich analog. ENGEL [127] fand eine signifikante Abhängigkeit der Amplitude der diastolischen Blutdruckschwankung von

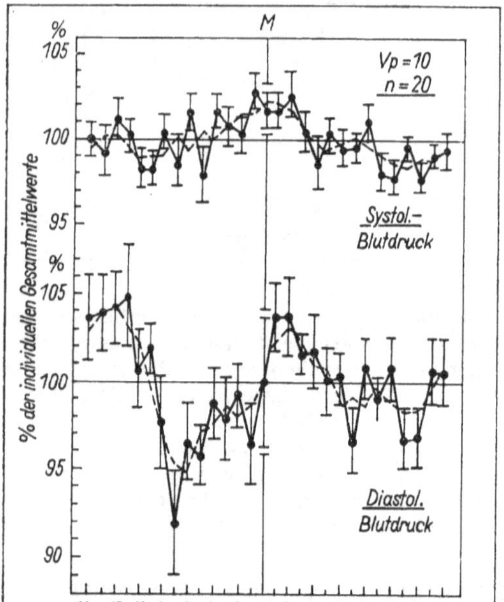

Abbildung 36: Der mittlere Verlauf des systolischen (oben) und diastolischen (unten) Aufwachblutdrucks im Menstruationszyklus in Prozent der individuellen Gesamtmittelwerte von 20 erfaßten Zyklen bei täglicher Selbstmessung. Die punktierte Linie gibt den mittleren Verlauf nach einmaliger Kurvenglättung an (Die Med. Welt, Nr. 12 (1970), 3).

der individuellen Zyklusdauer. Die Amplitude der Blutdruckschwankung zeigt sowohl systolisch als auch diastolisch eine Abhängigkeit von der absoluten Blutdruckmittellage.

Wir haben analog zur ENGELschen Untersuchung in Selbstmessung 18 Hypertonie-Patientinnen untersucht. Ps zeigte: Ausgangslage-Mittelwert Ps 172 ± 7, einen signifikanten menstruellen Anstieg auf 196 ± 8 und einen nicht signifikanten postmenstruellen Abfall von 165 ± 9 mm Hg. Der diastolische Blutdruck in Mittelwerten betrug: Ausgangslage 105 ± 4, menstrueller Anstieg von einer signifikanten Erhöhung auf 18 ± 6 und postmenstrueller Abfall von 100 ± 4 mm Hg. Anders verhielten sich Hypotonikerinnen (n = 22); in Mittelwerten mit der ± Standardabweichung war Ps Ausgangslage 98 ± 5, in der Prämenstruationsphase kein Anstieg, sondern ein nicht signifikanter Abfall von 94 ± 5 und ein unverändertes postmenstruelles Niveau von 95 ± 6. Der diastolische Blutdruck: Ausgangslage 67 ± 3, signifikanter Abfall auf 56 ± 6 und leichter, nicht signifikanter Anstieg auf 62 ± 4 mm Hg.

Unsere Ergebnisse weisen darauf hin, daß die Hypertonikerin in dem Menstruationszyklus reaktiver ist als die Normotonikerin und daß die Hypotonikerin durch den herabgesetzten Sympathikotonus diesen regulativen Schwankungen nicht unterworfen ist und der Blutdruck eher eine diametrale Verlaufstendenz im Vergleich zu Normotonikerinnen und Hypertonikerinnen aufweist. Bei der Hypotonikerin verschlechtert sich die Kreislaufsituation — unserer Beobachtung nach — bis zu Präkollapserscheinungen. Sie ist anscheinend auch in der Menstruationsphase stärker psycho-somatisch beeinträchtigt.

Es wird berichtet von unveränderten Spitzenleistungen bei — allerdings trainierten — Sportlerinnen während des Menstruationszyklus. Jedoch sind dabei keine ausgesprochenen Hypotonikerinnen.

5.8. Die 24-Stundenrhytmik des Blutdruckes

Die Variabilität des Gelegenheitsblutdruckes bei normotonen, hypertonen und hypotonen Menschen wird durch tageszeitliche Einflüsse mitbestimmt. KRÖNIG [252] unterscheidet zwischen Blutdruckverhalten am Morgen, Mittag und Abend und bezeichnet diese Rhythmen als „diurnale". Eine Gegenüberstellung des Tages- und Nachtprofils bezeichnet der Autor als „circadian". Die rhythmischen Abläufe („biologische Uhr") sind von wesentlicher Bedeutung für zahlreiche Funktionen, wobei beim Menschen der 24-Stundenrhythmus eine dominierende Rolle spielt. Im letzten Jahrzehnt ist aus der Klinik bekannt, daß rhythmische Veränderungen des Blutdruckes für die Entstehung von örtlicher Mangeldurchblutung in verschiedenen Organen verantwortlich sind. Schon ältere Erfahrungen der französischen Klinik berichten nach Verlust eines großen Blutvolumens, z.B. nach Operationen oder Blutspenden, über Schlaganfall infolge des Blutdruckabfalls [488]. ZÜLCH und HOSSMANN [515] haben versucht, die „cerebrovaskuläre Insuffizienz" nach Verhalten des Blutdruckes und Entstehung der Hirninsulte in 5 Varianten zu klassifizieren. Es sei hingewiesen auf den Schlaganfall und Herzinfarkt im Moment der „Entspannung" nach längerer psychischer Belastung bzw. auf den „Mitternachtsinsult" [515]. FRANKE hat gezeigt, daß die 24-Stundenrhythmik des Blutdruckes unabhängig von Licht, Mahlzeiten und anderen äußeren Einflüssen weiterläuft. Es ist von Reisenden der transsibirischen Eisenbahn bekannt, daß sie bei ihrer Fahrt trotz Ortszeitänderungen ihren 24-Stundenrhythmus behalten und zur Mittagszeit ihr Frühstück einnehmen. Diese „endogene" Rhythmik paßt sich jedoch nach einer gewissen Zeit dem exogenen Reiz des örtlichen Tag-Nacht-Rhythmus an [468]. Die Steuerung geht wahrscheinlich über das hypothalamische und Hypophysensystem. Interessant ist die Mitteilung von ZÜLCH und HOSSMANN [515] über den Fall eines Mädchens, daß 7 Jahre zuvor durch einen 8-Minuten-Herzstillstand „decerebriert" worden war. Auch sie hatte bei einer allgemein hypotonen Mittellage einen deutlichen Abfall des Blutdruckes zwischen 13.00 und 14.00 Uhr und einen zwischen 21.00 und 3.00 Uhr morgens. Obwohl die Patientin vorübergehend blind und ohne Pupillenreaktion war, hatte sie einen 24-Stundenrhythmus des Blutdruckes wie bei Kreislaufgesunden. Über tageszeitliche auf den Blutdruck wirkende Einflüsse berichtet bereits 1881 ZADECK [512]. Er fand am Nachmittag eine Drucksteigerung gegenüber den morgendlichen Werten von 8 bis 15 mm Hg. Nach den Studien von BROOKS und CARROLL [72] lassen sich Unterschiede von 44,8 mm Hg für den höchsten und niedrigsten Wert in 24 Stunden bei Hochdruckkranken nachweisen. MÜLLER [339] konnte sehr früh zeigen, daß der Blutdruckabfall bei Hypertonikern während der Nacht mit steigendem Tagesdruck wächst. Tagesschwankungen bis zu 70 mm Hg bei essentiellen Hypertonikern fand FAHRENKAMP [130] bei mehrmaligen täglichen Messungen. Die Variabilität des Ruheblutdruckes bei chronischer Nephritis fiel geringer aus. Die höchsten Tageswerte wurden in den Abendstunden registriert [130]. Über größere Blutdruckschwankungen bei Hochdruckkranken sowohl nach unten als auch nach oben berichten auch McWILLIAM [317] und DIEHL [108]. MENZEL [323] führte Blutdruckmessungen bei Hypertonikern unter Berücksichtigung 3 verschiedener Schweregrade durch (Augenhintergrundsveränderungen) und stellte fest: Die Tag-Nacht-Schwankungen bei Hypertonikern sind umso stärker, je höher der mittlere Blutdruck liegt. Die Schwankungsbreite des diastolischen Blutdruckes ist signifikant abhängig vom Lebensalter und keineswegs bei der sogenannten malignen Hypertonie aufgehoben, so daß wir den Ausdruck „fixierte Hypertonie" ablehnen müssen. Auch HAMMARSTRÖM [179] fand, daß die Variabilität des systolischen und des diastolischen Blutdruckes in 24-Stunden-Messung bei Hochdruckkranken mit ausgeprägter Retinopathie größer war als bei solchen mit normalem Fundus. MENZEL u. Mitarb. [323], die das neuro-vegetative Verhalten bei Nacht-Schicht-Arbeitern anhand ihres 24-Stunden-Rhythmus analysiert hatten, fanden, daß der Lebensstil der Großstadt oft im Gegensatz zu den rhythmischen Schwankungen im biologischen Sinne, insbesondere des Herz-Kreislaufsystems, stehen. Eine achtstündige Wechselschicht bei Industriearbeitern blieb ohne Einfluß auf die circadiane Blutdruckrhythmik [323]. Bei Untersuchungen an Hochdruckkranken stellten MENZEL et al. [323] fest, daß die Differenz zwischen höchstem und niedrigstem Blutdruckwert innerhalb 24 Stunden mit dem Lebensalter signifikant zunimmt. Die Autoren haben — wie die meisten anderen auch — nicht die Schweregrade berücksichtigt. Bei Kreislaufgesunden liegt der Tag-Nacht-Rhythmus mit höchsten Werten zwischen 15.00 und 21.00 Uhr und niedrigsten zwischen 0.00 und 6.00 Uhr. Unabhängig von einer „Tagesruhe" ist ein zweites Blutdruckminimum zwischen 12.00 und 14.00 Uhr zu verzeichnen [323]. Die Tag-Nacht-Schwankungen sowohl von Ps wie auch Pd bewegen sich signifikant über dem Tageshöchstwert des Druckes. Der nächtliche Abfall des Blutdruckes erfolgt über eine Minderung des Minutenvolumens und eine Senkung des elastischen Widerstandes. MENZEL [323] machte darauf aufmerksam, daß eine optimale Therapie der arteriellen Hypertonie der Tagesrhythmik angepaßt werden muß, und „die Messung durch eine geübte Schwester ergibt sicher brauchbare Werte als die durch den Arzt".

Nach Einführung von automatischen indirekten Meßmethoden wurde es möglich, die diurnale und circadiane Variabilität des Blutdruckes systematischer zu untersuchen. HINMAN et al. [202], SHAW u. Mitarb. [417] fanden eine Differenz der Tages-Nachtmittelwerte im Durchschnitt von 15,4 zu 9,1 mm Hg bei einer essentiellen Hypertonie und keinen Unterschied bei der malignen Form. RICHARDSON u. Mitarb. [394] registrierten bei einer stündlichen indirekten Blutdruckmessung mit Hilfe einer automatischen oszillographischen Methode sowohl bei 8 Kreislaufgesunden als auch bei 30 Hochdruckkranken einheitlich nachts die tiefsten Werte, wobei in der ersten Schlafstunde ein rascher Blutdruckabfall, dagegen ein langsamer Anstieg bis zum Morgen zu verzeichnen war. Die durchschnittliche Gesamtvariabilität des Blutdruckes (Differenz zwischen mittleren, niedrigen und höchsten Werten innerhalb 24 Stunden) betrug bei den Kreislaufgesunden 31/23, bei den essentiellen Hyertonikern 67 zu 37 mm Hg. Diese Werte variierten in Abhängigkeit vom niedrigsten diastolischen Wert. Die Variabilität bei sekundären Hypertonien war mit 35/9 mm Hg geringer. Die Patienten bei RICHARDSON [394] waren allerdings schon älter, und die Schweregrade sind nicht genau präzisiert. Bei einer zusätzlichen Basisdruckbestimmung zeigte es sich, daß der niedrigste 24-Stundenwert nicht dem „Gelegenheitswert" (Casual) entsprach [394]. BOCK und KREUZENBECK [51] haben mit einer automatischen indirekten Methode in 15-Minuten-Abständen bei Blutdruckgesunden sowie bei Patienten mit einem labilen und stabilen Hypertonus den Tag-Nacht-Rhythmus registriert. Sie fanden einen geringen Abfall um die Mittagszeit sowie eine deutliche Blutdrucksenkung ca. 2 bis 3 Stunden nach dem Einschlafen. Die maximalen Blutdruckdifferenzen betrugen bei Kreislaufgesunden 26/14, bei Patienten mit labilem Hypertonus 50/26 und bei solchen mit stabiler Hypertonie 45/20 mm Hg. Eine deutliche Zweigipfligkeit der Summationskurve fanden ZÜLCH und HOSSMANN [515] beim stündlichen Messen des systolischen und diastolischen Druckes von 120 kreislaufgesunden Probanden. Die Blutdruckmaxima lagen bei 10.00 bis 12.00 Uhr und bei 18.00 Uhr, die Minima bei 13.00—14.00 Uhr und 3.00 Uhr.

Abbildung 37 zeigt nach ZÜLCH und HOSSMANN [515] die Summationskurve der Blutdruckverläufe von Hypo- und Hypertonikern, bei denen bei den kleinen numerischen Werten in den hypertonen Kurven die geringen Schwankungen untergehen. Die Autoren haben dann eine Modulation vorgenommen [Abb. 38] und die Kurven so übereinandergelegt, daß ihr Mittelwert in gleicher Höhe liegt. Die Modulation jeder der Kurven ist derart, daß die maximalen Ausschläge für beide Kurven gleich sind. ZÜLCH und HOSSMANN [515] fanden auch Beziehungen zu einer rhythmischen Zu- und Abnahme der Leistungsfähigkeit, die sie als „Biotonus" bezeichnen. Abbildung 39 zeigt eine schematische Darstellung der Schwankungen

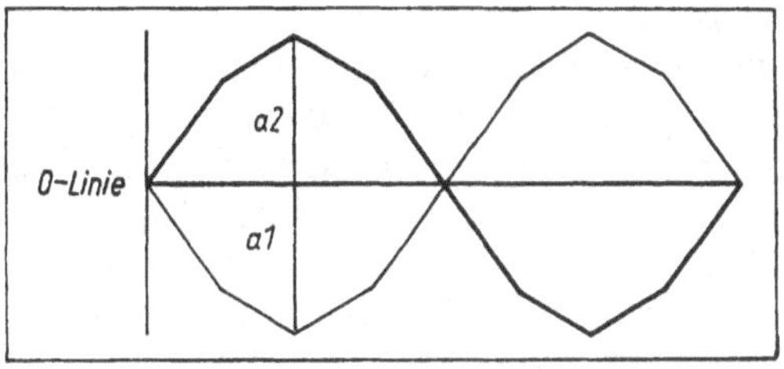

Abbildung 38: Modulation der Summationskurve der Blutdruckverläufe von Hyper- und Hypotonikern (nach ZÜLCH und HOSSMANN).

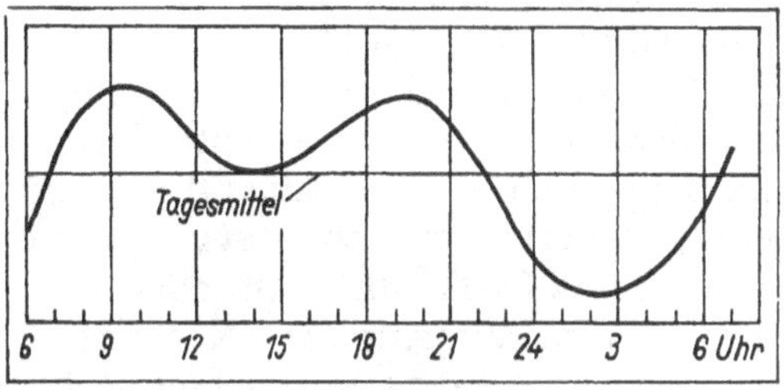

Abbildung 39: Schematische Darstellung der Schwankungen der physiologischen Leistungsbereitschaft um das Tagesmittel im Laufe von 24 Stunden (nach GRAF).

der physiologischen Leistungsbereitschaft im Laufe von 24 Stunden nach GRAF [162]. BJERNER et al. [41] haben in Schweden 175000 geistige Fehlleistungen in einem Gaswerk nach den Tagesstunden aufgegliedert. Diese waren weder vom Arbeitsbeginn noch von der Schicht, sondern lediglich von der Tageszeit abhängig. Nach den Ausführungen von GRAF [162] sehen wir eine ausgesprochen hohe Breite der Leistungsfähigkeit um 9.00 und 19.00 Uhr und einen Tiefstand um 24.00 und 3.00 Uhr. ZÜLCH und HOSSMANN [515] konstatierten bei dem Verlauf des mittleren Blutdruckes eine fast genaue Blutdruckkurve, die den Schwankungen der Leistungsfähigkeit nach GRAF [162] entspricht. Diese Beobachtung konnten wir auch bei Normo- und Hypertonikern bestätigen, sowohl bei Selbst- als auch bei Fremdmessung, wobei die nächtlichen Selbstmessungswerte mit einer beträchtlichen Fehlerbreite durch das Wecken der Patienten behaftet sind (Abb. 40). Dagegen bewegte sich bei 50 Hypotonikern der

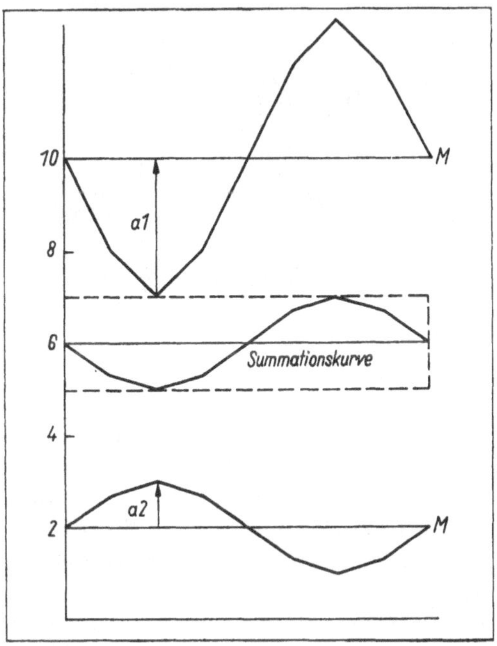

Abbildung 37: Summationskurve der Blutdruckverläufe von Hyper- und Hypotonikern (nach ZÜLCH und HOSSMANN).

arterielle Mitteldruck in der 6. und 10. Stunde in niedrigen Bereichen, um dann gegen 12.00-Uhr im Vergleich zum Ausgangswert signifikant anzusteigen. Die Senkung um 14.00 Uhr bei den Normotonikern und Hypertonikern war bei den Hypotonikern nicht signifikant und geringer, um dann bis 22.00 Uhr eine kontinuierliche signifikante Erhöhung zu erreichen, die — ähnlich wie bei den Normo- und Hypertonikern — bis in die Morgenstunden langsam abfällt. Der Kurvenverlauf bei den Hypotonikern hat fast eine Sinusform, und die Schwankungen sind nicht so ausgeprägt wie bei Normo- und Hypertonikern. Abbildung 41 zeigt bei 74 Hypertonikern in Fremdmessung (Schweregrad I—IV) die 24-Stunden-Kurve mit einem Minimum am Nachmittag zwischen 13.00 und 15.00 Uhr und nachts zwischen 23.00 und 2.00 Uhr und mit Spitzen zwischen 11.00 und 12.00 Uhr und um 19.00 Uhr. Bezogen auf den 24-Stunden-Mittelwert sowie auf den niedrigsten und höchsten Tageswert, sind diese Schwankungen signifikant (r = 0,356, Sicherungswahrscheinlichkeit 99,1%).

Die Tag- und Nachtschwankungen des Blutdruckes sind umso stärker, je höher der Druck im Mittel liegt. Bei 36 Patienten — ebenfalls Stadium I—IV — verliefen in Selbstmessung die Schwankungen analog zur Fremdmessung, wobei Ps um 8—14 und Pd von 5—10 mm Hg niedriger lagen als bei der Fremdmessung. Da es sich nicht um dieselben Probanden handelt, ist eine statistische Verifizierung nicht angebracht. Die Nachtwerte sind durch die Umständlichkeit des Wachwerdens usw. bei der Selbstmessung — außer in Einzelfällen — nicht überzeugend repräsentiv; hier ist die direkte Methode nach Krönig überlegen.

Die circadianen Schwankungen des Blutdruckes beim Hypertoniker Schweregrad IV sind geringer als bei I—III.

Die Leistungsfähigkeit und ihre Rhythmik beziehen sich nicht nur auf die Physis, sondern auch auf die geistige Tätigkeit, außerdem nicht nur auf das Herz-Kreislaufsystem, sondern ebenfalls auf andere vegetative Funktionen. Je höher die absoluten Mittelwerte des Blutdrucks, desto größer ist auch die Schwankung. Deshalb sehen wir bei den Hypotonikern in der Regel eine geringere Differenz zwischen dem maximalen Blutdruckwert am Abend und den minimalen Werten in den frühen Morgenstunden als bei den

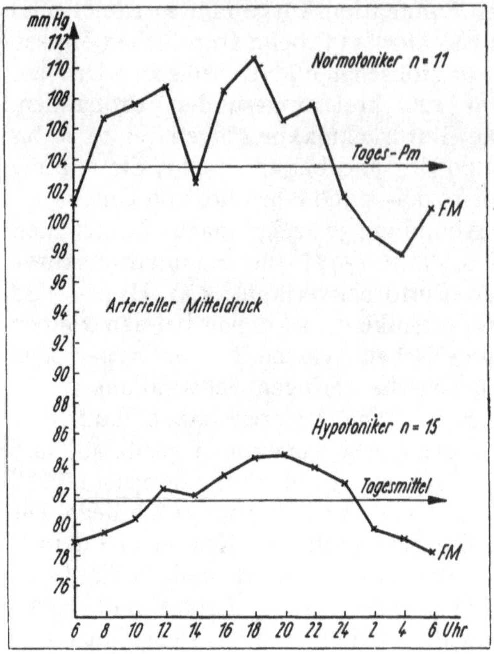

Abbildung 40: 24-Stunden-Rhythmus bei Normo- und Hypotonikern, dargestellt am arteriellen Mitteldruck.

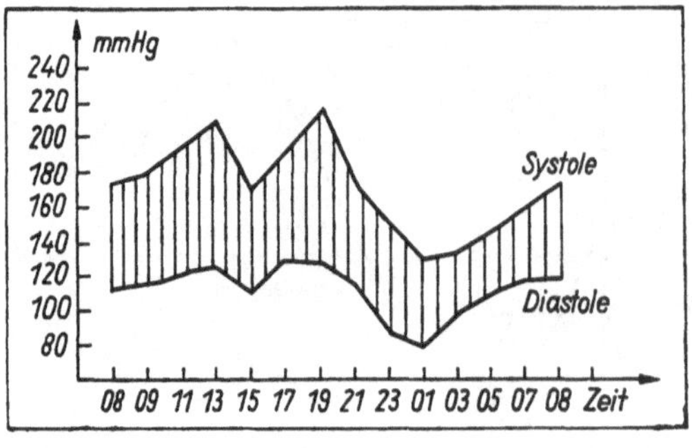

Abbildung 41: Ps und Pd im 24-Stundenrhythmus bei Hypertonikern.

Hypertonikern. Alle Untersuchungen des Blutdrucks mit ihrer Schwankungsvariabilität sind Mittelwerte.

Littler u. Mitarb. [267] fanden bei jeweils 8 behandelten und unbehandelten Hochdruckkranken mittels der kontinuierlichen intraarteriellen Messung Unterschiede der mittleren Tag- und Nachblutdrucke von 25/9 12,0 bzw. 30,4/14,7 mm Hg. Es muß festgestellt werden, daß diese Werte im Mittel signifikant niedriger (systolisch um 10 und diastolisch um 8 mm Hg) liegen als die Werte durch die indirekte Meßmethode. Krönig [252] hat an 102 Hypertonikern (WHO I, II und III) eine 25stündige Blutdrucktelemetrie-Langzeitmessung durchgeführt. Er hat seine Blutdruckwerte an „numerischen Untersuchungsphasen" am Morgen von 8.00—9.00 Uhr, am Mittag zwischen 13.00 und 14.00 Uhr und am Abend von 18.00 bis 19.00 Uhr untersucht. Außerdem berechnete er den mittleren „Schlafblutdruck" und einen Ruhewert. Krönig [252] fand, daß bei allen 3 Stadien der diurnale und circadiane Blutdruckrhythmus in Ruhe einen diskreten Abfall in den Mittagsstunden zeigt (außer systolischer Mittelwert bei WHO III-Patienten), den höchsten Wert am Abend und einen deutlichen Rückgang zu niedrigsten Blutdruckwerten im Schlaf. Die Unterschiede sind signifikant. Die Blutdruckprofile aus Entspannungs- und Schlafwerten waren nach Krönig [252] für alle 3 Patientengruppen systolisch und diastolisch im Verlaufe nahezu parallel. Sogar im WHO-Stadium III fand er noch einen Tag-Nacht-Rhythmus mit einem niedrigsten Schlaf-Blutdruckwert. Für die Patienten von WHO I waren Werte des Blutdruckprofils in Ruhe normal. Die Entspannungswerte reichen nach seinen Untersuchungen im Mittel bis systolisch 128,4 und diastolisch 78,4 mm Hg. Bei diesen Patienten (WHO I) tritt erst dann eine Hypertonie zutage, wenn sie einem physischen Streß unterzogen werden. Die Patienten nach WHO II zeigen einen Entspannungswert im Mittel systolisch 159,8 und diastolisch 91,8 mm Hg, liegen also im hypertensiven Bereich oder gehören zu einer Borderline-Hypertonie. Bei diesem Kollektiv beträgt der minimale Blutdruck im Schlaf 130,6/78,4 mm Hg, d. h. er befindet sich im normotensiven Bereich, und der mittlere Schlafblutdruck bewegt sich mit 140,7/89,0 mm Hg im Grenzbereich. Krönig [252] stellt fest, daß im Stadium WHO I und II der Tag-Nacht-Rhythmus voll erhalten ist und auch normotensive Werte erreicht. Erst mit dem Erwachen kommt es zu einer Wiedererlangung der hypertensiven Blutdruckgrenze. Die Hypertoniker vom Stadium III zeigen nach Krönig [252] generell ein hypertensives Niveau. Der niedrigste Schlafwert bei Hypertonikern III beträgt nach der direkten telemetrischen Methode nach Krönig durchschnittlich 173,/102,9 mm Hg. Der mittlere Schlafblutdruck von 196,2/115,4 mm Hg unterscheidet sich nicht mehr von den Entspannungswerten am Tage. Diese Patienten haben also permanent hypertensive Blutdruckwerte und kommen kaum zu einer echten Entspannung bei Beibehaltung der üblichen Rhythmik. Krönig [252] kommt durch seine exakten Untersuchungen zu der Schlußfolgerung, daß am Ende der Nachtphase bei Patienten des WHO-Stadiums III der gesamte periphere Widerstand höher liegt als in einer Entspannungsphase nach der üblichen körperlichen Belastung am Tage.

Abbildung 42 zeigt nach Krönig den diurnalen und circadianen Rhythmus des Ruhe-Blutdrucks, getrennt für die 3 Kollektive von Hochdruckkranken der WHO-Klassifikation I, II und III. Aus jeder seiner normierten Perioden ist zu entnehmen: der Ruheblutdruck als Entspannungswert, die Tagesschwankungen, ferner der niedrigste Blutdruck im Schlaf sowie der mittlere Schlafblutdruck. Die Signifikanzen nach Krönig beziehen sich außerdem auf den Unterschied der Werte zwischen den einzelnen WHO-Stadien

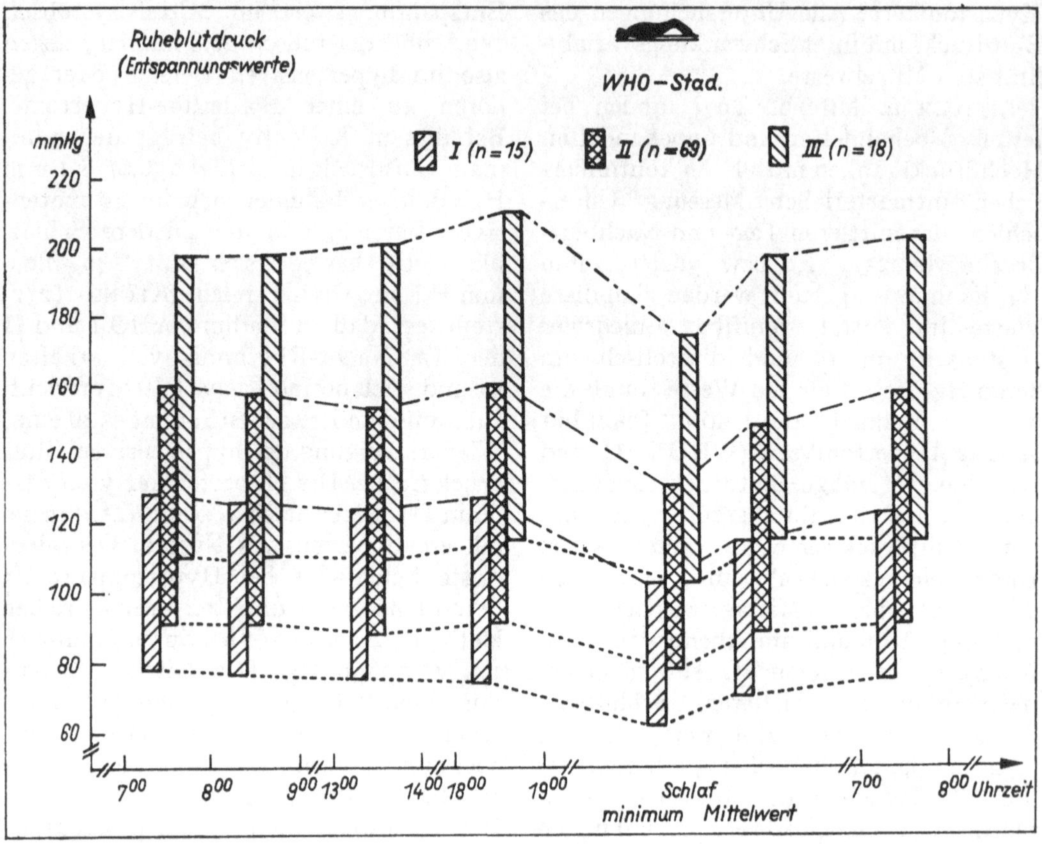

Abbildung 42: Mittelwerte verschiedener Ruhe-Blutdrucke bei Hochdruckkranken der WHO-Stadien I, II und III; Ergebnisse aus einer 25stündigen Blutdruck-telemetrischen Langzeitmessung (nach Krönig: Blutdruckvariabilität bei Hochdruckkranken, Dr. A. Hüthig-Verlag, Heidelberg 1976, S. 115).

zum jeweils selben Untersuchungszeitpunkt.

Wir haben unsere Stadien I–IV auf WHO I, II und III verteilt und in Selbstmessung den Tag-Nacht-Rhythmus des Blutdruckes ausgewertet. Dies erfolgte, um einen annähernd möglichen Vergleich mit den Ergebnissen von Krönig [252] zu erreichen. Es handelt sich um 21 Patienten WHO I, 24 WHO II und 18 WHO III (Tab. 16).

Der 24-Stundenverlauf entspricht den schon erwähnten Angaben in der Literatur. Die Werte zwischen 22.00 und 3.00 Uhr sind systolisch signifikant niedriger als im Vergleich zur Ausgangslage. Zwischen 12.00 und 14.00 Uhr ist bei allen Patienten eine Senkung sowohl des systolischen als auch des diastolischen Druckes zu verzeichnen, ohne – wie auch in den übrigen Stunden – eine Signifikanz zu erreichen. Es ist festzustellen, daß Patienten WHO I sich im Normbereich bewegen, die im Stadium II im Borderline-Bereich und im Stadium III sowohl systolisch als auch diastolisch hypertensiv sind. Es sei darauf hingewiesen, daß es sich hier – ähnlich wie bei den Ergebnissen von Krönig – um mehr oder weniger Ruhe-Werte handelt, d. h. mindestens 30 minütiges Liegen zur Zeit der Tagesmessungen. Es handelt sich also nicht um einen „Alltagsdruck“.

Tabelle 16: Der 24-Stundenrhythmus des Mittelwertes des systolischen und diastolischen Blutdruckes bei WHO-Stadium I, II und III mit ± Standardabweichungen.

Zeit	ps			pd		
	I	II	III	I	II	III
7.00– 8.00	122,3 ± 13,6	149,7 ± 11,8	186,4 ± 14,4	75,3 ± 9,8	88,7 ± 11,3	105,6 ± 9,4
8.00–10.00	124,3 ± 11,7	151,5 ± 16,3	190,4 ± 14,3	77,2 ± 7,4	90,6 ± 8,8	108,4 ± 10,3
12.00–14.00	116,7 ± 12,4	144,5 ± 10,3	186,7 ± 11,9	73,4 ± 9,8	83,6 ± 8,7	104,5 ± 10,3
17.00–19.00	125,8 ± 11,7	152,6 ± 13,2	197,4 ± 12,6	76,8 ± 8,5	91,4 ± 9,7	112,6 ± 9,4
22.00– 3.00	108,3 ± 9,1	135,5 ± 9,7	177,6 ± 10,3	68,4 ± 7,9	82,3 ± 8,2	96,2 ± 7,9
5.00– 7.00	121,5 ± 12,9	145,6 ± 10,4	184,7 ± 11,2	76,4 ± 9,8	90,3 ± 9,8	107,5 ± 8,9

Die Patienten des Stadiums I und II liegen bei psychischen oder physischen Belastungen im Grenz- oder manifesten Hypertoniebereich. Wenn auch der Vergleich mit den Ergebnissen von KRÖNIG durch die Inhomogenität der Probanden nicht als absolut stichhaltig gelten kann, so können wir trotzdem die Feststellung machen, daß die systolischen Werte in Selbstmessung durchschnittlich um 5 bis 9 mm Hg niedriger liegen und die diastolischen um 3–6 mm Hg als bei der invasiven Druckmessung nach KRÖNIG [252] [301] [302] [303].

5.9. Vegetative Funktionen und Blutdruck

Das Problem der Blutdruckvariabilität konnten wir mit unseren Probanden nicht befriedigend genug bearbeiten. Wir weisen auf die Arbeiten von HOFF [204], BYKOW [82], BULIGIN [78], TSCHERNIGOVSKI [480], BYKOW u. KURZIN [83] hin, welche die Beteiligung des Herz-Kreislauf-Systems, insbesondere des Blutdruckes, bei vegetativen Dysregulationen untersuchten. Es ist das Verdienst der sowjetischen Schule, im Experiment und in der Klinik den Einfluß interorezeptiver Reize auf die Herz-Kreislauf-Regulation eingehend bearbeitet zu haben. In unseren Angaben beschränken wir uns auf die allgemeinen Schwankungen des Blutdruckes in Selbst- und Fremdmessung bei Hyper- und Hypotonikern, ohne die Schweregrade zu differenzieren. Das Material ist teilweise zu gering, um statistisch verifizierte Schlußfolgerungen zu ziehen, wobei wir darauf hinweisen möchten, daß der Schweregrad der Hyper- und Hypotonie nicht ohne Bedeutung ist.

5.9.1. Der Blutdruck nach Nahrungsaufnahme

Bei kleinen Mahlzeiten verzeichnen wir sowohl bei Hyper- als auch bei Hypotonikern einen Anstieg des Blutdruckes. Dieser ist bei Hypertonikern beträchtlich hoch, systolisch bis 40 und diastolisch bis 21 mm Hg signifikant. Bei Hypotonikern ist die Blutdruckanhebung deutlich, erreicht jedoch keine Signifikanz. 10 Minuten vor einer Hauptmahlzeit (Mittagessen) und während des Essens registrierten wir bei 14 Hypertonikern der Stadien I—II nach NITSCHKOFF u. BAUMANN in Selbstmessung einen Anstieg des systolischen und diastolischen Blutdruckes. 10—20 Minuten nach der Mahlzeit kommt es zu einer signifikanten Abnahme sowohl des systolischen als auch des diastolischen Blutdruckes (systolisch von 210 auf 160, diastolisch von 110 auf 85 mm Hg), die ungefähr 15 Minuten anhält, um dann binnen einer halben Stunde die tageszeitliche Ausgangslage zu erreichen. Wir haben früher auch in Fremdmessung bei 48 Hypertonikern der Stadien I—III dieselben Untersuchungen durchgeführt [346] und fanden ähnliche Veränderungen. Die Amplitude nahm auch nach der Hauptmahlzeit zu und erreichte schneller als bei Selbstmessung die Ausgangslage. Bei Hypotonikern (n = 11) in Selbstmessung konnte dieselbe Tendenz von Ps und Pd beobachtet werden, jedoch ohne Signifikanzen. Das Erreichen der Ausgangslage nach der Hauptmahlzeit dauert fast doppelt so lange wie bei den Hypertonikern.

5.9.2. Füllungsdruck der Blase und Blutdruck

Beim erhöhten künstlichen und natürlichen Füllungsdruck der Blase fanden wir bei 32 Hypertonikern der Stadien I, II und III (n = 14 in Fremdmessung, n = 18 in Selbstmessung) einen nicht signifikanten geringen Anstieg des systolischen und diastolischen Blutdruckes. Nach Entleerung kam es bei 18 (52,9%) Probanden zu einem deutlichen Abfall des systolischen (zwischen 10 und 18 mm Hg) und diastolischen (zwischen 6 und 13 mm Hg) Blutdruckes. Die übrigen 14 Probanden (47,1%) zeigten eine schwankende Variabilität des Blutdruckes im Normalbereich. Ein Rückgang zur Ausgangslage war in 5—12 Minuten zu verzeichnen. Bei 21 Hypotonikern (n = 6 in Fremdmessung und n = 15 in Selbstmessung) zeigte der Blutdruck bei vermehrter Füllung der Blase einen Anstieg des systolischen Blutdruckes um durchschnittlich 9 mm Hg und des diastolischen um 6 mm Hg, ohne eine Signifikanz zu erreichen. Nach Entleerung war sofort die Ausgangslage festzustellen. Die leichte Blutdruckerhöhung während der Füllung war verbunden mit einer Herzfrequenzzunahme von 12—16 Schlägen pro Minute.

5.9.3. Blutdruck und rektaler Füllungsreiz

Bei 12 Hypertonikern Stadium I—III registrierten wir den Blutdruck in Fremdmessung während einer 3—5minutigen Erhöhung des Druckes im Rektum, die wir mit Hilfe eines Gummiballs hervorgerufen hatten. Dabei kam es zu einer signifikanten Erhöhung des systolischen (18 bis 22 mm Hg) und einer nicht signifikanten Zunahme des diastolischen Druckes um 8 mm Hg. Nach Druckentlastung stellte sich schnell die Ausgangslage ein. Bei dieser Manipulation ist ein emotionaler Faktor neben den interorezeptiven Mechanismen anzunehmen. Bei Hypotonikern (n = 9 in Fremdmessung) fand sich eine signifikante Abnahme des systolischen Blutdruckes und eine nicht signifikante des diastolischen, wobei von 12 Probanden bei 3 (25%) Kollapserscheinungen auftraten mit Tachykardie und Schweißausbruch und signifikanter Abnahme des systolischen und diastolischen Blutdruckes. Selbstmessungen liegen nicht vor.

5.9.4. Rektoskopie und Blutdruck

Bei 11 Hypertonikern Stadium I, II und III, bei denen diagnostisch eine Rektoskopie durchgeführt wurde, kam es zu einer signifikanten Zunahme des systolischen (bis 26 mm Hg) und diastolischen (11 mm Hg) Blutdruckes, die bis 20 Minuten nach dem Eingriff noch andauerte.

Bei 8 Hypotonikern war die Rektoskopie verbunden mit einer Abnahme sowohl des systolischen (16 mm Hg) als auch des diastolischen (9 mm Hg) Blutdruckes, bei 3 Probanden traten Präkollapserscheinungen mit signifikanter Abnahme von Ps (von 105 auf 89 mm Hg) und Pd (von 74 auf 61 mm Hg) auf.

5.9.5. Laparoskopie und Blutdruck

Bei 28 Patienten, die einen Hypertonus I III hatten und sich einer Laparoskopie unterziehen mußten, zeigte der Blutdruck sowohl systolisch (um 30 mm Hg) als auch diastolisch (um 12 mm Hg) eine Senkung bei 13 Probanden (46,4%). 6 Patienten (21,4%) zeigten einen Anstieg von Ps (um 24 mm Hg) und Pd (um 13 mm Hg), und bei den restlichen 9 Patienten (32,1%) waren keine eindeutigen Blutdruckschwankungen zu verzeichnen.

11 Hypotoniker wiesen sowohl systolisch (um 16 mm Hg) als diastolisch (um 8 mm Hg) eine signifikante Senkung während der Laparoskopie auf, 2 davon hatten Symptome eines Präkollaps. Bei einem kam es zu einem kurzen Herzstillstand.

5.9.6. Koitus und Blutdruck

Soweit die Angaben durch unsere Probanden in Selbstmessung verwertbar sind, können wir mit Vorbehalt folgendes feststellen: 19 Hypertoniker der Stadien I bis III — 8 Frauen und 11 Männer — berichten über einen signifikanten Anstieg sowohl des systolischen (um 34 mm Hg) als auch des diastolischen (um 16 mm Hg) Blutdruckes. Die Angaben variieren mit der zeitlichen Formulierung „kurz vor" und „während", wobei wir unter „während" offensichtlich „kurz danach" zu verstehen haben. 10—20 Minuten nach dem Koitus werden nicht signifikante niedrigere systolische (um 12 mm Hg) und diastolische (um 7 mm Hg) Werte angegeben. Die Hypertoniker als bewußte Risikopersönlichkeiten stellen in der Sprechstunde oft die Frage nach Bedeutung und Gefahren in ihrem Intimverhalten. Bei Hypertonikern Stadium I und II mit Konflikten in ihrem Intimerlebnis (z.B. Koitus interruptus) werden systolische Anstiege bis 70 und diastolische bis 26 mm Hg angegeben. Die Hälfte der Hypertoniker berichten über Mißempfindungen und Unwohlsein nach dem

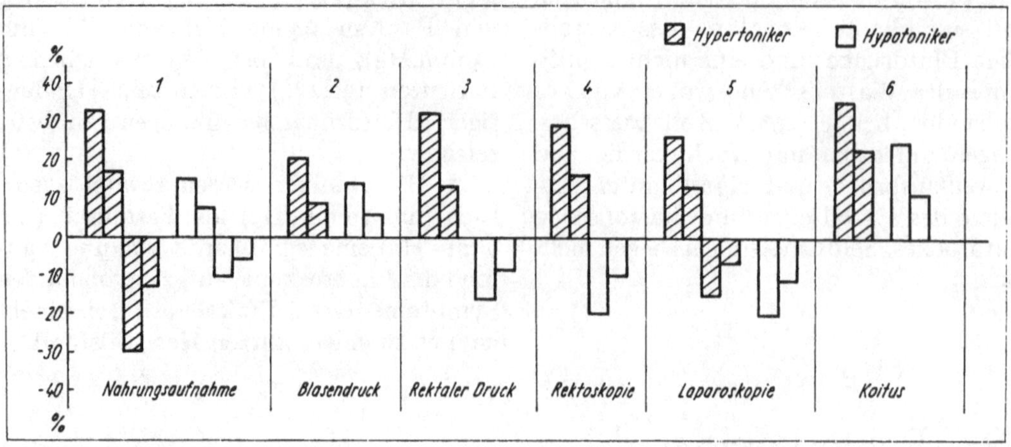

Abbildung 43: Prozentuale Blutdruckschwankungen bei Hyper- und Hypotonikern in verschiedenen vegetativ-reaktiven Situationen.

Koitus. 8 Hypotoniker berichten während und nachher über einen Anstieg sowohl des systolischen (um 18 mm Hg) als auch des diastolischen (um 10 mm Hg) Blutdruckes. Diese Anstiege erreichten Normalbereiche des Blutdruckes und klangen langsam in ca. 30—40 min. ab. Eine Exploration von 46 Hypotonikern (20 Männer und 26 Frauen) ergab bei fast allen ein „Wohlbefinden" mit Hinweis auf Tachykardien.

In Abbildung 43 werden die prozentualen Schwankungen des Blutdruckes bei den von uns registrierten Situationen dargestellt.

5.10. Die arterielle labile Hypertonie und Hypotonie

5.10.1. Die „echte" labile Hypertonie

Zur Abgrenzung der Borderline-Hypertonie zeichnet sich die „echte" labile arterielle Hypertonie durch Schwankungen zwischen normotonen und hohen systolischen und diastolischen Werten aus. Eine Klassifizierung dieser Form ist eher durch die WHO-Stadien als durch andere möglich. Wir finden schwere labile Hypertonien mit und ohne Organschädigungen. Das sind Hypertoniker, die sich schwer therapeutisch beeinflussen lassen und deren 24-Stunden-Rhythmus in den meisten Fällen nicht wie vorher besprochen abläuft. Manche dieser Hypertoniker bewegen sich zeitweise an der oberen Borderline-Grenze, haben jedoch unter bestimmten psychischen oder physischen Belastungen enorme Blutdrucksteigerungen. Tourniaire et al. [478, 479] haben die Hämodynamik solcher Fälle untersucht, jedoch ist die Zahl der Patienten zu gering und die Schweregrade blieben unberücksichtigt, um allgemeine Schlußfolgerungen ziehen zu können. Sie fanden in dieser Gruppe eine potentielle Zunahme des peripheren Widerstandes, eine erhöhte Plasma- und Renin-Aktivität, insbesondere unter Orthostase, und bei einigen Patienten eine Zunahme des Blutvolumens. Es ist jedoch nicht gleichgültig, in welchen Phasen diese Untersuchungen vorgenommen wurden. Die Autoren postulieren eine Hyperaktivität des neuroadrenergen Systems bei der labilen

Hypertonie und schließen sich der Meinung von GALLVARDIN [151] an, daß es sich bei diesen Patienten um eine Hyperkinese handelt durch eine dominierende Aktivität der adrenergen Rezeptoren. Eine Stimulation der Alpha- und Beta-Rezeptoren führt schnell zu einer Hyperkinetik und einem langsamen Anstieg des peripheren Widerstandes. Die französische Schule findet auch bei den meisten Patienten ein normales hämodynamisches Verhalten [478, 479]. Ein Vorkommen dieser labilen Hypertoniker ergibt bei unserer Analyse in 3 verschiedenen Einrichtungen 16—25% aller in Behandlung stehender Hypertoniker. Ein Teil dieser Patienten hat nur in der Sprechstunde einen hohen Blutdruck. Selbstmessungen zeigen, daß sie innerhalb ihres Alltagsmilieus, wenn nicht besondere Belastungen vorliegen, meist normale Werte um 140/80 mm Hg haben. Hypertone Krisen, welche die Patienten ziemlich genau beschreiben, entsprechen nicht denen eines Phäochromozytoms, das jedoch trotzdem klinisch ausgeschlossen werden muß. Gerade bei dieser Hypertonieform ist das Blutdruckprofil von besonderer Bedeutung, das entweder stationär klinisch, aber noch besser durch Selbstmessung erfaßbar ist. Die Behauptung, daß die labile Hypertonie des Jugendlichen oft Folge einer organischen Erkrankung ist und seltener beim Erwachsenen vorkommt [272] bestätigt sich in unserem Material nicht. Es sei darauf hingewiesen, daß einseitige Pyelonephritiden und Fehlbildungen im Bereich des kardiovaskulären Systems zu einer labilen Hypertonie führen können. Eine diagnostische Klärung ist notwendig. Bei genauer Exploration der Patienten finden wir oft als Ursache ihrer Krisen psychische Faktoren. Die labile Hypertonie bei Jugendlichen soll nach unserer Erfahrung nicht gleich medikamentös behandelt werden, sondern es ist für eine vernünftige Lebensführung Sorge zu tragen, und die Patienten sollten 3—5 Jahre beobachtet werden, evtl. vorübergehend mit Selbstmessung des Blutdruckes. Die Kreislauflabilität kann bei Jugendlichen mit Beendigung des Wachstums wieder verschwinden. Es ist nicht geklärt, wie weit jugendliche labile Hypertonien Vorläufer einer essentiellen Hypertonie im späteren Lebensalter sind bzw. es zu einer Spontanheilung kommt [122, 149]. KUCHEL et al. [253] sprechen bei dieser Hochdruckform von einer „labilen hyperkinetischen Hypertension".

Wir haben aus 3 verschiedenen medizinischen Einrichtungen 156 labile Hypertoniker untersucht. Davon waren 69 (44,2%) Frauen und 87 (55,7%) Männer. Eine Altersverteilung ergab vom 18.—29. Lebensjahr 65 Fälle (41,6%), vom 30. bis 49. Lebensjahr 60 Fälle (48,5%), vom 50.—59. Lebensjahr 22 Fälle (14,1%), vom 60.—69. Lebensjahr 9 Fälle (5,7%). Bei einem Teil der Probanden handelt es sich wahrscheinlich um ein hyperkinetisches Herzsyndrom. Ob dieses ein Initialstadium einer essentiellen Hypertonie ist, mag dahingestellt sein. Bei einer 6-jährigen Beobachtung von 52 labilen Hypertonikern erwiesen sich in Selbstmessung 13 (25%) als Normotoniker. Wahrscheinlich handelt es sich bei einem Teil der Patienten, mehr bei den jüngeren, um reaktive situationsbedingte Blutdruckanstiege.

Abbildung 44 zeigt den Blutdruckverlauf, gemessen jeden 3. Tag, bei 22 „echten" labilen Hypertonikern, 12 Frauen und 10 Männern, in Selbst- und Fremdmessung. Die Blutdruckregistrierung ist jeweils vormittags zwischen 9.00 und 11.00 Uhr durchgeführt worden. Wir sehen einmal, daß im Laufe der Meßwiederholungen sowohl bei der Fremd- als auch bei der Selbstmessung die systolischen Werte schwach signifikant und die diastolischen nicht signifikant im Vergleich zur Ausgangslage abnehmen, und zwar ab 12. Tag. Die Fremdmessung zeigt eine typische Blutdruckdynamik. Die Werte bei der Selbstmessung bewegen sich ab 6. Tag im Borderline-Bereich. Bezogen auf die

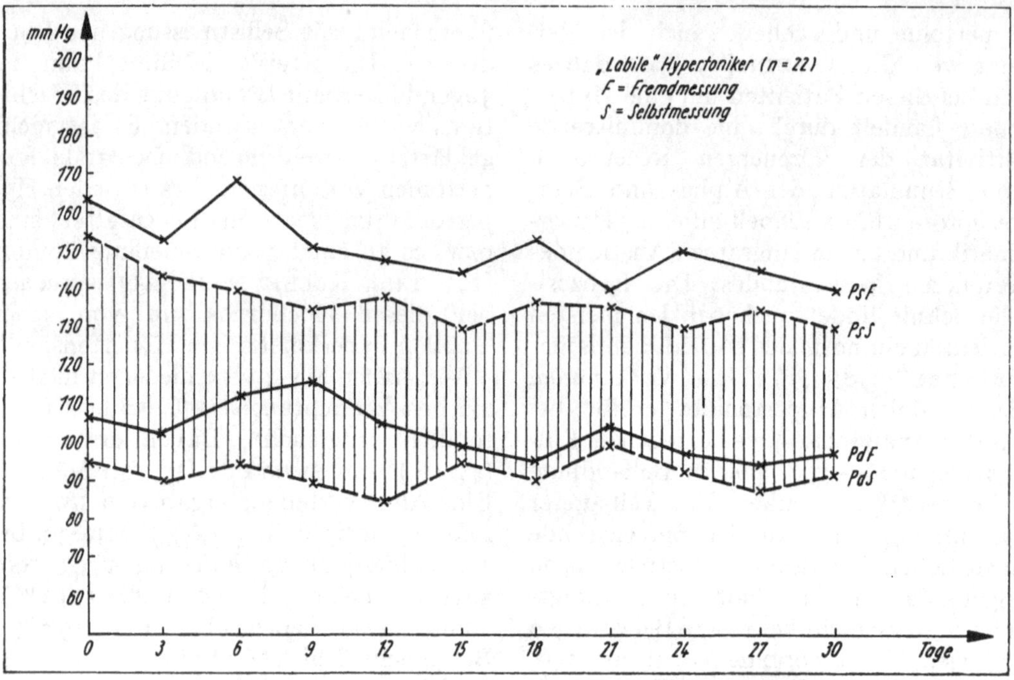

Abbildung 44: Blutdruckverlauf bei labilen Hypertonikern in Selbst- und Fremdmessung (Arzt) innerhalb von 30 Tagen.

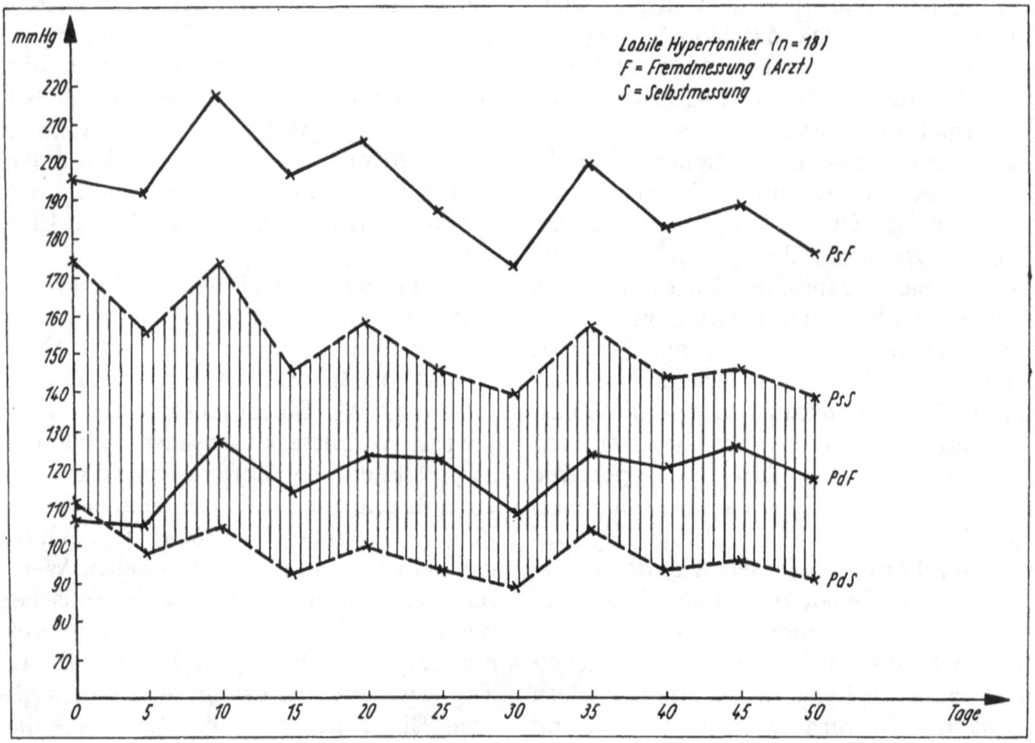

Abbildung 45: Labile Hypertoniker Stadium II und III in Selbst- und Fremdmessung innerhalb von 50 Tagen.

Ausgangslage und im Vergleich zur Fremdmessung, sind diese am 6., 9., 24. und 30. Tag signifikant niedriger. Das Verhalten der Blutdruckdynamik fordert auch therapeutische Konsequenzen. Ein Teil der labilen Hypertoniker wird durch den oft ungünstigen „Gelegenheitshochdruck" meistens nach einer oder zwei ärztlichen Druckmessungen übertherapiert.

Ein anderes Bild (Abb. 45) zeigt bei 18 labilen Hypertonikern Stadium II und III nach NITSCHKOFF/BAUMANN — 10 Frauen u. 8 Männer im Alter von 25 bis 47 Jahren — das unterschiedliche Verhalten des systolischen und diastolischen Blutdruckes bei Fremd- und Selbstmessung. Hier schwanken die Hochdruckkranken zwischen sehr hohen und fast normalen Blutdruckwerten und bewegen sich nicht wie bei der vorherigen Gruppe um die Borderline-Werte. Die alle 5 Tage erfaßten Mittelwerte zeigen bei der Fremdmessung von der Ausgangslage signifikante Schwankungen mit einem Anstieg bis 28 mm Hg und einem Abfall von 19 mm Hg. Nach dem 10. Tag ist eine Tendenz zu einer gewissen Abnahme des Blutdruckniveaus zu verzeichnen. Der diastolische Blutdruck zeigt teilweise signifikante Anstiege zwischen 10 und 15 mm Hg. Die Selbstmessung ergibt eine ähnliche Labilität wie die Fremdmessung, liegt jedoch systolisch um 32 mm Hg signifikant niedriger. Der diastolische Druck liegt um 18 mm Hg signifikant niedriger als die Fremdmessung. Dazwischen finden wir um den 15., 23. bis 35. Tag, sowie 50. Tag nur bei der Selbstmessung noch Borderline- oder normotone Werte. Die labilen Hypertoniker sind mitunter therapeutisch schwer einstellbar, da die „Arztwerte" so gut wie immer höher liegen als die „Haus"-Werte. Hier ist eine besondere Indikation zur Selbstmessung gegeben. Sie lassen sich nur durch die individuelle Blutdrucktageskurve (evtl. auch Nachtwerte) in Selbstmessung genau erfassen und bedürfen auch einer entsprechenden individuellen Therapie.

Es sei ein Fall demonstriert von einer 39jährigen intelligenten Patientin, Buchhalterin, mit normalen Laboruntersuchungen, geringer Linkshypertrophie des Herzens, die sich als eine schwer einstellbare labile Hypertonikerin erwies (Abb. 46). Wir sehen, daß hier der Tag-Nacht-Rhythmus abweicht von den vorher auch von anderen Autoren beschriebenen 24-Stunden-Schwankungen des Blutdruckes. Die Patientin zeigt ein unberechenbar labiles Verhalten sowohl des systolischen als auch des diastolischen Blutdruckes mit Spitzen um 12.00, 20.00 und 2.00 Uhr. Über die Nachtwerte berichtet sie, daß sie durch Tachykardie, Kopfdruck und Unruhe aufwacht und sofort die Blutdruckregistrierung vornimmt. Eine stationäre Behandlung von 4 Wochen zeigte unter intensiver Therapie eine Normalisierung der Werte. 2 Wochen nach der Entlassung war trotz eingestellter Therapie ihr Blutdruckverhalten wie vor der Behandlung. Wir haben die ambulante Behandlung auf ihr Tag-Nacht-Profil orientiert und die Hauptmedikation um 12.00 Uhr und abends vor dem Schlafengehen mit möglichst Langzeit-Antihypertensiva eingestellt. So konnte das Blutdruckniveau beherrscht und ausgeglichen werden (Abb. 46). Die gestrichelte Linie zeigt das Blutdruckniveau im 24-Stundenrhythmus systolisch und diastolisch nach der erfolgreichen Behandlung. Es sei noch bemerkt, daß diese Patientin trotz Therapie mit ihrem Blutdruck oft entgleiste und die Medikation geändert werden mußte. Ihre Compliance war bewundernswert, sie kannte genau blutdrucksteigernde Faktoren und konnte danach die Therapie teilweise selbst, teilweise nach Rücksprache mit dem Arzt entsprechend der Situation adaptieren.

Es gibt mehr Patienten von diesem Blutdruckcharakter, als wir annehmen. Registriert man den Blutdruck in Minuten oder Stunden bei manchen labilen Hyper-

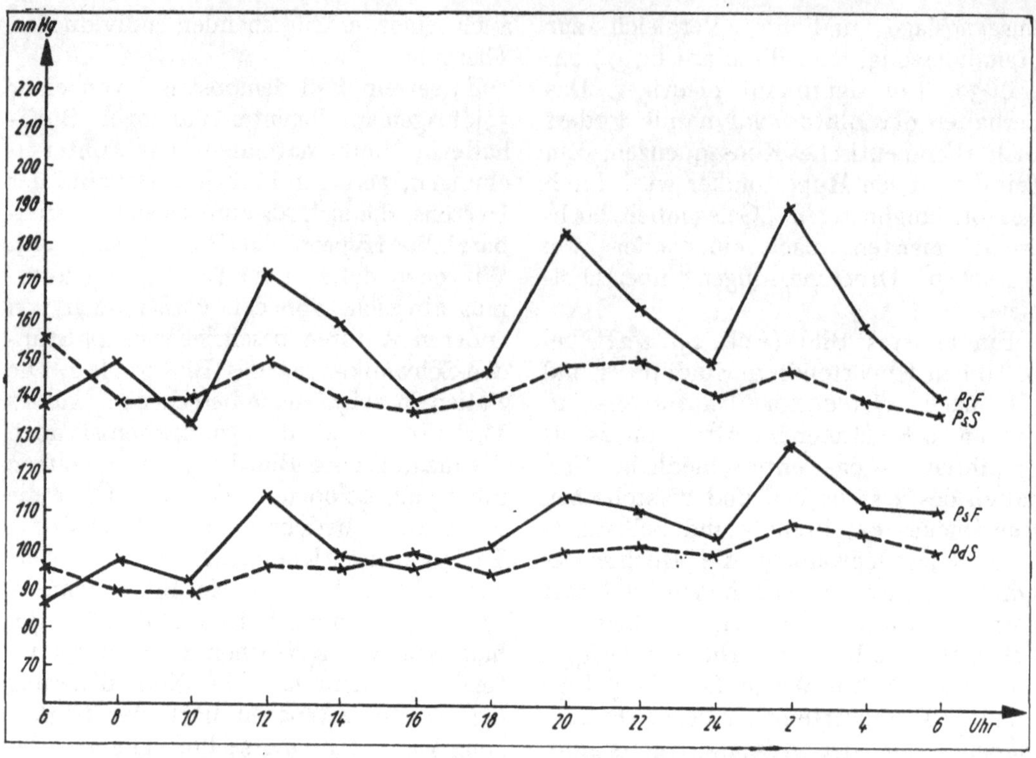

Abbildung 46: Tages-Nacht-Rhythmus von Ps und Pd bei einer 39 Jahre alten „labilen" Hypertonikerin in Selbstmessung. Vor der Therapie — während und nach der Therapie – – –

tonikern, so ist man überrascht über die enormen Oszillationen und Spitzenwerte von Ps und Pd.

5.10.2. Die labile Hypotonie

Darunter verstehen wir Patienten, die passager eine symptomenreiche Hypotonie zeigen, beim Arzt jedoch sich so gut wie immer normotensiv verhalten. Hypotone Werte brauchen nicht unbedingt ein Krankheitssyndrom dazustellen. Wir haben 148 Normotoniker aus 3 verschiedenen poliklinischen und klinischen Einrichtungen einer Analyse unterzogen. Das waren solche Probanden, die bei der ersten Untersuchung normotone oder borderline-hypotone Blutdruckwerte zeigten, deren subjektive Beschwerden aber typisch für einen hypotonen Symptomenkomplex waren. Wir haben bei allen diesen Patienten einen SCHELLONG-Test vorgenommen und es zeigte sich, daß 55 Patienten (33,9% der Normotoniker) typische hypotone bzw. hypodyname Regulationsstörungen aufwiesen. Von den 148 Patienten waren 76 Frauen (51,3%) und 72 Männer (48,7%) im Alter von 21—48 Jahren. Von einer Gruppe von 38 sogenannten labilen Hypotonikern in Selbstmessung zeigten 27 (71,0%) bei der Selbstmessung neben normotensiven auch ausgesprochen hypotone systolische und diastolische Werte. Die restlichen 11 (29%) erwiesen sich als Borderline-Hypotoniker. Die zu Hause gemessenen hypotonen Werte (systolische 10—22 und diastolisch 6—13 mm Hg niedriger als in Fremdmessung) waren verbunden mit einer ausgeprägten Symptomatik, die auch entsprechend therapeutisch gezielt behandelt werden konnte. Der Hypotoniker fühlt sich unter einer gezielten Therapie gebessert und wohler, die Hypertoniker fühlen sich im allgemeinen unter der Behandlung schlechter. Die labilen Hypotoniker bewegen sich also bei der Fremdmessung im Bereiche einer Borderline-Hypotonie bzw. sind normoton und zeigen in wenigen Fällen hypotone Werte. Der labile Hypotoniker mit ausgeprägter Symptomatik stellt eine Indikation zur Selbstmessung dar und erweist sich als günstig für eine gezielte Therapie. In Abbildung 47 sehen wir

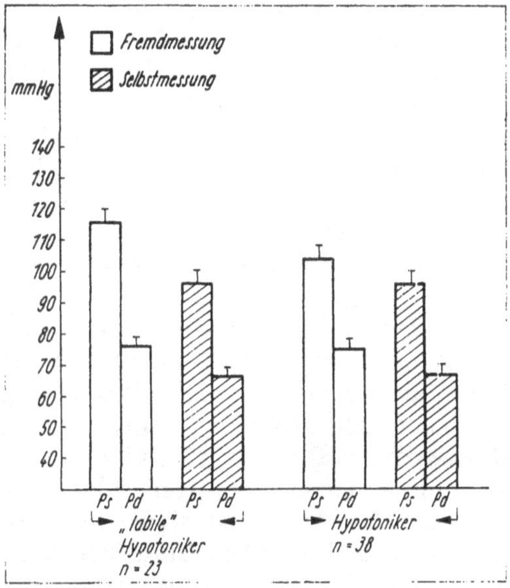

Abbildung: 47 Mittelwert mit Standardstreuung bei 23 sogenannten labilen Hypotonikern in Fremd-und Selbstmessung.

bei 23 sogenannten labilen Hypotonikern den Mittelwert mit der Standardstreuung bei Fremd- und Selbstmessung. Bei der Fremdmessung liegen die systolischen und diastolischen Werte im Bereiche einer Borderline-Hypotonie. Die Selbstmessungswerte bei denselben Patienten liegen systolisch (Mittelwert) mit 99%iger Wahrscheinlichkeit gesichert niedriger und diastolisch mit einer 95%igen als die vom Arzt ermittelten Werte. 38 Hypotoniker im Alter von 25—45 Jahren zeigen ein analoges Verhalten beim Vergleich von Fremd- und Selbstmessung, wobei die gesicherte Wahrscheinlichkeit systolisch 94 und diastolisch 97% beträgt.

Das Problem, die Orthostase durch eine entsprechende Regulation zu kompensieren, ist eine evolutionäre Kreislaufregulationsfrage. Man kann annehmen, daß ein ursprünglich waagerecht funktionierendes Kreislaufsystem mit dem aufrechten Gang der ersten Primaten auch in vertikaler Lage erfolgreich reguliert werden mußte. In dieser evolutionären Entwicklung können wir annehmen, daß das nervale Steuerprinzip eines semiprotagonistischen Zusammenspiels der sympathikowirksamen Transmitter Adrenalin und Noradrenalin von besonderer Bedeutung ist. Die meisten Therapeutika gegen eine Hypotonie führen zu einem befriedigenden, wenn auch vorübergehenden Anstieg des systolischen Blutdruckes, weniger des diastolischen. Der letztere wird meistens dabei stabilisiert. Es kommt zu einer deutlichen Vergrößerung der Amplitude. Als eine erfolgreiche Therapie kann auch angesehen werden, wenn die Pulsfrequenz dabei leicht gesenkt werden kann und der Kreislauf sich unter Belastung stabilisiert. Neben diesem objektiv meßbaren Erfolg berichten die Patienten über eine erhebliche Besserung des subjektiven Befindens, eine Abnahme oder Verschwinden der hypotoniebedingten Mißempfindungen, oft verbunden mit einer Steigerung der Leistungsfähigkeit. Interessanterweise können Normotoniker auch durch eine intensive antihypotone Therapie nicht in einen hypertonen Bereich umschwenken. Eine hypertone Kreislaufreaktion läßt sich nur durch sehr hohe Dosierung von Sympathikomimetika und für ganz kurze Zeit, 5—10 Minuten — provozieren. Während wir über die Hypertonie vielfältige tierexperimentelle und klinische Ergebnisse haben, fehlt für die Hypotonie eine detaillierte Analyse der neuralen, humoralen und hormonalen Mechanismen. Es besteht hier pathophysiologisch eine Lücke.

5.11. Körperlage und Blutdruck

BACHMANN et al. [22] untersuchten mit Hilfe einer direkten telemetrischen kontinuierlichen Messung von Blutdruck und Herzfrequenz die Blutdrucklabilität bei Normotonikern, Sportlern und Hypertonikern in verschiedenen Körperlagen. Sie fanden z.B. bei Sprungreitern Blutdruckanstiege bis 260/130 mm Hg und Frequenzbeschleunigungen auf 168 Schläge/min. Sie untersuchten mittels einer Langzeitblutdrucktelemetrie das Verhalten des Blutdruckes beim Schwimmen, Tauchen und Sauna sowie während des Autofahrens bei Normotonikern und fanden z.B. beim Schwimmen einen Belastungsanstieg auf 175/105 mm Hg und beim Tauchen auf 250/170 mm Hg. Diese Belastungsvariabilität normalisierte sich binnen einiger Minuten. In der Sauna liegen die Blutdruckwerte im Sitzen im Normbereich, die Herzfrequenz steigt auf 100/min. Untersuchungen bei Autofahrt zeigten gelegentlich Druckanstiege systolisch um 20 bis 30 mm Hg und diastolisch um 10 bis 15 mm Hg. Der Hochleistungssport ist für die präventive Medizin ungeeignet. Die Beurteilung des arteriellen Blutdruckes als Regelgröße muß noch kybernetisch gesehen Störgrößen und Führungsgrößen berücksichtigen. Nur eine Belastung kann über die Güte oder Einschränkung der Blutdruckregelung eine Aussage machen. Diagnostisch aufschlußreich sind Regelvorgänge des Blutdruckes beim Lagewechsel und bei Erwartungsreaktionen [22].

Die Veränderung der Körperlage ist bei unseren Untersuchungen nicht als ein Orthostasetest anzusehen. Es handelt auch um Blutdruckmessungen nicht unmittelbar nach Lagewechsel, sondern sie wurden in verschiedener Reihenfolge durchgeführt mit einem 3—5 Minuten langen Verharren in der jeweiligen Meßsituation, wobei jede Messung einen Mittelwert von 3—5 Einzelgrößen darstellt. KRÖNIG [252] fand, daß bei Gesunden unter aktiver Orthostase der systolische Wert gegenüber dem Ausgangswert im Liegen unverändert ist und der diastolische um ca. 5—10 mm Hg ansteigt. In seinen telemetrischen Langzeituntersuchungen fand er in aufrechter Haltung Abhängigkeiten von der Tageszeit. Nun sind die Regulationsmechanismen in aufrechter Körperhaltung kompliziert durch die Funktionsgüte der einzelnen Stellglieder, wie z.B. der Barorezeptoren und insbesondere der Gefäßreagibilität, welche neurohumoral gesteuert wird. SCHELLONG [438] hat sehr früh Kreislaufregulationsprüfungen an Hochdruckkranken durchgeführt und fand unter aktiver Orthostase systolische Abfälle bis zu 50 mm Hg. CURRENS [96] fand bei je 500 Männern und Frauen bei der Blutdruckmessung einen Abfall des systolischen und ein Gleichbleiben des diastolischen Druckes. 34 Probanden, bei denen im Liegen RR 140/90 und höher war, klassifizierte der Autor als hypertensiv. Bei diesen stieg der diastolische Druck im Stehen an. Wie MEESMANN [318] zeigt auch KRÖNIG [252], daß mit steigendem Ausgangsblutdruck eine zunehmende orthostatische Dysregulation auftritt. Er sieht die Blutdruckvariabilität in Orthostase in Abhängigkeit von der Tageszeit, bei Hypertonikern registrierte er den tiefsten Blutdruckabfall im Stehen morgens und den geringsten abends. Er fand bei seinen Patienten nach der WHO-Klassifikation ausgeprägteste Unterschiede des Blutdruckes vom Liegen zu aktiver Orthostase im WHO-Stadium III, geringere im Stadium II und I.

Wir haben Normotoniker, Hypertoniker und Hypotoniker in Fremd- und Selbstmessung im Liegen, Stehen und Sitzen untersucht. Tabelle 17 zeigt das Verhalten des Blutdruckes bei 15 Normotonikern als Mittelwert mit der ±—Standardabweichung. Bei der Fremdmessung sind keine Signifikanzen des Blutdruckes

Tabelle 17: Verhalten des Blutdruckes bei Normotonikern als Mittelwert mit der ±-Standardabweichung in verschiedenen Körperlagen bei Selbst- und Fremdmessung.
Normotoniker (n = 15)

Fremdmessung (Arzt) Liegen		Stehen		Sitzen	
Ps	Pd	Ps	Pd	Ps	Pd
136 ± 12,3	79 ± 6,4	125 ± 11,3	87 ± 7,5	130 ± 9,8	83 ± 6,8
Selbstmessung zu Hause					
132 ± 9,8	75 ± 5,4	122 ± 9,8	84 ± 6,8	126 ± 10,6	82 ± 7,1

Tabelle 18: Systolische und diastolische Werte bei Hypertonikern Stadium I–III nach NITSCHKOFF/BAUMANN unter Selbst- und Fremdmessung in verschiedenen Körperlagen.
Hypertoniker (I–III n = 28)

Fremdmessung (Arzt) Liegen		Stehen		Sitzen	
Ps	Pd	Ps	Pd	Ps	Pd
212 ± 12,8	109 ± 7,4	196 ± 10,3	102 ± 6,8	200 ± 8,4	101 ± 6,4
Selbstmessung zu Hause					
190 ± 11,3	102 ± 6,8	184 ± 8,4	96 ± 6,2	188 ± 7,3	95 ± 5,4

Tabelle 19: Blutdruckverhalten in Fremd- und Selbstmessung bei Hypotonikern (n = 17)

Fremdmessung (Arzt) Liegen		Stehen		Sitzen	
Ps	Pd	Ps	Pd	Ps	Pd
118 ± 9,7	83 ± 6,7	96 ± 11,2	73 ± 6,8	109 ± 10,2	78 ± 7,1
Selbstmessung zu Hause					
112 ± 10,2	79 ± 6,3	92 ± 9,8	68 ± 5,4	102 ± 9,8	73 ± 5,7

bei den verschiedenen Körperlagen festzustellen. Der systolische Druck ist im Liegen um 7–13 mm Hg höher als der im Stehen und der diastolische um 6–8 mm Hg. Die Blutdruckwerte im Sitzen bewegen sich zwischen Liegen und Stehen (± 4,8/3,6 mm Hg). Die Selbstmessung bei denselben Probanden zeigt in den 3 Körperlagen analoges Verhalten. Allerdings liegen die Werte systolisch um 4–8 mm Hg und diastolisch um 3–6 mm Hg niedriger als die Fremdmessung. Eine Signifikanz konnte nicht ermittelt werden. Bei den Hypertonikern Stadium I bis III nach NITSCHKOFF/BAUMANN (Tab. 18) sind die systolischen Werte im Liegen bei der Fremdmessung im Vergleich zu Steh- und Sitzwerten um 6–12 mm Hg höher, die diastolischen um 2–7 mm Hg. Auch hier liegt der Sitzwert sowohl systolisch als auch diastolisch zwischen beiden anderen Lagen. Die Selbstmessung zeigt ein analoges Verhalten der 3 Körperlagen, wobei jedoch im Vergleich zur

Fremdmessung im Liegen der systolische Wert im Mittel um 19,7 mm Hg niedriger ist (eine 95%ig gesicherte Wahrscheinlichkeit), der diastolische um 3—5 mm Hg, ohne eine Signifikanz zu erreichen. Bei 17 Hypotonikern (Tab. 19) war der systolische Wert im Stehen (17,8 mm Hg mit 94%iger Wahrscheinlichkeit) bei der Fremdmessung signifikant niedriger als der im Liegen, nicht jedoch im Vergleich zum Sitzwert. Der diastolische Stehwert ist schwach signifikant um 10,4 mm Hg niedriger als der Liegewert und um 5 mm Hg nicht signifikanter als der Sitzwert. Die Selbstmessungen zu Hause zeigen systolisch in allen 3 Lagen niedrigere Werte, systolisch zwischen 9—18 mm Hg und diastolisch 4—9 mm Hg, ohne eine Signifikanz sowohl im Vergleich zur Fremdmessung als auch unter den einzelnen Situationen zu ergeben.

Wir kommen zu der Schlußfolgerung, daß für die Selbstmessung der Wert im Sitzen schon aus meßtechnischen Gründen der günstigste ist und für das Blutdruckniveau ausreichend repräsentativ, wobei man auch eine orthostatische Regulationsstörung ausschalten muß. Es sei darauf hingewiesen, daß bei vielen Patienten mit schwankenden Werten unter Berücksichtigung der Alltagsbelastung des Kreislaufes bis Konsolidierung des Blutdruckes sowohl im Liegen als auch im Stehen die Blutdruckwerte erfaßt werden müssen. Der Steh-Wert ist bei Hypertonikern, die in Behandlung stehen, von besonderer Bedeutung, um ein orthostatisches Phänomen zu eliminieren. Es ist nicht gleich-

Tabelle 20: Blutdruckwerte bei Messungen in der Sprechstunde und zu Hause, Mittelwerte von 33 Patienten (nach CONNWAY und HOBEL).

		Blutdruck mm Hg	
		liegend	stehend
Sprechstunde	Selbstmessung Patient	190/118	170/117
	Messung Schwester	186/115	168/116
zu Hause	Selbstmessung Pat. (Durchschnittswerte der vorausgegangenen 5 Tage)	166/104	144/101

gültig, unter welchem Milieu und von wem die Fremd- oder Selbstmessung durchgeführt wird. Tabelle 20 zeigt nach CONWAY und HOBLER [94] den unterschiedlichen Ausfall des systolischen und diastolischen Blutdruckes bei 33 Hypertonikern in Fremd- und Selbstmessung in der Sprechstunde und zu Hause. Interessant ist die Feststellung, daß die Blutdruckwerte — erfaßt durch die Schwester in der Sprechstunde — niedriger sind als die der Selbstmessung im selben Milieu und höher als Selbstmessungswert zu Hause. Den unterschiedlichen Blutdruckverlauf im Liegen und Stehen während der stationären und ambulanten Behandlung von Hypertonikern hat in unserem Institut MORGAN [336] eingehend behandelt. Wir wollen darauf hinweisen, daß sowohl unter Fremd als auch bei Selbstmessung nach einer gewissen Gewöhnungszeit die Blutdruckwerte niedriger liegen als bei der ersten oder zweiten „Gelegenheitsmessung“,

Tabelle 21: Die Werte bei 49 Hypertonikern in Fremd- und Selbstmessung nach dem 2. und 5. Monat mit der systolischen und diastolischen Differenz.

Probanden	Ausgangswert mm Hg		nach dem 2. Monat		nach dem 5. Monat	
	systolisch	diastolisch	systolisch	diastolisch	systolisch	diastolisch
Fremdmessung n = 49	196,7	108,3	186,4	104,1	182,8	98,2
RR-Differenz	8,4	4,0	17,0	5,6	21,6	8,9
Selbstkontrolle n = 49	188,3	104,3	169,4	98,5	161,2	89,3

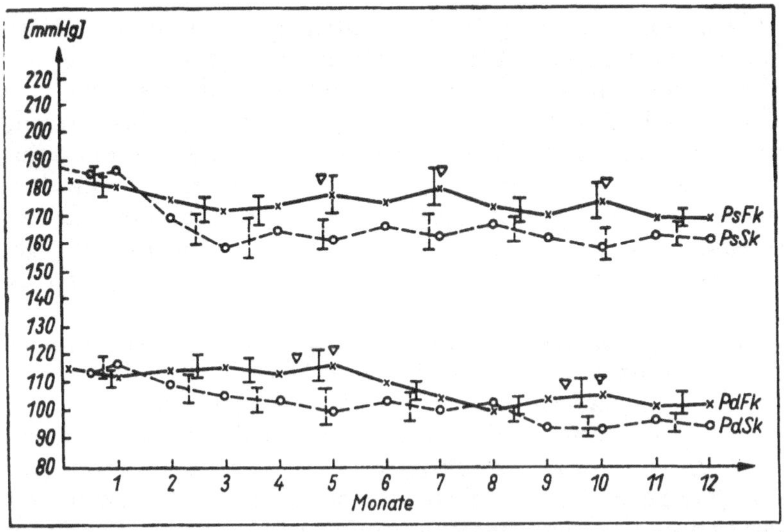

Abbildung 48: Verlauf des systolischen und diastolischen Druckes unter Selbstkontrolle (gestrichelte Linie) innerhalb von 12 Monaten und Fremdkontrolle (durchgezogene Linie), Mittelwert und mittlere Streuung ▽ = signifikant bei allen behandelten und unbehandelten Patienten.

was aus Tabelle 21 zu entnehmen ist. Daraus ist zu entnehmen, daß der systolische Wert im 2. Meßmonat im Vergleich zum Ausgangswert durchschnittlich um 17,1 mm Hg erniedrigt ist mit einem Wahrscheinlichkeitsgrad von 96%. Der diastolische Wert mit einer Differenz von 5,6 mm Hg erreicht keine Signifikanz. Zwischen dem 2. und 5. Monat in Selbstmessung liegt trotz deutlicher Senkung keine Signifikanz vor, jedoch eine zwischen Fremd- und Selbstmessung, systolisch mit einer 97%igen Wahrscheinlichkeit und diastolisch mit 94%. Zwischen Ausgangswert und 5. Monat sind die Werte sowohl systolisch als auch diastolisch signifikant mit einer Wahrscheinlichkeit von 99%. Es handelt sich dabei um Hypertoniker im Stadium I—III nach Nitschkoff/Baumann. Abbildung 48 zeigt den Verlauf des Blutdruckes innerhalb von 12 Monaten, gemessen im Sitzen bei 56 Patienten des Schweregrades I—III, 30 Frauen und 26 Männer im Alter von 25 bis 54 Jahren, wobei 28 der Patienten unter einer medikamentösen Monotherapie standen. Daraus ist zu entnehmen, daß die Versuchspersonen unter Selbstkontrolle eindeutig sowohl systolisch als auch diastolisch niedriger liegen. Im 5., 7. und 10. Monat war der systolische Wert bei der Selbstkontrolle signifikant niedriger, $p < 0{,}5$ und der diastolische im 4., 5. und 10. Monat mit $p < 0{,}1$ im Vergleich zur Fremdmessung.

5.12. Emotion und Blutdruckvariabilität

Außer von rhythmischen Einflüssen wird bei Kreislaufgesunden, insbesondere jedoch bei Hochdruckkranken und teilweise auch bei Hypertonikern, das Ruhe-Blutdruckprofil durch emotionale Faktoren modifiziert. Schon 1898 konnte Hill [200] zeigen, daß während einer aufregenden Diskussion der arterielle Druck von 105 auf 140 mm Hg anstieg mit einer Erhöhung der Herzfrequenz von 64 auf 84/min. Ähnliche Ergebnisse erzielte auch Zabel [511], welcher 1910 durch Multiplikationsaufgaben ebenfalls eine Steigerung des systolischen Druckes feststellte. Eine

Übersetzung einiger Zeilen aus Cäsars „de bello gallico" ließ keine Blutdruckerhöhung erkennen, und bei einem jungen Kaufmann, der Rechnen gewohnt war, blieb auch bei schweren Rechenaufgaben der Blutdruck normal. Dagegen stieg er bei derselben Person bei dem mißlungenen Versuch einer Übersetzung sofort an. Diese Arbeiten zeigen, daß man nicht schematisch den Rechentest als eine psychische Belastung ansehen kann. Es ist eine Frage, ob hier nicht mehr Prestigemomente oder Leistungsdruck und weniger die geistige Konzentration das Emotionsverhalten prägen. ADDIS [2] fand schon 1922, daß bei einer ärztlichen Untersuchung von Blutdruckgesunden der mittlere Blutdruck von 122/79 auf 154/89 mm Hg anstieg. Dabei spielt der Zeitfaktor der Messung nach Beginn der Untersuchungssituation eine nicht unwesentliche Rolle [109]. Die Grenze eines sogenannten noch normalen emotionellen Blutdruckanstieges soll nach den Untersuchungen von STIEGLITZ [464] 50 mm Hg nicht überschreiten. Er sieht hier den Beginn einer echten potentiellen essentiellen Hypertension. V. UEXKÜLL u. WICK [481] fanden unter verschiedenen emotionellen Belastungen (Konflikt, Angstzustände u. a.) bei essentiellen Hypertonikern eine Überhöhung des Blutdruckausgangsniveaus mit überschießenden Reaktion, wobei die Anstiegsgrenze nicht generell eine Differenzierung zwischen stabilem oder labilem arteriellen Hypertonus erlaubt. Ob die „Situationshypertonie" nach v. UEXKÜLL [482] Signum einer potentiellen Hochdruckkrankheit ist, bleibt nach unseren Beobachtungen noch offen. Wir wissen, daß besonders bei Jugendlichen situationsbedingt Blutdruckerhöhungen unter emotionellen Einflüssen, wie Angst, Ablehnung, Psychoneurosen, Verhaltensstörungen, eine Rolle spielen. Die emotionelle situationsbedingte Blutdruckerhöhung bei diesem Personenkreis normalisiert sich nach einer Ruhepause, wie auch WIDIMSKY u. Mitarb. [501] feststellten. Es ist wichtig, daß die Untersuchungen in einer freundlichen Atmosphäre und im Rahmen eines gegenseitigen Vertrauens durchgeführt werden. Wir empfehlen vor der Blutdruckmessung eine 3—5minutige Aussprache mit dem Patienten. RADIG [383] macht auf den „versteckten Erregtheitsüberdruck" als Fehlerquelle der Blutdruckmessung aufmerksam. Situationsbedingte emotionelle Blutdruckanstiege zeigen sich in der Differenz zwischen der im häuslichen Milieu vom Patienten selbst und der in der ärztlichen Sprechstunde gemessenen Blutdruckwerte. AYMAN und GOLDSHINE [19] fanden durchschnittlich zu Hause gemessene Blutdrucke bei 43 essentiellen Hypertonikern systolisch um etwa 20 und diastolisch um 15 mm Hg niedriger als die zur gleichen Zeit erfaßten Sprechstundenwerte. Über ähnliche Ergebnisse berichten CONWAY und HOBLER [94]. Wie auch BOCK [52] fanden wir vereinzelt Unterschiede bis zu 70 mm Hg systolisch und 40 mm Hg diastolisch zwischen dem zu Hause und in der Sprechstunde gemessenen Blutdruck. Eine Leistungsabhängigkeit von emotionellen Blutdrucksteigerungen wiesen HÜRLIMANN und IMHOF [213] nach. Die Autoren fanden bei 24 Kreislaufgesunden und 6 Hypertonikern während einer Serie von Kopfrechenaufgaben bei 21—40jährigen einen systolischen Anstieg von 18,0 und einen diastolischen von 17,0 mm Hg, wogegen bei der Altersgruppe von 61—80 diese Werte im Mittel höher lagen, nämlich 28,6/19,3 mm Hg. Die Autoren registrieren bei den Hochdruckkranken im Vergleich zu den altersentsprechenden normotonen Personen höhere Blutdruckauslenkungen.

CHRISTIAN [89] hat mit Hilfe telemetrischer Methoden genaue Sofortregulationen des Blutdruckes unter Einschluß psychosomatischer Aspekte erfaßt. Die Untersuchungen erstrecken sich über die Alltagsbedingungen hinaus. Unter Einbeziehung auch der Pulsfrequenz sind seine Ergebnisse interessant bei Eruierung von

Konfliktsituationen und effektiver Belastung „analytisch orientierender Interviews". Über das Verhalten des Blutdruckes auch unter emotionaler Belastung, aufgeschlüsselt nach WHO I—III-Klassifizierung, sind bei Krönig [252] wesentliche Erkenntnisse zu gewinnen. Über Streß, Konflikt, Neurose und Herz- Kreislauf-Regulation liegen umfangreiche Untersuchungen, vorwiegend im Experiment, vor (Literatur bei Nitschkoff u. Mitarb. [348]). Über Mechanismen im Experiment und theoretische Aspekte der Grundmotivationen und emotionales Verhalten sind sowjetische Arbeiten reich an interessanten und wesentlichen Erkenntnissen. Anochin und Sudakow [13] behandeln das Problem neurophysiologisch und biokybernetisch unter Zugrundelegung der funktionellen Wechselwirkung zwischen Hirnkortex und Subkortex. Die Autoren behandeln die Afferenzsynthese bei der Motivation, die Dominanz bestimmter Motivationen und das Emotionalgeschehen als ein „funktionelles System". Aufschlußreich sind diesbezüglich auch die Arbeiten von Delgado [103] und Magoun [304]. Hypertension und Persönlichkeit oder die hypertone Risikopersönlichkeit ist immer als psychosomatischer Aspekt problematisch. Pilowsky u. Mitarb. [378] versuchten durch eine Korrelation von psychologischen und kardiovaskulären Parametern eine solche zu konzipieren unter Zuhilfenahme von psychologischen Testverfahren. Ähnliche Ergebnisse liegen auch von anderen Autoren (Henry, Alexander [188, 8], Baumann [32], Cochrane [91], Henry et al. [188], Weiner [495])vor. Richter-Heinrich u. Mitarb. [395] fanden bei psychophysiologischen Untersuchungen zur Eruierung der Streß-Sensibilität der arteriellen essentiellen Hypertonie im Schweregrad I nach Nitschkoff u. Baumann [349, 350] bei Lösung von Rechenaufgaben einen Blutdruckanstieg im Mittel von 142,7/73,1 auf 174,/288,7 mm Hg. Die Blutdruckgesunden zeigten bei gleichem Reiz einen geringeren Anstieg von 119,9/65,7 auf 141,0/78,0 mm Hg. Die Tendenz einer erhöhten Reaktivität bei den Frühstadien der Hypertoniker manifestierte sich auch in einer Steigerung eines hautgalvanischen Reflexes sowie Erniedrigung der akustischen Reizschwelle (Richter-Heinrich [399]). Rost et al. [409] untersuchten Kreislaufreaktionen von Fernsehzuschauern bei Übertragung der Fußballweltmeisterschaften mit Hilfe telemetrischer intraarterieller und intravenöser Druckmessung sowie EKG. Sie fanden Druckspitzen bis zu 240 mm Hg systolisch und Anstieg des Druckes in der unteren Hohlvene auf 100 mm Hg, die im wesentlichen durch Preß-Druck-Reaktionen ausgelöst werden. Die Autoren fanden auch Rhythmusstörungen und meinen, daß die beschriebenen tragischen Zwischenfälle in Publikationsorganen übertrieben sind.

Nitschkoff [346] untersuchte bei Fremdmessungen an 32 Normotonikern und 48 Hypertonikern des Schweregrades I bis III die Wirkung des Fernsehens mit verschiedenen Programmen auf den arteriellen Blutdruck. In Abbildung 49 sehen wir den prozentualen Anstieg des systolischen und diastolischen Blutdruckes bei einer Sport-Reportage und Kriminalsendung. Abbildung 50 zeigt den Verlauf des systolischen und diastolischen Druckes bei Normo- und Hypertonikern (I—III) nach 3—5stündiger Fernsehbelastung. Der Autor konnte feststellen, daß Hypertoniker stärker reagieren, insbesondere auf emotional relevante Fernsehübertragungen, wobei das individuelle Engagement eine wesentliche Rolle spielt. Die Normalisierung des systolischen und diastolischen Druckes vollzieht sich bei Hypertonikern langsamer als bei Normotonikern. Nachträgliche Selbstmessungen bei 16 Hypertonikern Stadium I—III während ähnlicher Fernsehsendungen, wie die oben erwähnten, zeigten höhere Werte sowohl systolisch als auch diastolisch als bei Fremdmessungen, und zwar systolisch durchschnittlich um 17,8 mm Hg, dia-

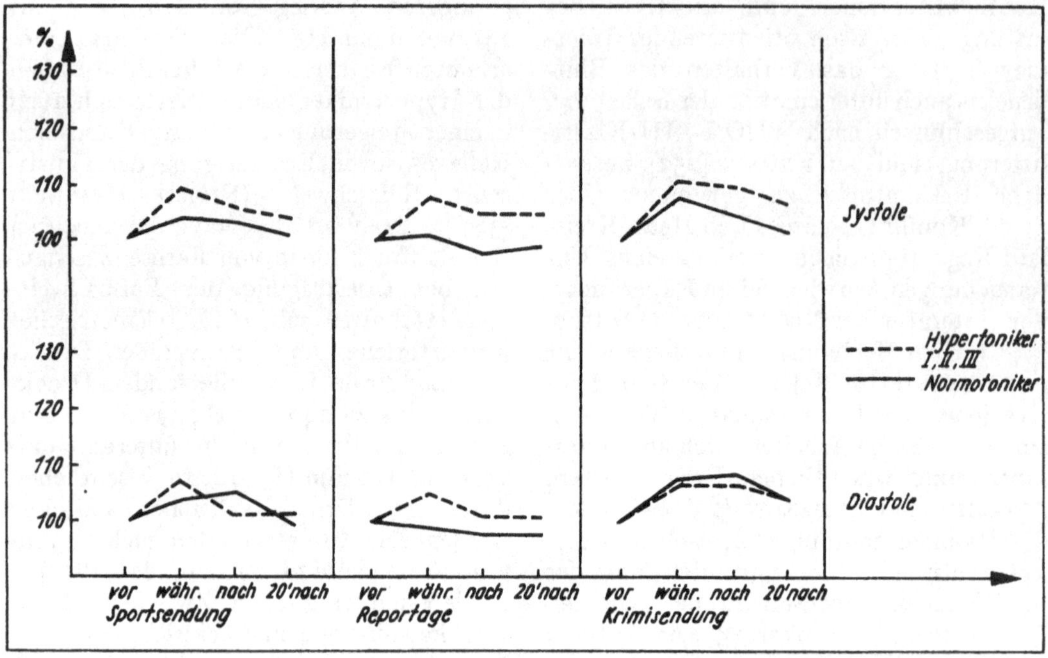

Abbildung 49: Prozentualer Anstieg des systolischen und diastolischen Blutdruckes, bezogen auf den Ausgangswert der Normotoniker und Hypertoniker der Stadien I – III bei den 3 Fernsehprogrammen.

stolisch um 11,4 mm Hg (signifikant). Möglicherweise spielt hier neben der Dauer der Fernsehsendung auch eine gewisse Erwartungsangst vor der Verschlechterung des Zustandes eine wesentliche Rolle.

Fremd- und Selbstmessung bei 12 Hypotonikern während einer Sportsendung zeigen einen signifikanten systolischen Anstieg um 18 und einen nicht signifikanten diastolischen um 9 mm Hg. Die Selbstmessungen lagen systolisch durchschnittlich um 6,5 und diastolisch 4,3 mm Hg niedriger als bei der Fremdmessung.

Richter-Heinrich u. Mitarb. [395] fanden eine Senkung des systolischen Blutdruckes durch ein „biofeedback-Training" (im Verlaufe des feedback-Trainings wurde die individuelle Schwellenwertfestlegung (shaping) erarbeitet) bei essentiellen Hypertonikern im Frühstadium. In 4 Sitzungen durchgeführtes Training führte zu signifikanten Blutdrucksenkungen um durchschnittlich 21 mm Hg.

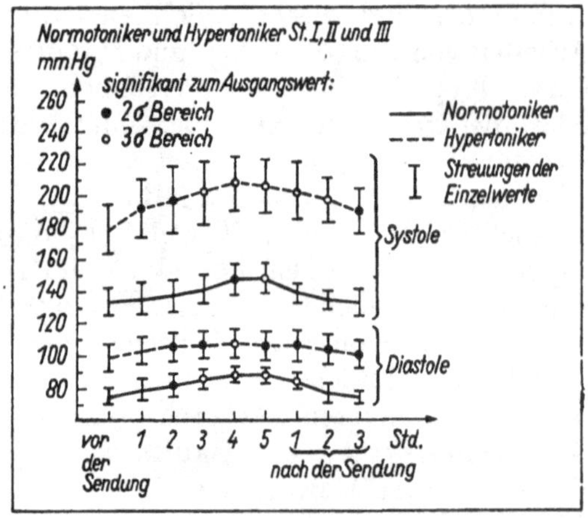

Abbildung 50: Systolischer und diastolischer Blutdruck bei Normotonikern und Hypertonikern unter 5stündiger Fernsehbelastung und 3 Stunden Nachkontrolle.

Synchrone hämodynamische Untersuchungen zeigten, daß die Blutdrucksenkung hauptsächlich durch eine Abnahme des Herz-Minuten-Volumens (Schlagvolumen) bei gleichbleibender Herzfrequenz zustandekommt. Hypertoniker mit neurotischer Angst zeigten bei diesen Untersuchungen signifikant geringere Blutdruckabfälle als Patienten mit „mittlerer" Angst. Die Verabreichung von Tranquillizern führte zu einer Senkung der Blutdruckausgangswerte und damit generell zu einem schnelleren Blutdruckabfall. Über die emotionelle Beeinflussung der Hypotoniker sind in der Literatur wenig Angaben. SCHAEFER und NIEMCZYK [436] betonen in der Beschreibung des arteriellen Regelsystems, daß „der Blutdruck, Tonus, Wachheit, Antrieb, sympathische Tätigkeit, soziales Gleichgewicht" sowie physiolgisch-psycholgische Vorgänge komplementär betrachtet werden müssen. Diese Betrachtung beginnt mit der Diagnose und hört mit den therapeutischen und Rehabilitationsmaßnahmen auf. RICHTER-HEINRICH u. Mitarb. [395] untersuchten psycho-physiologische Reaktionsprofile von Hypotonikern und Hypertonikern durch Anwendung verschiedener Verfahren. 1.) Untersuchungen vegetativer Reaktionsmuster in Ruhe und unter geistig-emotioneller Belastung, 2.) Ausarbeitung eines bedingten hautgalvanischen Reflexes, 3.) akustische Schwellenbestimmung, 4.) akustische Adaptationsprüfung, 5.) Konzentrationsverlaufstest und 6.) Ermittlung von Persönlichkeitsfragebogen. Die Hypotoniker und Hypertoniker im Vergleich zu Normotonikern zeigen spezifische Unterschiede in den vegetativen Variablen, in der zentralnervösen Erregungslage, der akustischen Adaptation, Konzentrationsfähigkeit und Angst. Die Ergebnisse wurden im Sinne einer Aktivationstheorie diskutiert und sind in Abbildung 51 schematisch dargestellt.

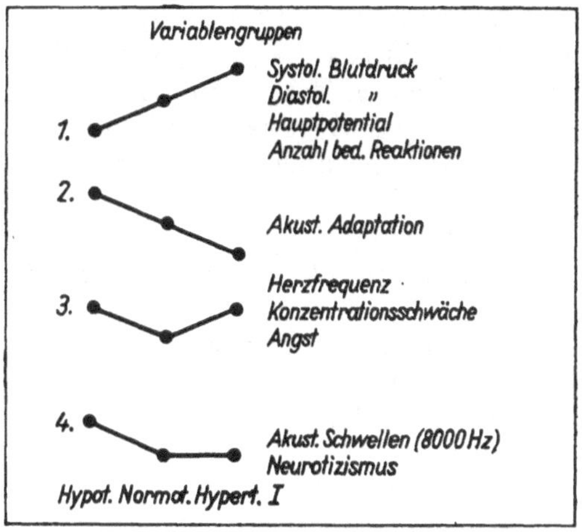

Abbildung 51: Gruppierung der Variablen, bezogen auf die drei untersuchten Gruppen (nach RICHTER-HEINRICH).

BACHMANN et al. [22] haben bei Normotonikern und Hypertonikern im Sitzen unter Applikation einer geistig-emotionalen Belastung (Addition, Multiplikation) den Blutdruck und die Herzfrequenz registriert und fanden bei Normotonikern eine Erhöhung des Blutdruckes um 20 mm Hg systolisch bei fast gleichbleibendem Ps und Pm und eine Erhöhung der Herzfrequenz von 96 auf 104. Bei Hypertonikern war die Blutdruckzunahme fast doppelt so hoch (40 mm Hg), verbunden auch mit einer Zunahme von Pd um 11 sowie von Pm von 128 auf 155 mm Hg und einer Herzfrequenzzunahme von 97 auf 103. Physische Belastungen, wie Dauerlauf, Brustschwimmen, Reiten, Skifahren, mit Ausnahme von Autofahren, zeigen unter diesen Belastungen bei Normotonikern Anstiege bis auf RR 262/100 mm Hg und Herzfrequenzerhöhung auf 172/min. „Der Blutdruckanstieg und die Frequenzbeschleunigung werden für die verschiedenen Belastungen, mit Ausnahme des Autofahrens, unterschätzt" [21]. Die psychischen Belastungen sind in der klinischen Routinediagnostik meistens mit Hilfe von Rechentest stark simplifiziert. Manche intelligenten Patienten schmunzeln innerlich über diese sogenannten psychischen Belastungen und wollen das Spiel des Arztes nicht verderben. Wenn sie trotzdem mitunter mit einer Alteration des Blutdruckes und der Herzfrequenz reagieren, so ist das Motiv wahrscheinlich situationsbedingt durch Milieu und Untersuchungsperson bzw. Assoziationen. Über die Protokolle bei Selbstmessung konnten wir folgende, sich wiederholende Situationen, welche den Blutdruck verändern, finden und nach ihrer Häufigkeit und Wertigkeit aufschlüsseln:

- privater Ärger (meist familiärer Natur)
- Ärger im Beruf
- Alkohol- und Nikotinexzesse
- unangenehme Begegnungen oder Besuche
- Konflikte in der Intimsphäre
- Wetterfühligkeit
- schlechter Schlaf
- Examen
- Gerichtsverhandlungen
- Termine mit Zeitnot
- physische Belastung (selten)
- Arztbesuche
- Gewissenskonflikte, aktualisiert durch bestimmte Situationen

Alle diese Faktoren sind wahrscheinlich auch von nicht geringer Bedeutung bei der Erfassung des sogenannten Gelegenheitsdruckes. Auch Hypotoniker in Selbstmessung geben diese emotionsrelevanten Faktoren an. Dabei ist jedoch ihr Stimmungsverhalten mehr alteriert als der Blutdruck. Die Hälfte der Hypotoniker reagieren mit vorwiegend systolischen Blutdruckanstiegen, verbunden mit Herzklopfen, $^1/_4$ mit nicht signifikantem Abfall des systolischen und diastolischen Blutdruckes, und die restlichen lassen keine Schwankungen erkennen. Die emotionale Komponente bei Einstellungsuntersuchungen ist aus den Untersuchungen von RITTER [403] zu entnehmen. Er fand bei 200000 kreislaufgesunden „Wehrpflichtigen" bei der ersten Untersuchung einen Mittelwert von 125,0/73,8 mm Hg. Bei der Entlassung dieser Wehrpflichtigen lag der Blutdruck mit 122,9/73,1 mm Hg niedriger. Möglicherweise spielt hier das körperliche Training während des Wehrdienstes eine Rolle. Interessant ist jedoch außerdem die Beobachtung, daß das Körpergewicht während des Wehrdienstes trotz Blutdruckabfall durchschnittlich von 71,4 auf 74,2 kg anstieg. Der cold pressure-Test gilt heute noch als ein definierter Reiz, um Blutdruckanstiege, insbesondere bei essentiellen Hypertonikern zu provozieren. Nach Untersuchungen von HINES und BROWN [201] kam es bei 127 essentiellen Hypertonikern zu einem durchschnittlichen Anstieg bei dieser Belastung auf 47,2/34,3 mm Hg, bei Kreislaufgesunden nur um 11,4 10,6 mm Hg. Der cold pressure-Test ist kein Temperatur sondern ein Schmerztest, also eine Blutdruckreaktion auf einen Außenweltreiz. Wir fanden ihn besonders in den Frühstadien der essentiellen und labilen Hypertonieform. Er war auch ausgeprägt bei sogenannten „Eintagshypertonikern" und Situationshypertonikern" nach v. UEXKÜLL und WICK [481]. Dieser Test spricht für eine Sympathikus-Hyperreaktivität, und v. EIFF [125] charakterisiert das alltägliche Blutdruck-Verhalten bei verschiedenen Belastungen und unterstreicht die Beziehung der essentiellen Hypertonie als eine „Bereitstellungskrankheit" [125]. Die Selbstmessung erlaubt, ein individuelles Blutdruckprofil mit allen seinen Störgrößen des Alltags zu erfassen; so z.B. gibt eine bekannte 34jährige Pianistin für eine gute Konzertleistung einen optimalen Wert von 160/95 mm Hg an. Werte um 120/80 mm Hg, die bei ihr vorkommen, wirken sich ungünstig auf ihre Leistung aus. Jeden Versuch auch einer linden Therapie empfindet sie als unangenehm, die ihre Blutdruckregulation ungünstig verschiebt (Beobachtungszeit ca. 5 Jahre).

Abbildung 52 zeigt den Mittelwert mit der Standardabweichung des systolischen und diastolischen Druckes bei 16 Normotonikern, 23 Hypertonikern der Stadien I—III und 14 Hypotonikern. Die Blutdruckmessung erfolgte unter möglichst einheitlichen Kautelen im Laufe der Vormittagsstunden zwischen 9.00 und 11.00 Uhr, und zwar vom leitenden Arzt, vom Stationsarzt, von der Stationsschwester und durch Selbstmessung. Bei zwei Drittel der Probanden handelt es sich um die gleichen Personen. Wir sehen, daß bei

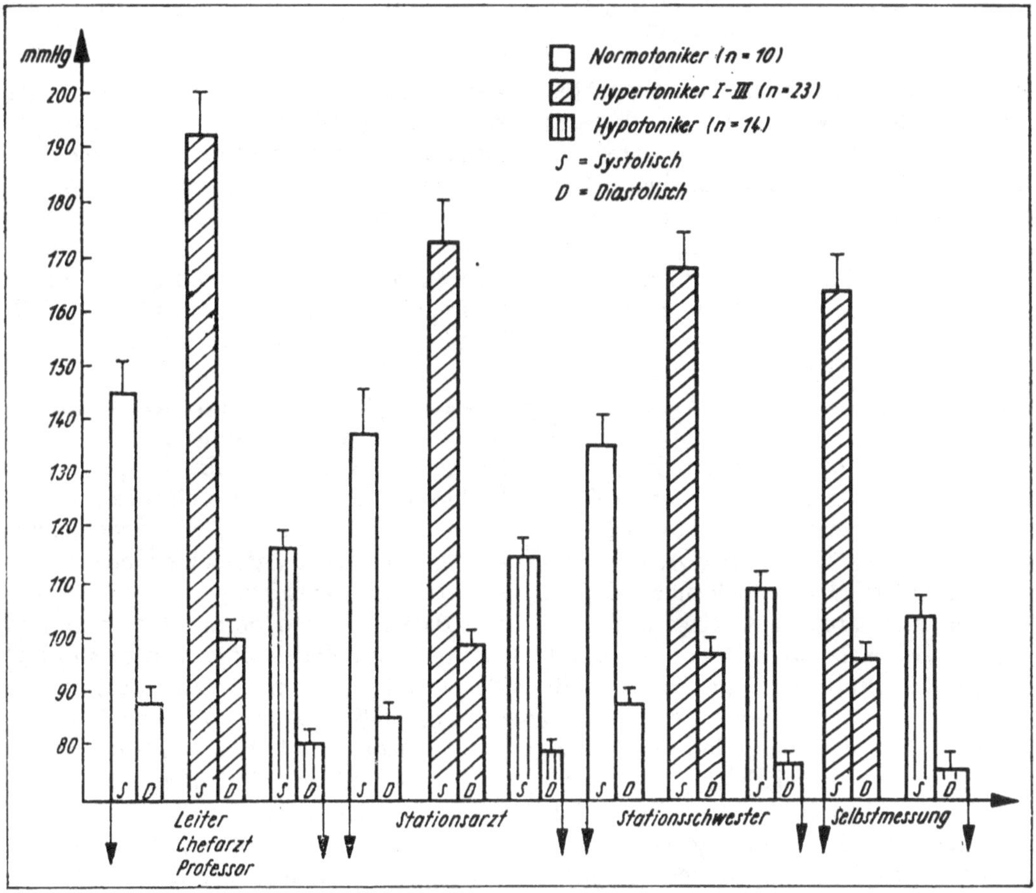

Abbildung 52: Mittelwert mit Standardabweichung des systolischen und diastolischen Druckes bei Normotonikern, Hypertonikern und Hypotonikern, gemessen von verschiedenen Personen.

den Messungen durch den „Leiter" die Werte bei allen 3 Gruppen am höchsten liegen, die niedrigsten bei der Selbstmessung. Bei den Hypertonikern (in Selbstmessung) ist der systolische Wert signifikant niedriger als der vom leitenden Arzt oder Stationsarzt gemessene. Der diastolische Wert zeigt auch eine Tendenz zum Abfall, ohne eine Signifikanz zu erreichen. Ein ähnliches Verhalten des Blutdruckes zeigen auch die Hypotoniker, wobei diastolisch keine Signifikanz vorliegt, aber eine solche des systolischen Druckes. Wir stellen fest, daß bei der Fremdmessung die brauchbarsten Werte von der Stationsschwester ermittelt werden, die, wenn auch etwas höher, sich der Selbstmessung annähern. Die Werte des Stationsarztes liegen zwar etwas höher. Die Blutdruckwerte, gemessen vom Leiter einer Einrichtung, können systolisch bis 40 und diastolisch bis 16 mm Hg signifikant höher liegen.

Wie sehr der Blutdruck emotional zu beeinflussen ist, wird durch folgenden, nicht zu empfehlenden Versuch demonstriert. Von 12 Normotonikern bei der ersten Konsultation zeigten 8 auf die Bemerkung: „Sie haben einen erhöhten Blutdruck!" signifikante Anstiege des systolischen Blutdruckes um durchschnittlich 28 mm Hg und diastolisch nicht signifikant um 12 mm Hg. Diese Patienten zeigten in einer Beobachtungszeit von einem halben Jahr immer wieder in der Sprechstunde hypertone Werte, dagegen bei Selbstmessung zu Hause waren sie stets — auch unter individuellen Belastungen — normotensiv. Wenn man sie im Laufe der Betreuung umsichtig beruhigte, den erhöhten Blutdruckwert als einen normalen Zufallswert anzusehen, bewegte sich das Blutdruckniveau im Normalbereich. Die 8 (66,6%) Patienten wurden 2 Jahre lang in Fremd- und Selbstmessung beobachtet, sie haben sich während dieser Zeit nicht als Hypertoniker erwiesen. 10 Hypotoniker unter demselben Versuch zeigten in 6 Fällen (60%) signifikant einen systolischen Anstieg von ca. 21 mm Hg, der jedoch nach der 5. Messung nicht reproduzierbar war, und in einer Beobachtungszeit von 2 Jahren zeigten die Probanden zu Hause stets hypotone Werte. 4 davon (40%) zeigten bei der obigen provozierenden Bemerkung signifikante Blutdruckabfälle von systolisch 8 und diastolisch 4 mm Hg. Interessanterweise löste eine gegensätzliche Bemerkung: „Seit wann haben Sie einen so niedrigen Blutdruck?" bei acht labilen Hypertonikern geringe Anstiege des systolischen und diastolischen Wertes (10,3/5,4 mm Hg) aus, dagegen reagierten je 8 Hypo- und Normotoniker nicht auf diese Bemerkung. Mit diesen- wenn auch zahlenmäßig geringen Untersuchungen — wollen wir unterstreichen, wie vorsichtig und geschickt Blutdruckwerte den Patienten mitzuteilen sind. Es kann angenommen werden, daß ein ausgesprochener, nicht endgültig verifizierter pathologischer Blutdruckwert in Einzelfällen zu einer jatrogenen bedingt-reflektorisch fixierten Fehlsteuerung des Blutdruckes führen kann.

Eine innere Spannung oder Angst bei der Konsultation können auch bei äußerlich ruhig erscheinenden Patienten, insbesondere bei Hypertonikern, beträchtliche Blutdrucksteigerungen auslösen. Inwieweit diese gemessenen Höchstwerte für die Gesamtbeurteilung des Patienten im Sinne einer Hochdruckkrankheit zu werten sind, mag dahingestellt sein. Wir konnten uns nicht überzeugen, daß die meisten dieser Patienten potentielle Hypertoniker sind. Diese Höchstwerte wechseln mit normalen oder sogar niedrigen Werten und stehen offensichtlich mit einer notwendigen situationsbedingten Kreislaufregulation in Zusammenhang. Vielleicht sind sie Zeichen einer besonderen Güte der Herz-Kreislaufadaptation.

Radig [383] weist auf den Kardinalfehler einer überstürzten einmaligen Ablesung des Meßwertes hin. Er sieht auch Unterschiede der Blutdruckwerte bei stationären und ambulanten Untersuchungen. Er fand eine unterschiedliche durchschnittliche Abweichung bei den stationären Patienten von 70 mm Hg systolisch und bei den poliklinischen von 29 mm Hg. Menzel [323] konnte statistisch nachweisen, daß bei der Krankenhausaufnahme jeder 2. Patient einen höheren systolischen Druck als während des stationären Krankenhausaufenthaltes zeigt neben einer signifikanten Korrelation der Blutdrucksteigerung mit dem Lebensalter. Mit zunehmendem Alter tritt die Blutdruckhöhe bei der Krankenhausaufnahme häufiger und stärker auf. Wir fanden bei essentiellen Hypertonikern im Stadium I und II niedrigere Blutdruckwerte 2 Tage nach der Aufnahme im Vergleich zum poliklinischen Wert. Moeller [330], der der Frage der Beziehung des Krankenhausaufnahmeblutdruckes zum Lebensalter nachging, stellte fest, daß der Blutdruck umso länger erhöht blieb, je höher er bei der Krankenhausaufnahme war. Differenzen zwischen Erst- und Zweitmessung sind in der Literatur immer wieder beschrieben worden. Bei einer Versuchsreihe von 750 Personen fand Radig [383] nur bei etwa 5% keine Veränderungen des systolischen Blutdruckes bei der ersten und zweiten Messung. 75% hatten bereits bei der zweiten Untersuchung einen niedrigen systolischen Wert, bei etwa 20% war er erhöht. Der Blutdruckabfall unter stationären klinischen

Bedingungen ist unabhängig von der Medikation. So fanden MOELLER und HEYDER [330] bei essentiellen Hypertonikern einen Abfall des Blutdruckes von 191/103 mm Hg bei der Aufnahme auf 178/95 mm Hg am 3. Tag des stationären Aufenthaltes. Nach den Angaben der Autoren haben nur noch 3,9% der Patienten mit einem labilen Hypertonus bei einer hohen Probandenzahl von n = 432 nach dem 6. Krankenhaustag hypertone Blutdruckwerte. V. UEXKÜLL [482] konnte bei 10 Untersuchungen durch 10 verschiedene Ärzte unterschiedliche Mittelwerte des Blutdruckes ermitteln, was auch darauf hinweist, daß Persönlichkeit und Milieu eine wesentliche Rolle bei der Blutdruckvariabilität spielen. Ähnliche Ergebnisse sehen wir bei 18 Hypertonikern und 12 Hypotonikern, gemessen von 5 verschiedenen Ärzten: Die erste Messung zeigte systolische Differenzen von 6—22 mm Hg und diastolische von 4 bis 17 mm Hg, teilweise signifikant. Nach der 2. und 3. Messung im Abstand von 5 Tagen waren die Differenzen um die Hälfte geringer. MENZEL [323] gibt als Maß der spontanen Blutdruckschwankungen die Differenz zwischen dem höchsten und dem tiefsten Wert der 24-Stunden-Kurve an. Es ist jedoch festzustellen, daß bei den Patienten mit Selbstmessung die Blutdruckschwankungen wesentlich geringer waren als bei der Fremdmessung. KRÖNIG [252] weist auch auf die emotionelle Beeinflußbarkeit des Blutdruckprofils hin. Gerade bei Hypertonikern im Grenzbereich müßte man den Blutdruck bei verschiedenen Gelegenheiten messen und längere Zeit beobachten. Bei der Analyse unseres Materials aus 3 Einrichtungen konnten wir finden, daß von den Hypertonikern 38% stationär behandelt wurden, davon 20% Stadium III—IV und 18% Stadium I—II. Dagegen bei Hypotonikern sind lediglich 3—5% stationär behandelt worden, und zwar Fälle, bei denen die Hypotonie meistens durch eine sekundäre Erkrankung zu einem Präkollaps geführt hat bzw. es sich um eine sekundäre und relative Hypotonie gehandelt hat. Eine Aufschlüsselung der Blutdruckvariabilität unter Krankenhausbedingungen ergab:

Stadium I
1. Tag nach der klinischen Aufnahme bereits normale Werte

Stadium II
ab 3.—5. Tag normale Werte, die nur unter Provokation hypertensiv wurden

Stadium III
ab 4.—7. Tag normale Werte mit dazwischen deutlichem hypertonen Niveau

Stadium IV
schwankende hypertensive Werte

Die Patienten standen die ersten 8—10 Tage nicht unter einer medikamentösen Behandlung.

Nach LEDINGHAM u. a. [256] führt eine Überaktivität des Sympathikus vorwiegend durch emotionelle Reize zu einer neurogenen Hypertonie. Diese kann ausheilen oder durch sekundäre Mechanismen sich perpetuieren. Der Streß scheint anhand der Literatur und unseren Beobachtungen nach nicht alleiniger pathogenetischer Anlaßmechanismus für diese Krankheit zu sein. Der emotionale Streß kann das Blutdruckniveau des Hypotonikers anheben oder aber auch zum Kollaps bringen. Es ist nicht klar, ob das adrenerge sympathische System bei Hypotonikern genetisch funktionell schwach angelegt ist oder durch einen gestörten Metabolismus unter Belastungen sich schnell erschöpft. Man ist überrascht über die wenigen Untersuchungen von positiven Emotionen (auch stimulierender Streß) auf das Herz-Kreislaufsystem. Noch weniger weiß man über die Grenzen einer positiven Wirkung und den Übergang zu Fehlsteuerung und Entgleisung des Kreislaufes unter positiver emotionaler Belastung. Die Auswirkungen akuter oder chronischer Erfolgserlebnisse haben bis jetzt nur eine psychosoziale Analyse erfahren. Die dabei auftretenden neurovegetativen Alterationen oder Fehlsteuerungen sind unerforscht. Die Monotonie der modernen Industriegesellschaft in all ihren Varianten hat auch ihre Folgen in Form eines chronischen Stresses. Langzeituntersuchungen in psychosozialer, aber auch psychophysiologischer Sicht würden zur Klärung mancher Fragen dieses so wichtigen Problems beitragen.

Wir haben versucht, 48 Hypotoniker, davon 15 Borderline-Hypotoniker, einer psychischen Belastung zu unterziehen. Diese bestand aus Multiplikation und Addition, Rätselraten und kurzen schokkierenden Dialogen in Fremdmessung. 18 Probanden (37,5%) zeigten dabei einen Abfall von Ps zwischen 10 und 14 und einen Anstieg von Pd zwischen 12 und 20 mm Hg. Die Pulsfrequenz stieg von 72 auf durchschnittlich 134/min an. 13 der Versuchspersonen (27,1%) zeigten ein unterschiedliches Verhalten, und zwar Abfall von Ps zwischen 13 und 18 und Abfall von Pd zwischen 10 und 16 mm Hg. Der Puls stieg mäßig von 72 auf 120/min an. Die dritte Gruppe von 17 Probanden (35,4%) zeigte einen Anstieg von Ps zwischen 12 und 16 und Pd zwischen 8 und 11 mm Hg und eine geringe Frequenzzunahme von 72 auf 94/min. Wir sehen also, daß emotionelle Belastung nicht zu einer Hyperreaktion wie bei Hypertonikern führt. Hypotoniker verhalten sich also unter emotionellem Streß mit einer Kreislaufdysregulation im Sinne einer hypodynamischen und hypotonen Reaktion nach SCHELLONG. Wir haben schon erwähnt, daß 33,9% der Normotoniker einen positiven SCHELLONG-Test aufweisen, wobei nur die Hälfte ausgesprochen hypotone Beschwerden hat, die deshalb den Arzt aufsuchen. Bei einer Serie von 42 Normotonikern zwischen 18. und 36. Lebensjahr zeigten die zu Hause gemessenen Werte bei 9 Personen eine ausgesprochene Hypotonie, das sind 21,4%. Der Anteil mutet zu hoch an, da es sich um Patienten handelt, die wegen Kreislaufbeschwerden in der Sprechstunde ein hypotones Symptomenbild zeigten. Nimmt man Probanden zwischen dem 35. und 60. Lebensjahr als Normotoniker in Selbstmessung, so liegt der Anteil einer essentiellen Hypotonie zwischen 2—3%. Dies zeigt wiederum, daß die konstitionelle Hypotonie vorwiegend in jüngeren Jahren anzutreffen ist. Die Funktionsprüfung nach SCHELLONG kann dabei auch normal sein.

5.13. Basis- und Entspannungsblutdruck

In der Physiologie und Pathophysiologie der Blutdruckregulation geht man allgemein vom Ruheblutdruck aus. In Klinik und Praxis wird die Diagnose Hyper- oder Hypotonie unter scheinbaren „Ruhebedingungen" gestellt. Es ist jedoch für den Probanden kein natürliches Milieu, da er am Arbeitsplatz oder unter alltäglichen psychischen und körperlichen Belastungen eine andere Kreislaufsituation zeigt. Der Ruheblutdruck oder sogenannte „Basisdruck" hat methodische und untersuchungstechnische Probleme. SMIRK [423], AKKIS [3], KILPATRICK [232] betrachten für die Diagnose „Hochdruck" den Sprechstundenwert als „casual blood pressure" für unzureichend und plädieren für einen „absoluten" Ruheblutdruck als „basal blood pressure". Diagnostisch von größerer Bedeutung ist das Verhalten des Blutdruckes bei psychischen und physischen Belastungen. Die Ergometrie hat, in Kombination mit interarterieller Druckregistrierung, und insbesondere die kontinuierliche telemetrische Erfassung von

Blutdruck und Herzfrequenz wesentliche Erkenntnisse gebracht. Aber auch hier ist die hämodynamische Reflexion von Umweltfaktoren und emotionalem Zustand abhängig (ALAM und SMIRK [4]). Für die ärztliche Praxis ist demnach eine wichtige Frage, auf welche einfache Weise bei einer ambulanten Untersuchung schnell und zuverlässig der „Grundwert" des Blutdruckes ermittelt werden kann. Alle bisherigen Untersucher betonen ihre Versuchsanordnung als „unabhängig von Einflüssen der Umgebung und der momentanen inneren Situastion" [318]. Damit ignorieren sie gerade die Faktoren, die den Blutdruck alterieren und die bis jetzt kaum erfaßbar sind. Außerdem werden so gut wie nie die klimatischen und jahreszeitlichen Gegebenheiten, wie sie von uns und OBERMAN et al. [356] beschrieben wurden, berücksichtigt. So muß man schließlich kritisch gestehen, daß alle diese Untersuchungen nach SMIRK, MEESMANN und KRÖNIG [423, 318, 252] u. a. letzten Endes unterschiedlich (Änderung der Körperlage, Belastungen, 24-Stundenrhythmus) standardisierte Gelegenheitsdrucke sind. Die aufwendige Bestimmung des Basisblutdruckes nach SMIRK [423] erfordert einen stationären Aufenthalt des Patienten unter folgenden Kautelen: Am Vorabend der Untersuchung wird der Proband in ein ruhiges, mäßig erwärmtes Einzelzimmer gebracht und über die Harmlosigkeit der Untersuchung informiert. Um eine ungestörte Nachtruhe zu erreichen, wird noch ein Sedativum verabreicht. Es werden Grundumsatz-Ruhe-Nüchtern-Bedingungen geschaffen und am Morgen in 1minutigen Abständen über 15 Minuten der Blutdruck indirekt gemessen. Den niedrigsten, so ermittelten Wert nennt SMIRK „Basisblutdruck". Es ist einzuwenden, daß schon das Sedativum über das ZNS die kortikalen und subkortikalen kreislaufrelevanten Hirnstrukturen beeinflußt und man sich damit eine Ausgangslage schafft, die nicht einer „echten" Ruhe und einem normalen Kreislauftonus entspricht. KILPATRICK [232] hat nach der Methode von SMIRK durch Wiederholung der Messungen bei Hochdruckkranken eine Variabilität gefunden, und zwar mit einer beträchtlichen Schwankung des systolischen Blutdruckes um 33 und des diastolischen Wertes bis 24 mm Hg als Abweichung vom individuellen Gesamtmittel. Man kann die frühmorgendliche emotionelle Reaktion, die sich auch auf den Blutdruck auswirkt, bei einem Individuum in keiner Weise determinieren. Der Basisblutdruck stimmt nicht überein mit dem niedrigsten Wert während der Nacht, was RICHARDSON u. Mitarb. [394] beobachten konnten. Wir haben den Basisdruck nach SMIRK [423] bei 15 Patienten Stadium I und II nach unserer Klassifikation und 5 Patienten Stadium III durch Selbstmessung ermitteln lassen. Diese Untersuchungen wurden von allen Patienten unter Einhaltung der Regeln dreimal wiederholt. Wir mußten feststellen, daß diese 3 Messungen des Basisdruckes bei allen Probanden jeweils unterschiedliche Werte ergaben. Ps schwankte um 8—22 und Pd um 7—13 mm Hg; eine Stadienabhängigkeit konnten wir nicht finden. Dieselben Ergebnisse registrierten wir auch nach einer Mittagspause von einer Stunde Liegen. Es fand sich keine Beziehung zwischen Basisdruckniveau und Schweregrad der Hypertoniker. Der Basisdruck war um durchschnittlich 10 systolisch und 7 mm Hg diastolisch höher als der tiefste Schlafdruck. Über den Basisdruck von Hypotonikern ist uns nichts bekannt. Bei 12 essentiellen Hypotonikern ermittelten wir einen Basisdruck von 89/62 mm Hg in Selbstmessung. Eine Vergleichsgruppe in Fremdmessung wurde nicht untersucht. Der Basisdruck bei Hypotonikern war signifikant niedriger als der Gelegenheitsdruck in der Sprechstunde und nicht signifikant niedriger als die tiefsten Werte im 24-Stundenrhythmus. Wir konnten nach der sinnvollen Methode von SMIRK [423] keine Informationen, geschweige funktionell-prognostische Schlußfolgerungen sowohl bei den Hypo- wie auch den Hypertonikern erhalten.

MEESMANN [318] geht bei seiner Erfassung des sogenannten „Entspannungswertes" von der Erfahrung aus, daß die Ermittlung des Blutdruckes in der Praxis „vielfältigere innere und äußere Faktoren mit akuter und chronischer Wirkung auf den Kreislauf" das Meßergebnis beeinflußt. Er weist jedoch mit Recht darauf hin, daß der Mittelwert trotz mehrmaliger Überprüfung des Blutdruckes nicht dem echten Grundwert des Blutdruckes des Patienten entspricht. Die Methode nach MEESMANN zur Ermittlung des Entspannungswertes läßt sich ambulant leicht durchführen: Nach einer 5 Minuten langen aktiven Orthostase wird der Blutdruck dreimal indirekt im Liegen gemessen. Der niedrigste dieser 3 Werte wird als „Entspannungsblutdruck" bezeichnet. Er weist nach, daß dieser Entspannungsblutdruck sowohl systolisch als auch diastolisch sich nicht signifikant von dem Basisblutdruck nach SMIRK unterscheidet. MEESMANN untersuchte weiterhin labile und stabile Hypertoniker im Alter von 15—75 Jahren im Sitzen, Stehen und Liegen. Beim Vergleich der Messungen in der Position Liegen und Sitzen nach einem Ruheintervall von 20 Minuten fand er bei den 2 Hypertonieformen und bei Normotonikern statistisch signifikante Differenzen nur bei den systolischen Druckwerten. Seinen „Entspannungswert" ermittelte er durch Liegewerte sofort anschließend nach 5 minutigem Stehen und fand hier bei der labilen Hyper- und Normotonie hoch signifikante systolische und diastolische Differenzen im Sitzen und Liegen im Vergleich zum Entspannungswert, und zwar systolisch um 24,2 mm Hg und diastolisch um 14,6 mm Hg. Er meint, daß der diastolische Entspannungswert differential-diagnostisch. eine Abgrenzung zwischen labiler und stabiler Hypertonie erlaubt. Von besonderer Genauigkeit sind die Untersuchungen von KRÖNIG [252], welcher, um eine Vergleichbarkeit der Meßergebnisse untereinander herzuleiten, sowohl interindividuell als auch von Patient zu Patient in blutdruckelemetrischen Langzeitmessungen täglich 5mal zu verschiedenen Zeiten und Situationen eine „reproduzierbare normierte" Periode ermittelt. Letztere soll dem Autor nach eine „alltägliche Belastung" darstellen und besteht aus 20 Minuten Liegen, 10 Minuten Stehen, 10 Minuten Gehen, einmaligen Treppensteigen über 2 Stockwerke und wieder 20 Minuten Liegen. Wir meinen, daß seine Untersuchungen trotz ihrer Exaktheit alle Störfaktoren einer invasiven Methode im stationären Versuchsmilieu beinhal ten. Sein kreislaufregulatorisch sinnvolles Modell bezeichnet er optimistisch als „alltägliche Verrichtungen". KRÖNIG [252] hat seine Ergebnisse mit diesen von SMIRK [423] und MEESMANN [318] verglichen. Seine Entspannungswerte liegen systolisch abends um 11,1, morgens um 9,1 mm Hg oberhalb des Basisblutdruckes nach SMIRK [423]. Diastolisch fand er keine signifikanten Unterschiede. KRÖNIG [252] wies auch nach, daß der Basisblutdruck eine erhebliche Differenz zum Schlafminimalwert aufweist, und zwar systolisch 21,3 und diastolisch 9,4 mm Hg (signifikant). Die Erwartung, daß eine Beziehung zwischen Schlafminimalwert und Basisblutdruck vorliegt, bestätigte sich nicht. KRÖNIG [252] kommt mit Recht zu der Schlußfolgerung, daß der sogenannte Entspannungswert nicht über den eines „Gelegenheitsblutdruckes hinausgeht. Der Gelegenheitsblutdruck nach 2—3minutiger körperlicher Ruhe gemessen, stellt systolisch wie diastolisch ein nahezu ideales Mittelmaß zwischen alltäglich vorkommendem Blutdruck dar". Als Entspannungswert sieht KRÖNIG [252] den Blutdruck nach physischer Belastung und im Schlaf als minimalen Blutdruck bzw. als mittleren Blutdruck im Schlaf. Er fand, daß sein Entspannungsdruck nach Belastung dem Basisdruck nach SMIRK [423] nahekommt. Was MEESMANN

[318] nicht berücksichtigt, ist die Feststellung von KRÖNIG [252], daß die Ruhe-Blutdruckprofile eine tageszeitliche Variabilität zeigen. In seiner Langzeitmessung der Hypertoniker nach WHO-Stadium I bis III fand er eine gleiche diurnale Rhythmik des Blutdruckes bei den verschiedenen Hypertonieschweregraden, allerdings auf verschiedenem Blutdruckniveau. Der Ruhe-Blutdruck variiert wesentlich bei alltäglichen Belastungen, der systolische Blutdruckzuwachs ist mittags und abends größer als morgens.

Wir konnten die einfache Methode von MEESMANN [318] bestätigen, jedoch nicht so eindeutig die labilen von den stabilen Hypertonikern (in Fremdmessung) abgrenzen (bis 70%). Die Feststellung nach MEESMANN [318], daß der diastolische Wert den Schweregrad der Hypertonie determiniert, konnten wir in ca. 65% der Fälle verifizieren. Die Untersuchungen bei Hypertonikern WHO Stadium I—III in Fremdmessung nach der Methode von MEESMANN [318] ergab einen Entspannungswert, der in der sitzenden Meßposition eine signifikante Differenz von systolisch 19,8 und diastolisch 10,3 mm Hg betrug. Wiederholungen der Bestimmung des Entspannungsdruckes um 10.00, 15.00 und 19.00 Uhr ergaben bei 12 Hypertonikern in Fremdmessung unterschiedliche Werte: systolisch 12—27,3 und diastolisch 7,8—16,4 mm Hg. Gemittelt unterschieden sich diese Werte nicht signifikant von den einmaligen morgendlichen Untersuchungen. 3 Patienten zeigten jedoch um 19.00 systolische Anstiege bis 32,3 und diastolisch um 17,8 mm Hg signifikant (nach 5 Minuten Stehen zur Liegeposition). 17 Hypertoniker Stadium I bis III in Selbstmessung ermittelten zu Hause den sogenannten Entspannungsblutdruck. Der systolische Anstieg betrug durchschnittlich 16,3 und der diastolische 8,7 mm Hg als Differenz in Sitzposition und war nur schwach signifikant. Auch bei 16 Hypotonikern ermittelten wir unter Fremdmessung den Entspannungsdruck nach MEESMANN. Der Mittelwert im Sitzen und Liegen betrug systolisch 98,2 bzw. 101,3 mm Hg; die Differenz von 3,1 mm Hg war nicht signifikant. Der diastolische Wert betrug im Sitzen 64,2, im Liegen 68,7 mit einer Differenz von 4,5 mm Hg signifikant. Es ist festzustellen, daß bei diesem Positionswechsel bei Hypotonikern nur der diastolische Wert signifikant verändert war. Beim Entspannungswert (Liegewert sofort nach 5minutigem Stehen) war systolisch und diastolisch der Wert signifikant niedriger als im Sitzen oder bei der 1. Messung im Liegen; bei 5minutigem Stehen sank der mittlere Blutdruck durchschnittlich um 30% von der Ausgangslage und stieg im Liegen um 18% an. Je länger die Sitzposition, umso geringer war der 1. Messwert im Liegen. Ein Vergleich mit Selbstmessungen ergab, daß der Entspannungsdruck nach MEESMANN keine Aussage über den Schweregrad sowohl der Hypotonie wie auch der Hypertonie erlaubt. Der Entspannungsdruck bei Hypotonikern ist systolisch um 5—7 und diastolisch um 2—4 mm Hg nicht signifikant höher als der Basisdruck bzw. der morgendliche, im Liegen gemessene Wert. Da hier die Regulationsmechanismen anders ablaufen als bei Hypertonikern, ergibt ein Entspannungsdruck bei den Hypotonikern keine wesentliche Aussage, erlaubt aber trotzdem eine Erfassung des niedrigsten Blutdruckniveaus, wobei wir nur eine 2 minutige Orthostase empfehlen wegen der hypotonen Provokation.

Zusammenfassend können wir feststellen, daß der Entspannungsdruck bei Normo-, Hyper- und Hypotonikern verschieden abläuft. Er ist ein standardisierter Gelegenheitsdruck und als ein einfacher Regulationstest absolut brauchbar, eine mittlere Ausgangslage des Blutdruckniveaus zu ermitteln. Die Differenzen der Blutdruckwerte sind bei Selbstmessung geringer als bei Fremdmessung. Bei den Hypotonikern erreicht man im Liegen unterschiedliche Werte je nach der „Steh-

Zeit“: Je länger die aktive Orthostase ist, umso geringer sind die sofortigen Blutdruckanstiege im Liegen. Eine Wiederholung der Blutdruckmessung im Abstand von 3 min. im Liegen nach der Orthostase ergibt bei den Hypertonikern einen zunehmenden Abfall von Ps und Pd und einen zunehmenden Anstieg dieser Werte bei Hypotonikern. Es sei zum Schluß darauf hingewiesen, daß die Orthostase- und Liegezeiten strikt und konstant eingehalten werden müssen, um brauchbare Ergebnisse zu erzielen.

Der Entstehungsmechanismus des Entspannungswertes beruht wahrscheinlich durch das 5minutige Stehen mit anschließendem Hinlegen auf einer adaptiv-beruhigenden Situation. Es kommt zu einem Auspendeln des Kreislaufes infolge des Positionswechsels und stellt eine Art Funktionsprüfung dar. Inwieweit hier sympathische und Barorezeptorenmechanismen in Wechselwirkung die Situation beeinflussen, läßt sich nicht eindeutig feststellen. Es kommt zu einer vorübergehenden Stabilisierung des Kreislaufes. Die regulative Seite ist mehr aus dem Verhalten des diastolischen Blutdruckes zu entnehmen, der nach weiteren Messungen das Ausgangsniveau erreicht. Der Entspannungsdruck oder Basisdruck ist an und für sich ein funktionell regulatorisches Phänomen mit unterschiedlichen Blutdruckreaktionen. DRISCHEL [115] meint: „Je höher der Ausgangswert einer Erregung (Spannungszustand) d. h. je näher diese der Grenzspannung (Spannungsmaximum) liegt, umso geringer ist die weitere gleichsinnige Erregbarkeit, umso größer die gegensinnige Erregbarkeit und damit umso größer die Kippbereitschaft als ruckartiger Übergang (zur Entspannung) und in den Gegentonus (Wirkungsumkehr). Man beobachtet eine inverse oder paradoxe Reaktion mit nachfolgendem Ausgleich in Form einer gedämpften Schwingung“. Die Selbstmessung erstzt vollkommen die umständliche Methode zur Ermittlung des Basis- bzw. Entspannungsdruckes.

5.14. Der Gelegenheitsblutdruck

Vielfach wird in der ärztlichen Praxis der Blutdruck nur einmal gemessen, entweder im Sitzen, Liegen oder Stehen. Der abgelesene Wert wird als „Gelegenheitsblutdruck“ (casual) bezeichnet, der sehr selten nach einer Ruhepause von 10 Minuten im Sitzen oder/und Liegen ermittelt wird. Eine Umfrage nach früheren Druckmessungen ergab bei 110 Hypertonikern: nie gemessen 14—16%, 2—3 Monate zurück 24—26%, ca. 1 Jahr zurück 32—36% und über 2 Jahre zurück 16—19%. Die Analyse der Frage, durch wen der Blutdruck ermittelt wurde, ergab bei 65 Normotonikern, 90 Hypotonikern und 190 Hypertonikern folgende prozentuale Verteilung: vom Internisten in 92% der Fälle, vom praktischen Arzt 98%, vom Nervenarzt 38%, vom Frauenarzt 13%, von Personalarzt 99%, im Krankenhaus 100%, vom Psychiater nur 14%, Kinderarzt 65%, Hautarzt 6%, Chirurg 18%, Augenarzt 7%, Ärzte der NVA 99% (In die Befragung wurden auch 36 behandelnde Ärzte mit einbezogen.)

Wir konnten feststellen, daß in ca. 70% der Fälle ein „Gelegenheitshochdruck“ bzw. „Gelegenheitsniederdruck“ nur anhand einer einmaligen Messung diagnostiziert wird. All das zeigt, daß im allgemeinen der Blutdruck nicht oft genug gemessen, der Wert durch nicht genügende Einzelmessungen gemittelt wird und die Kontrollen zu selten erfolgen. Dies hat auch therapeutische Konsequenzen. Bei den Screening-Aktionen ist auch festzustellen, daß selten mehr als 2 Blutdruckmessungen durchgeführt werden, was den Wert des Gelegenheitsblutdruckes zumindestens teilweise in Frage stellt. Die „Momentaufnahme“ dieser Einzelmessung ist einem breiten Spektrum von alltäglichen Schwankungen unterworfen. Die Blutdruckwerte sind untereinander nur dann vergleichbar, wenn sie unter möglichst gleichen Bedingungen (körperliche und emotionale Aktivität, vergleichbare Tageszeit usw.) durchgeführt werden. In der Praxis läßt sich das schwer realisieren. KRÖNIG [252] zeigt durch seine Langzeituntersuchungen gut die Beeinflußbarkeit des Blutdruckprofils, das aus mehreren Gelegenheitsdrucken entsteht. Der niedrigste Wert nach 5minutiger Orthostase als Entspannungsdruck nach MEESMANN hat den Basisblutdruck nach SMIRK wesentlich vereinfacht. Aufschlußreich sind die Untersuchungen von KRÖNIG [252], der die prozentualen Änderungen der systolischen und diastolischen Drucke unter verschiedenen alltäglichen Situationen nach 2—3 minütiger Ruhe gemessen und festgestellt hat, daß der Gelegenheitsblutdruck letzten Endes „ein Mittel aus abendlichem und morgendlichem Wert darstellt". Der Gelegenheitsblutdruck drückt systolisch und diastolisch ein Mittelmaß aller unter alltäglichen Bedingungen registrierten Mittelwerte aus. In der Praxis wird er erfaßt durch eine Messung nach jeweils 2—3 Minuten Ruhe in sitzender oder liegender Position, wobei bei der Therapie von Hypertonikern und bei einer bestehenden orthostatischen Dysregulation — letzteres auch bei Hypotonikern — dieses Meßverfahren wiederholt werden muß Alle diese Feststellungen haben trotzdem nur eine beschränkte Aussagekraft. Um den höchsten und niedrigsten Wert zu erfassen, empfehlen wir, den Blutdruck bei verschiedenen Gelegenheiten zu messen. Diese Mehrfachmessungen sind für die Therapie und Diagnostik von besonderer Bedeutung. Mögen die in der Literatur angegebenen standardisierten Methoden an Exaktheit auch nichts zu wünschen übrig lassen, so konnten wir anhand der Selbstmeßkontrolle feststellen, daß der zu Hause unter verschiedenen Situationen gemessene Gelegenheitsblutdruck in 64% der Fälle nicht dem Gelegenheitsblutdruck in der Sprechstunde entspricht. Als Vergleichswert wurde das Mittelmaß aus abendlichem und morgendlichem Wert zugrundegelegt und mit der Blutdruckmessung in der Sprechstunde verglichen. Die Blutdruckvariabilität ist zu groß, sowohl bei Hyper- als auch Hypotonikern. Bei großen Schwankungen ist eine Selbstkontrolle unbedingt indiziert. Es taucht die Frage auf, ob es zweckmäßig, ja sogar schädlich ist, oft den Blutdruck zu messen. Eine zu oft durchgeführte Fremdmessung kann Angst oder Neurotisierung auslösen, insbesondere, wenn die Gelegenheitswerte nach oben oder unten außerhalb der Norm liegen. Eine Selbstkontrolle im häuslichen Milieu und die Überzeugung des Patienten, daß seine Blutdruckwerte im Normalbereich schwanken, kann in kürzester Zeit diesen negativen Effekt beseitigen. Wir führten bei 48 Normotonikern und 68 Hypertonikern sowie 18 Hypotonikern täglich, jeden 3. und alle 5 Tage sowie einmal wöchentlich Blutdruckmessungen durch. Es zeigte sich, daß tägliche Messungen in der ersten Woche höhere Werte zeigten als solche alle 3 bzw. 5 Tage und somit einen Wahrscheinlichkeitsgrad von 94,2% erreichten. Wir stellen also fest, daß öftere Messungen in den ersten 3 Wochen teilweise signifikant höhere Werte als seltenere Messungen ergaben. Nach einer gewissen Gewöhnungsphase von 3—5 Wochen liegt kein signifikanter Unterschied zwischen selteneren und häufigeren Blutdruckmessungen vor. In der Ambulanz können wir uns an dem Entspannungsdruck nach MEESMANN orientieren. Um in der Klinik und bei Selbstmessungen einen „echten" Hyper- bzw. Hypotonus zu erfassen, hat sich folgendes Verfahren bewährt: Es kommt darauf an, in 24 Stunden die Zahl der pathologischen Auslenkungen des Blutdruckes in Relation zu den normalen Werten zu setzen. Die folgenden 3 Fälle (Tab. 22), bei denen in 24 Stunden 8 Messungen vorgenommen wurden, veranschaulichen die Irrtumsmöglichkeiten. Bei einem normo-

Tabelle 22: Folgende 3 Fälle, bei denen tägl. 8 Messungen vorgenommen wurden, sollen Irrtumsmöglichkeiten veranschaulichen.

Pat. K. H., 46 J.:	Pat. S. H., 49 J.	Pat. E. R., 51 J.
145/85 mm Hg	120/70 mm Hg	165/90 mm Hg
160/85 mm Hg	120/70 mm Hg	165/90 mm Hg
160/90 mm Hg	135/80 mm Hg	115/75 mm Hg
140/80 mm Hg	180/100 mm Hg	150/80 mm Hg
120/75 mm Hg	110/70 mm Hg	135/90 mm Hg
130/70 mm Hg	125/75 mm Hg	160/95 mm Hg
155/85 mm Hg	170/95 mm Hg	115/75 mm Hg
130/70 mm Hg	150/90 mm Hg	120/80 mm Hg
115/70 mm Hg	115/70 mm Hg	155/90 mm Hg
Gesamtwert 138,1/78,1 mm Hg	Gesamtwert 138,1/81,2 mm Hg	Gesamtwert 139,3/84,3 mm Hg

tonen, fast gleichen Durchschnittswert stellt sich heraus, daß alle diese Patienten als essentielle Hypertoniker diagnostiziert wurden. Die genaue Analyse ergab jedoch, daß es sich bei einem um einen Normotoniker, bei dem zweiten um eine situationsbedingte Hypertonie und bei dem dritten um einen labilen Hypertonus handelt. Selbstmessungen bestätigen diese Differenzierung. Abbildung 53 zeigt den Mittelwert des systolischen und diastolischen Druckes bei 18 Hypertonikern Stadium I und II, gemessen jeden 3. Tag innerhalb von 3 Wochen. Wir sehen, daß die Kurve keine signifikanten Abweichungen zur Norm aufweist. Je länger wir die Zeit zwischen den Messungen dehnen, umso mehr nähern wir uns den Normwerten. Lediglich am 3. Tag ist eine leicht signifikante Erhöhung des systolischen Blutdruckes zu verzeichnen. Wenn man jedoch die Höchstwerte bei denselben Patienten an demselben Tag herausgreift und mittelt, so sehen wir in der Grafik in Säulenform einen signifikant erhöhten systolischen und diastolischen Mittelwert mit der entsprechenden Streuung. Wir können also feststellen:

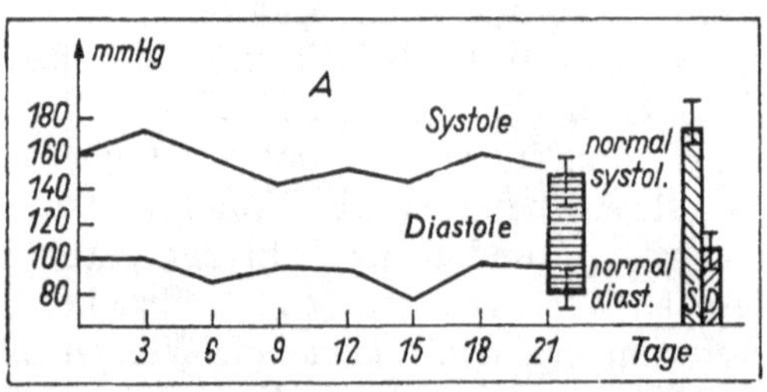

Abbildung 53: Blutdruckverlauf bei 18 Hypertonikern innerhalb von 21 Tagen im Vergleich zum Normalwert und mittleren systolischen und diastolischen Hochdruckwert (Säule rechts).

1) Der Mittelwert (nicht der mittlere Blutdruck) kann eine irreführende Größe sein.
2) Die Häufigkeit der Blutdruckabweichungen bei einer bestimmten Zahl von Messungen ist von wesentlicher Bedeutung.
3) Die Höhe des diastolischen Blutdruckes ist wichtig.

Wir haben versucht, einen systolischen und diastolischen Blutdruckindex zu ermitteln unter Berücksichtigung der Höhe des Wertes und der Häufigkeit der Blutdruckerhöhung an einem Tag bzw. innerhalb einer bestimmten Zahl von Messungen. Zur Ermittlung des Blutdruckindexes sind mindestens 4 Messungen erforderlich, je mehr, umso genauer ist seine Aussage. Der systolische Index wird errechnet, indem man die Summe der systolischen Werte durch die Zahl der Messungen dividiert, diesen Mittelwert mit der Zahl der Häufigkeit der Erhöhungen über 150 mm Hg (einschließlich dieses Wertes) multipliziert und dieses Produkt durch den normalen systolischen Wert von 140 mm Hg dividiert. Der diastolische Index wird ermittelt, indem man ebenfalls die Summe der diastolischen Werte durch die Zahl der Messungen dividiert, diesen Wert mit der Zahl der Erhöhungen über 90 mm Hg einschließlich dieser Größe multipliziert und das Produkt durch einen normalen diastolischen Wert von 80 dividiert. Anhand von Messungen an 230 Hypertonikern, 150 Normotikern und 70 Hypotonikern fanden wir, daß der normale systolische Blutdruckindex $= 3{,}1 \pm 0{,}8$ und der diastolische $= 2{,}0 \pm 0{,}6$ beträgt. Ein systolischer Index über 3,5 spricht für eine systolische Hypertonie und kann je nach Schweregrad über 7 betragen, der diastolische ist hyperton ab 2,4. Dieselben Überlegungen und Berechnungen wurden auch für die Hypotonie angestellt. Ein systolischer Index unter 2,5 und ein diastolischer unter 1,6 sprechen für einen Hypotonus. Wir konnten anhand dieses Index eine Zahl von Hypertonikern bei unserer Analyse eliminieren.

Julius u. Mitarb. [219] haben den Gelegenheitsblutdruck mit dem Ruheblutdruck und dem vom Patienten selbst gemessenen verglichen und stellten fest, daß der Gelegenheitsblutdruck in Fremd- und Selbstmessung großen Schwankungen ausgesetzt ist und daß der Ruheblutdruck in beiden Methoden eine Aussage über die aktuelle Kreislaufsituation erlaubt.

Die Selbstmessung bei Hyper- und Hypotonikern hat gezeigt, daß für die Praxis letzten Endes die Häufigkeit der abnormen Blutdruckauslenkung und seine Höhe entscheidet. Auch hier ist eine individuelle Gegenüberstellung von Blutdruckniveau und Situation von wesentlicher Bedeutung.

5.15. Der Alltagsblutdruck

Der „Alltagsdruck" ist der mittlere Gelegenheitsblutdruck, der ständig auf das Gefäßsystem wirkt. Das Alltagsblutdruckprofil ist nur in Selbstmessung zu erfassen unter Berücksichtigung von körperlicher Belastung, emotionellen Einflüssen, Tagesschwankungen usw. Nach Krönig [252] bewegt sich das Ausmaß der emotionell bedingten Schwankungen des Blutdruckes in jenem Bereich, der unter alltäglicher Belastung erreicht wird. Der Alltagsblutdruck ist neben den täglichen Belastungen auch determiniert von dem Ruhe-Blutdruck und von dem im Schlaf. Die normal interpretierten Blutdruckbereiche können eine unterschiedliche Gefährdung hinsichtlich kardiovaskulärer Krankheiten beinhalten. Krönig [252] konnte durch seine kontinuierlichen Untersuchungen feststellen, daß der Alltagsblutdruck ein Mittel aus abendlichem und morgendlichem Blutdruck darstellt und dem Gelegenheitsblutdruck gleichzustellen ist, was wir anhand unserer Selbstmessungen nicht generell behaupten können. Unter Alltagsblutdruck versteht man auch die Reaktion auf sogenannte „alltägliche Belastungen", wobei man in der Literatur — siehe Krönig [252] — immer wieder die physische Belastung meint. Hier spielen auch die Einflüsse der Orthostase sowie die schon erwähnte Alltagsvariabilität eine Rolle. Wir haben bei unseren Studien mit Selbstmessung, Hypertoniker und Hypotoniker keinen gezielten physischen Belastungen ausgesetzt. Die quantifizierbaren physischen Belastungen im Labormilieu haben eine funktionsdiagnostische Bedeutung und sind für den üblichen Alltagsdruck nicht repräsentativ. Sie zeigen die Belastungsgrenze des kardiovaskulären Systems. Wir konnten bei der Selbstmessung und anhand der Protokolle keinen allgemeingültigen Blutdruckwert ermitteln. Dies gilt sowohl für Hyper- als auch für Hypotoniker. Wir fanden einen individuell schwankenden Blutdruck, der von vielen Faktoren abhängig war und sogar unter derselben Situation an verschiedenen Tagen unterschiedliche Blutdruckwerte aufwies. Der Alltagsdruck ließe exakt sich nur durch Langzeitstudien telemetrischer und nichtinvasiver Technik genau ermitteln. Dieses müßte in allen für das Individuum vorkommenden Situationen (zu Hause, Arbeitsplatz usw.) geschehen. Jedoch ist solch ein technischer Aufwand vorerst nicht realisierbar, weder von der Meßwerterfassung noch vom mathematischen Modell, multivalent alle Alltagsfaktoren der Blutdruckregulation zu erfassen. Der Alltagsblutdruck kann, wenn er oberhalb oder unterhalb der Norm liegt, für das Befinden und die Leistung des Patienten ausschlaggebend sein. Ihn anhand der Werte zu mitteln, erscheint uns als eine willkürliche Manipulation, ohne eine echte Aussage. Nur in Selbstmessung erlaubt er eine Teilaussage, weil der Patient sein Tagesprofil und seine „Krisenstunden" kennt und im Dialog mit dem Arzt therapeutische oder schonende Maßnahmen treffen kann Einen standardisierten sogenannten Alltagsdruck mit einer relevanten Aussage über die Kreislaufregulation gibt es unserer Meinung nach nicht. Er läßt sich annähernd nur durch Selbstmessung ermitteln. Der Alltagsdruck ist die variable Größe, die man braucht, um den „Alltag" zu überstehen. Für den Menschen, insbesondere für sein Kreislaufsystem, stellt jeder neue Tag eine andere Konstellation dar. Selbstverständlich ist die Adaptationsbreite des Kreislaufes individuell verschieden. Neben physischen und psychischen Belastungen spielen ökologische sowie viele bekannte und unbekannte Faktoren eine nicht unwichtige Rolle. Die Adaptationsgüte ist jedoch sowohl für den Hypertoniker als auch den Hypotoniker von Bedeutung, was auch durch ein entsprechendes Training stabilisiert und verbessert werden kann.

6. Therapeutische Aspekte und Patienten-Compliance

6.1. Primäre und sekundäre Hypertonieformen

Eine Gegenüberstellung von essentiellen Hypertonikern n = 54 des Stadiums I bis III und sekundären Hypertonieformen n = 14 wurde in Selbstmessung vor und nach Behandlung von 5 Monaten ausgewertet.

Aus Abbildung 54 ist zu entnehmen, daß die essentiellen Hypertoniker unter Fremdkontrolle einen mittleren systolischen Druck von 175,3 ± 12,7 und einen

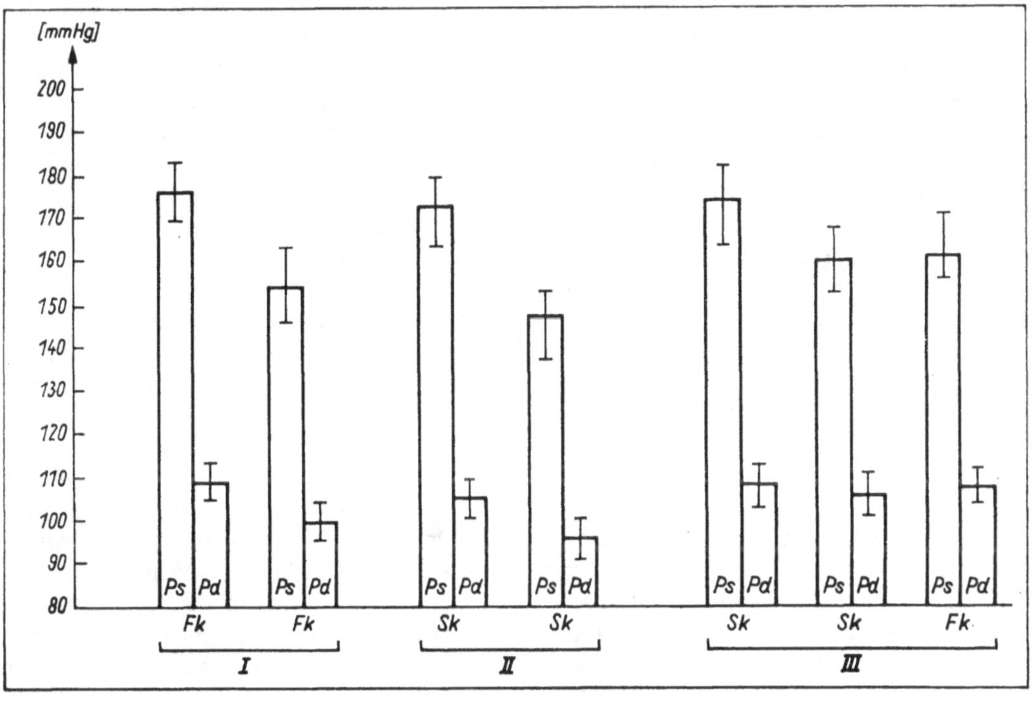

Abbildung 54: Systolische und diastolische Mittelwerte mit mittlerer Streuung vor und nach der Behandlung bei essentiellen und sekundären Hypertonikern in Fremd- und Selbstkontrolle.

I — essentielle Hypertoniker — Fremdkontrolle
II — essentielle Hypertoniker — Selbstkontrolle
III — sekundäre Hypertoniker — Selbst- und Fremdkontrolle

diastolischen von 109,2 ± 6,1 mm Hg hatten. Nach 5monatiger üblicher Therapie war der systolische Wert 154,3 ± 10,1 und der diastolische 98,4 ± 5,7 mm Hg, wie erwartet signifikant niedriger ($p < 0{,}01$), dargestellt in Säule I. In den Säulen II sehen wir die Serie der Selbstmessung des Blutdruckes. Vor der Behandlung war der Ausgangswert systolisch 172 ± 11,1 und diastolisch 104,2 ± 3,9 mm Hg. Nach der Behandlung waren die Werte in Selbstmessung signifikant niedriger als die in Fremdmessung sowie im Vergleich zur Ausgangslage, nämlich systolisch 148,3 ± 9,4 und diastolisch 94,2 ± 3,8 mm Hg ($p < 0{,}01$). Die Selbstkontrolle zeigt sowohl in der Ausgangslage als auch unter Therapie niedrigere Werte. In den Säulen III sind die sekundären Hypertoniker zusammengefaßt, und zwar unter Selbstkontrolle und nach der Behandlung auch unter Fremdkontrolle. Die Ausgangslage zeigt einen systolischen Durchschnittswert von 174,3 ± 10,2 mm Hg und diastolisch 107,0 ± 4,1 mm Hg. Die Selbstkontrolle nach Behandlung war zwar niedriger als die Fremdkontrolle, jedoch nicht signifikant. Der therapeutische Effekt bei den sekundären Hypertonikern zeigte in Fremdmessung und Selbstkontrolle kein unterschiedliches Blutdruckniveau.

Auch die Blutdruckwerte bei Hypertonikern ($n = 21$) I—III in Selbst- und Fremdmessung, verglichen in der freien Zeit (Ferien bzw. Kur), liegen zu Beginn in Selbstmessung systolisch durchschnittlich 14,7 und diastolisch 8,9 mm Hg niedriger als in Fremdmessung ($p < 1{,}0$). Am Ende des Ferien- bzw. des Kuraufenthaltes war das Blutdruckniveau in Fremdmessung niedriger als zu Beginn. Dagegen waren in Selbstmessung die Endwerte des systolischen und diastolischen Blutdruckes signifikant niedriger im Vergleich zur Ausgangslage. Wir sehen, daß die sekundären Hypertonieformen eine geringere Blutdruckvariabilität aufweisen als die primären.

6.2. Medikationsverhalten der Hyper- und Hypotoniker

Jede chronische arterielle Hyper- und Hypotonie erfordert eine individuelle Behandlung. Neben diätetischen und physiotherapeutischen Maßnahmen werden verschiedene blutdrucksenkende und -hebende Medikamente verabreicht. Bei den Hypertonikern ist die Höhe des diastolischen Blutdruckes eine Richtschnur für eine Mono- oder Kombinationstherapie, bei den Hypotonikern entscheidet der systolische Wert. Blutdrucksenkende Medikamente sollten nicht abrupt abgesetzt werden, es sei denn, daß akute Nebenwirkungen auftreten.

Wir haben 583 Hypertoniker des Stadiums I—IV 6 Monate nach Festlegung der Diagnose und 3 Jahren Behandlungs- und Beobachtungszeit interviewt bzw. bei Selbstmessung die Protokolle analysiert. Aus Tabelle 23 ist zu entnehmen, daß bei der Fremdmessung fast 38% der therapeutischen Maßnahmen nicht befolgt wurden, insbesondere im Stadium I—III. Das gelegentliche Einnehmen von Medikamenten bewegt sich um 26%, und nur 36,5% befolgen die Behandlungsmaßnahmen genau. Das ist ungefähr ein Drittel der erfaßten Hypertoniker. Wir registrierten bei der Fremdmessung im Stadium I und II bei Patienten in ärztlicher Kontrolle 50—60% ein Nichtbefolgen der Medikation. Mit Zunahme des Schweregrades nehmen das „gelegentliche" und „regelmäßige Einnehmen" zu. Bei der Selbstmessung ist das „Nichteinnehmen" um 24,4% niedriger, das „gelegentliche Einnehmen" um 13,8% und das „regelmäßige" um 10,5% höher als bei der Fremdmessung (Werte signifikant). Bei den „Gelegentlichen" sei bemerkt, daß es sich um einen Teil der Patienten handelt, die je nach ihrem Blutdruckprofil und

Tabelle 23: Medikationsverhalten der Hypertoniker in Fremd- und Selbstmessung.
Fremdmessung n = 583

Medikation	Stadium I n = 118 (20,2%)	Stadium II n = 214 (36,7%)	Stadium III n = 165 (28,3%)	Stadium IV n = 86 (14,8%)	Gesamt n = 583
keine	71 (60,1%)	108 (50,4%)	38 (23,2%)	2 (2,3%)	219 (37,6%)
gelegentlich	19 (16,1%)	70 (32,7%)	34 (20,6%)	28 (32,6%)	151 (25,9%)
regelmäßig	2y (23,7%)	36 (16,8%)	93 (56,3%)	56 (65,1%)	213 (36,5%)

Selbstmessung n = 136

Medikation	Stadium I n = 34 (25%)	Stadium II n = 48 (35,2%)	Stadium III n = 38 (27,9%)	Stadium IV n = 16 (11,8%)	Gesamt n = 136
keine	6 17,6%	8 16,7%	4 10,7%	— —	18 13,2%
gelegentlich	18 52,9%	15 31,3%	16 42,1%	5 31,2%	54 39,7%
regelmäßig	10 29,4%	25 52,1%	18 47,3%	11 68,8%	64 47,0%

Gelegenheitsdruck die Medikation variieren. Auch hier liegt die regelmäßige Einnahme von Medikamenten höher als bei der Fremdmessung. So müssen wir feststellen, daß die Bereitschaft zu einer Einhaltung der diätetisch-medikamentösen Maßnahmen bei den Hypertonikern in Selbstmessung eindeutig besser ist.

Tabelle 24 zeigt die Therapie-Compliance bei Hypotonikern in Fremd- und Selbstmessung. Hier sind die therapeutischen Möglichkeiten eingeschränkt und Risikokonstellationen wenig bekannt. Bei den Hypotonikern folgen 42,6% nicht der vorgeschriebenen Medikation, und nur 16,9% verhalten sich diszipliniert. Die Antwort der Patienten lautet: „Es hilft doch nicht, niedriger Blutdruck ist nicht gefährlich". Hypotonie ist als Risikofaktor wenig untersucht worden und den Patienten nicht geläufig; viele helfen sich selbst durch Kaffee- und Teegenuß oder Nikotin. Bei der Therapiebefolgung zeigt die Selbstmessung eine günstigere Situation. Die Zahl der Hypotoniker, die keine Medikamente einnehmen, ist mit 7,3% signifikant niedriger und das regelmäßige Einnehmen mit 35% doppelt so hoch wie bei der Fremdmessung. 57,3% nehmen gelegentlich ihre Medikamente mit gutem Erfolg.

Tabelle 24: Therapie-Compliance bei Hypotonikern in Fremd- und Selbstmessung.

Hypotoniker in Fremdmessung n = 178		
keine	76	42,6%
gelegentlich	72	40,4%
regelmäßig	30	16,9%
Hypotoniker in Selbstmessung n = 82		
keine	6	7,3%
gelegentlich	47	57,3%
regelmäßig	29	35,3%

Der Hypertoniker fühlt sich schlecht, wenn sein Blutdruckniveau besonders niedrige Werte erreicht. Er kann diese Phasen durch eine Selbstmessung überschauen und beeinflussen. Die Hypotonie ist nicht seltener eine Indikation zur Selbstmessung. Beisc hweren Fällen jedoch mit einer ausgeprägten Symptomatik und schwankenden niedrigen Werten des Blutdruckes ist die Selbstmessung nützlich und erlaubt eine gezielte Therapie. 46% der Hypertoniker aller Schweregrade nennen als Ursache des Nichteinnehmens der Medikamente die Einschränkung der Fahrfähigkeit, 31% Potenzstörungen und 23% andere Beschwerden, wobei im Vordergrund die Müdigkeit zu nennen ist. Von den Hypotonikern geben 23% Schlafstörungen und 12% Herzklopfen als Grund der Nichteinnahme von Medikamenten an. Folgende Nebenwirkungen spezifischer und unspezifischer Art bei der Medikation der Hypertonie als Mono- und Kombinationstherapie (2- und 3-fach-Kombination) seien nach einer Umfrage angeführt:

Sedation
Müdigkeit
Konzentrationsschwäche
Schlafstörungen
Übelkeit
Depressionen
Schlafumkehr
Mundtrockenheit
Parotisschmerz
Kopfschmerz
Schwindelgefühl
Schweißausbruch
Obstipation
Exanthem
Hautjucken
Potenzstörungen
Orthostase
Tachykardie
Stenokardien
Durchfälle
Muskelkrämpfe
Bradykardie
asthmoide Bronchitis
av-Überleitungsstörungen
Elektrolytverschiebungen
Hyperuricämie
Glukosetoleranzstörungen
Leberfunktionsstörungen

Als Nebenwirkungen bei Einnahme von Antihypotensiva sind zu nennen:

Schlafstörungen
Herzklopfen
Stenokardien
Rhythmusstörungen
Schweißausbrüche
kalte Extremitäten
Augenflimmern
Erregbarkeit
Nervosität
Unausgeglichenheit
hyperthyreotische Zustände

Diese Nebenwirkungen haben passageren Charakter und können sich fixieren durch Überdosierung und Dauermedikation.

Es ist erstaunlich, daß soviel bekannte Nebenwirkungen bei der Dauertherapie der Hypertoniekrankheit kaum berücksichtigt oder beschrieben werden. Dies sei erwähnt im Hinblick auf die Bemerkung der am Anfang dieser Arbeit gemachten Feststellung von PFLANZ [371], daß wir bis heute wenig wissen über die schädliche Wirkung der Hypertoniebehandlung. Die Selbstmessung gibt die Möglichkeit, daß der Patient die Unverträglichkeit mancher Medikamente kurzfristig erfaßt, und Konsequenzen können schnell gezogen werden (sogar telefonisch). Über den Verbrauch an Medikamenten unter Selbst- und Fremdmessung sei auf folgende Beobachtungen hingewiesen:

42 Patienten des Stadiums I—III verbrauchen pro Tag 126 bis 150 Antiphyertensiva verschiedener Art, das sind monatlich ca. 3800 Tabletten. 42 Patienten in Selbstmessung nach Einstellung verbrauchen täglich 76—80 Antihypertensiva, das wären monatlich ca. 2300 Antihypertensiva, d. h. monatlich 1500 Antihypertensiva weniger; bei 4200 Patienten wären das 150000 Tabletten weniger! Es wird zu wenig der Tatsache Aufmerksamkeit geschenkt, daß verschiedene Antihypertensiva unterschiedlich den Blutdruck in Ruhe und bei Belastung senken bzw. beeinflussen. So senken Spirolactone, Saluretica und Beta-Rezeptorenblocker vorwiegend den Ruheblutdruck und das gesamte tägliche Blutdruckniveau. Reserpin und Guanethidine senken diesen hauptsächlich bei Belastung. Alphamethyldopa und Haemiton nehmen nach den Ergebnissen von DUFFEY et al. [117] eine Zwischenstellung ein. Hier geht die Verhinderung der hypertensiven Reaktion auf Belastung nur geringfügig über die Ruhe-

Blutdrucksenkung hinaus. Wir schließen uns der Meinung von KRÖNIG [252] an, daß die antihypertensive Pharmakotherapie dem individuellen Blutdrucktyp angepaßt und die Tag-Nacht-Regulation mitberücksichtigt werden müssen. Ein kurz wirkendes Antihypertensivum dürfte für die Nacht nicht verordnet werden.

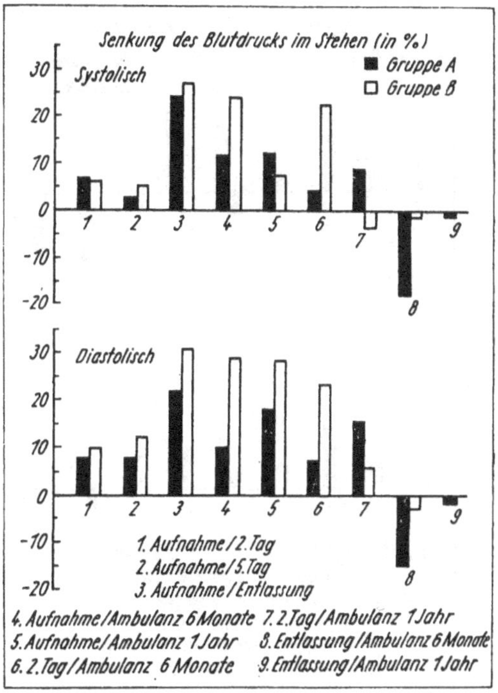

Abbildung 55: Senkung des systolischen und diastolischen Druckes in Prozenten im Stehen (bei der Aufnahme und während stationärer bzw. ambulanter Behandlung). Vergleich Gruppe A und B nach Morgan.

6.3. Der schwer einstellbare Hyper- und Hypotoniker

MORGAN [336] hat in seiner Dissertation 22 schwer einstellbare Hypertoniker (A) erfaßt (16 Männer und 6 Frauen) und leicht zu behandelnde (B) 17 Männer und 2 Frauen. Das Durchschnittsalter beträgt bei (A) 46,7 und bei (B) 48,9 Jahre, Klassifikation nach WHO I—III bzw. I—IV nach NITSCHKOFF/BAUMANN. Die schwer einstellbaren Hypertoniker sind nach seinen Untersuchungen durch folgende Merkmale gekennzeichnet: Fortgeschrittene Schäden im Gefäßsystem, Stoffwechselstörungen mit einer Hypertriglyceridämie, vergrößerte Leber, höhere Reninwerte und latente kardiale Insuffizienz. Interessant ist die Feststellung, daß die schwer einstellbaren Hypertoniker eine „high renin" essentielle Hypertonie haben. Abbildung 55 zeigt die Senkung des systolischen und diastolischen Druckes in Prozenten im Stehen, und zwar bei der Aufnahme sowie während der stationären und ambulanten Behandlung. Abbildung 56 zeigt die Senkung des Blutdruckes bei beiden Gruppen im Liegen unter den gleichen Bedingungen wie in Abb. 55.

Die höchsten Blutdruckwerte bei den schwer einstellbaren Hypertonikern waren 236/149 mm Hg und bei den leicht einstellbaren 219/142 mm Hg. Schon am ersten Tag des stationären Aufenthaltes weist die Gruppe A im Liegen einen Durchschnittswert von 197/120 und 196/129 mm Hg im Stehen auf, B 184/117 im Liegen, 182/128 mm Hg im Stehen. In den ersten 20 Stunden sehen wir bei bei den Gruppen eine deutliche Entspannung des Blutdruckes. Am 5. Tag steigen die Werte an. Das Blutdruckniveau beider Gruppen hat sich bei den ambulanten Kontrollen verschlechtert, im Liegen um 15—18% bei der Gruppe A, bei der Gruppe B um ca. 8%. Im 2. Halbjahr trat wieder eine Verschlechterung ein, insbesondere in der Gruppe A. Trotz einer intensiven Pharmakotherapie war es schwer oder nicht möglich, einen „normalen" Blutdruckwert bei den schwer einstellbaren Hypertonikern zu erzielen. Sie zeigten außerdem häufig kreislaufregulative Blutdruckauslenkungen. Nach

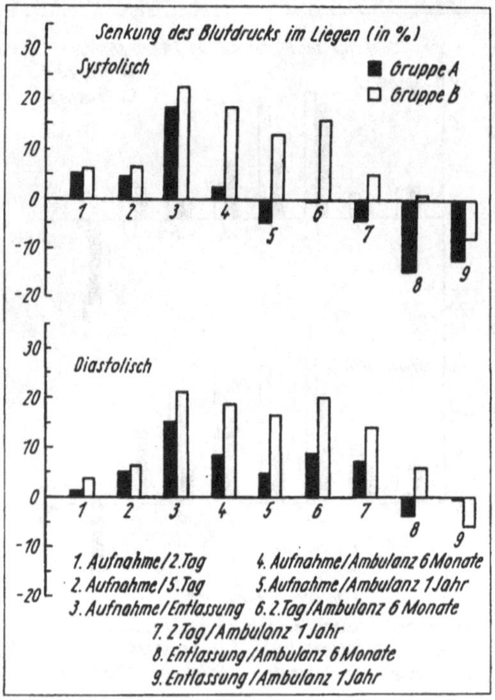

Abbildung 56: Senkung des Blutdruckes bei beiden Gruppen (A und B) im Liegen unter gleichen Bedingungen wie in Abb. 55.

der stationären Entlassung trat bei den meisten eine Verschlechterung ein. Abbildung 57 zeigt nach MORGAN in beiden Gruppen die verabreichten antihypertensiven Medikamente, ihre Nebenwirkungen und die Notwendigkeit ihres Absetzens.

Die schwer einstellbare Hypertonie bei dieser Studie erlaubt keine endgültigen Schlußfolgerungen. Die Dauer der Hypertonie ist nicht bekannt. Prognostische Tendenzen lassen sich nicht ableiten. Die Zahl der Probanden ist zu gering. Durch die Erfassung von Mittelwerten ist zwar eine allgemeine Tendenz erkennbar, jedoch wird die Tatsache übersehen, daß der schwer einstellbare Hypertoniker ein determiniertes individuelles Krankheitsbild darstellt. Bei Schweregrad WHO III, Stadium IV nach NITSCHKOFF/BAUMANN spielen sicherlich die schon irreversiblen Organschädigungen, lokalisiert oder generalisiert, eine Rolle.

Wir haben den Versuch unternommen, schwer einstellbare Hypertoniker zu erfassen und einer Selbstmessung zu unter-

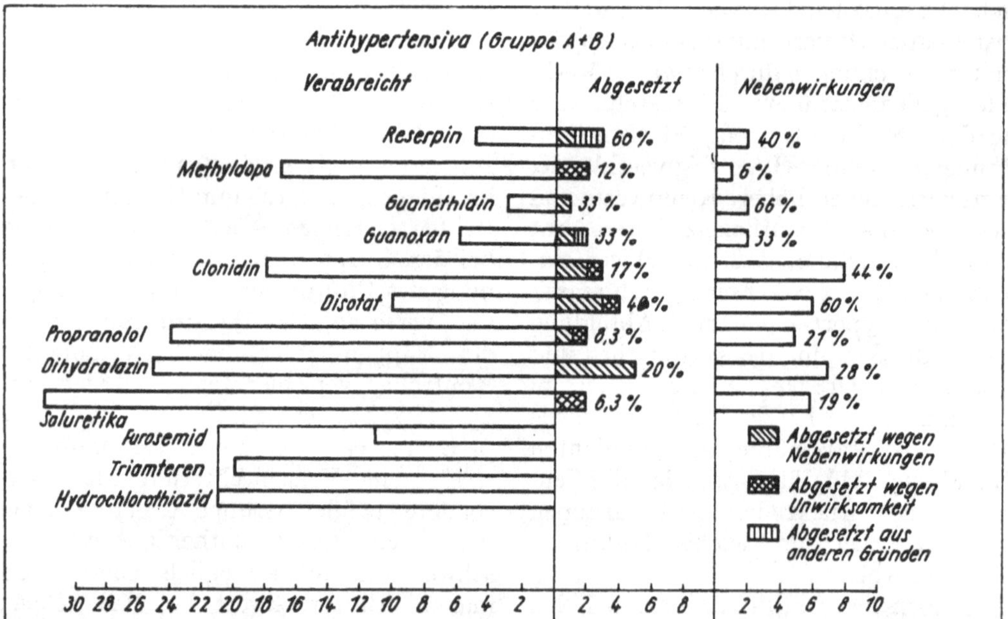

Abbildung 57: Verabreichung, Absetzung und Nebenwirkungen der antihypertensiven Therapie bei beiden Gruppen (A und B).

ziehen, wobei wir die Schweregrade mit ausgeprägten Organschädigungen nicht in unsere Betrachtung einbezogen haben. Es handelt sich aus 3 ambulanten Einrichtungen um 29 schwer einstellbare Hypertoniker Stadium II und III nach NITSCHKOFF/BAUMANN bzw. Stadium I und II nach WHO, Durchschnittsalter 46,7, 16 Frauen, 13 Männer. Diese Probanden wurden von uns neben den Parametern nach MORGAN zusätzlich folgendermaßen charakterisiert:

1) Dynamische hyperreaktiv agile Pesönlichkeiten.
2) Blutdruckschwankungen mit Spitzen bis 220 mm Hg, diastolisch 124 mmHg, mitunter Phasen von normotonen Werten, vereinzelt auch hypotone Werte.
3) Das 24-Stunden-Blutdruckprofil hat einen individuellen unberechenbaren Charakter.
4) Die meistens intensive Medikation führt zu schlechtem Allgemeinbefinden.
5) Wechselnde Pharmakotherapie im Alltag zieht eine schlechte Entspannung nach sich.
6) Maladaptation des Kohlenhydrat- und Fettstoffwechsels
nach BAUMANN [31].
7) Undiszipliniertes Verhalten bis Resignation durch den geringen Therapieeffekt und allgemeine Angst bei vereinzelt hohen Blutdruckwerten.

Der schwer einstellbare Hypertonus, der immer noch kreislaufmäßig hämodynamisch und metabolisch nicht genau determiniert werden kann, ist eine absolute Indikation zur Selbstmessung. Die Beurteilung der Selbstmessung des Blutdruckes kann in den meisten Fällen die Diagnose- und Therapiekontrolle dieser Hypertoniker optimieren. Die Selbstmessung erfaßt diese Personen in ihrer individuellen Blutdruckvariabilität nicht mehr als eine „Momentaufnahme" bzw. einen „Gelegenheitshochdruck". Das sehr variable Alltagsblutdruckprofil mit allen seinen emotionell und physisch bedingten Schwankungen findet in den Protokollen seinen Niederschlag. Der „Ruheblutdruck" sowie der im Schlaf im Zusammenhang mit der Darstellung der circadianen Rhythmik kann durch die Selbstmessung genau erfaßt werden. Basis- und Entspannungsdruck sind reproduzierbar und müssen zu verschiedenen Tageszeiten registriert werden. Nur durch die Selbstkontrolle läßt sich der Gelegenheitsblutdruck mit seinen Auslenkungen determiniert durch die verschiedenen Situationen erfassen. Der Gelegenheitsblutdruck muß nach einer Ruhepause von 2—3 Minuten oft gemessen werden. Er ist ein Mittelwert aus abendlichen und morgendlichen Blutdruckmessungen (KRÖNIG [252]). Das Protokoll sollte sorgfältig im Dialog mit dem Arzt geführt werden. Durch Selbstmessung wird die Beurteilung therapeutischer Maßnahmen ermöglicht, die Kooperationsbereitschaft des Patienten erhöht. Wir haben bei allen diesen Probanden unter individuellen Kautelen — außer bei 2 Fällen — eine befriedigende Einstellung des Blutdruckes erreichen können. Strenge diätetische Maßnahmen sind selbstverständlich und gehören zum Protokollinhalt.

Analoge Bilder von schwer einstellbaren Hypotonikern können wir nicht anführen. Anhand unseres Materials können wir sie als solche mit sehr niedrigen Werten (RR unterhalb 90/65 einstufen). Diese Patienten sind im allgemeinen psychosomatisch anfällig und insofern schwer zu behandeln, weil eine befriedigende Anhebung des Blutdruckes nicht leicht zu erreichen ist. Hier muß man oft zu heroischen Dosen von Sympathikomimetica mit Depotwirkung greifen. Durch diätetisch-physikalische Maßnahmen haben wir keine befriedigenden Erfolge registrieren können. Einen günstigen Effekt zeigt erhöhte Kochsalzzufuhr mit kleinen Dosen Steroidhormonen. Die schwer einstellbaren Hypotoniker sind selten labile Hypotoniker, sondern haben konstant einen niedrigen Blutdruck. Ein Hypotoniker kann genauso beschwerdefrei sein wie ein Hypertoniker in der Frühphase. Bei einem intakten Regulationsmechanismus des kardiovaskulären Systems ist er allen Alltagsbelastungen gewachsen. Der schwere und schwer einstellbare Hypotoniker ist psycho-somatisch eine insuffiziente Persönlichkeit. Sein sympathiko-adrenales System ist schwer durch Pharmaka oder exogene Reize zu stimulieren. Der schwere Hypotoniker ist einem schwer einstellbaren Hypertoniker gleichzustellen.

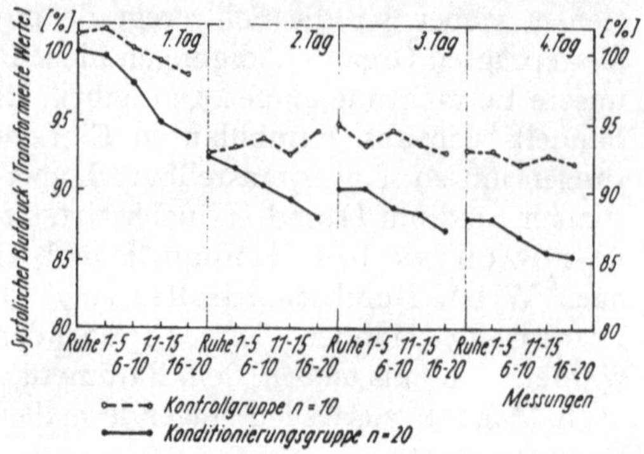

Abbildung 58: Blutdruckverläufe während instrumenteller Konditionierung. (Gruppenmittelwerte über 5 Messungen). Nach RICHTER-HEINRICH

6.4. Die nichtmedikamentöse Behandlung von Hypertonikern

Psychotherapeutische Maßnahmen sind erfolgversprechend vorwiegend in den Frühphasen der essentiellen Hypertonie, Literatur bei KATZENSTEIN. KATZENSTEIN u. Mitarb. [227] berichten über eine psychosoziale Reizkonstellation bei der Genese und Therapie der essentiellen Hypertonie. Sie integrieren folgende 4 Komponenten:

1) Bewußtmachung negativer Antizipation.
2) Gezielte Orientierung auf positive Umweltaspekte.
3) Systematisches Training positiver Wahrnehmungsselektion.
4) Autogenes Training mit teilweise heterosuggestiver Bekräftigung.

Mit ihrer Methode erreichten sie eine, wenn auch nicht lang anhaltende, Senkung des systolischen und diastolischen Blutdruckes.

KRIEGEL [250] fand unterschiedliche Verhaltensweisen im Wort-Assoziationsversuch bei Hypertonikern und konnte ihren Ablauf exakt durch synchrone phonographische und verbale Aufzeichnungen sowie Verläufe der psychogalvanischen Reaktionen registrieren. KATZENSTEIN u. Mitarb. [228] haben bei 500 essentiellen Hypertonikern des Schweregrades I nach NITSCHKOFF/BAUMANN charakteristische maladaptive Verhaltensweisen entdeckt und entwickelten nach ihren Ergebnissen eine komplexe Therapie. Es ist festzustellen, daß psychotherapeutische Maßnahmen zeitraubend und problematisch sind. Diese Methoden eignen sich vorwiegend für Frühphasen und sind determiniert durch eine besondere psychosoziale Konstellation. RICHTER-HEINRICH u. Mitarb. [396] konnten durch instrumentelle Konditionierung einen Abfall des systolischen Blutdruckes erreichen und zeigen, daß Blutdruckabfall erlernt werden kann und damit „prinzipiell eine therapeutische Beeinflussung von Hypertonikern auch ohne Medikamente bei einer Weiterentwicklung der Techniken möglich erscheint". (Abb. 58) Im Rahmen einer nichtmedikamentösen psychophysiologisch orientierten Therapie verwendeten RICHTER-HEINRICH u. Mitarb. [397] die Blutdruckselbstmessungen der Patienten zur Therapie-Verlaufskontrolle. Die Patienten hatten täglich ein ateminduziertes Entspannungstraining zu üben, daß sie mit Biofeedbackunterstützung gelernt hatten, sowie zusätzlich 3mal täglich ihren Blutdruck selbst zu messen. In

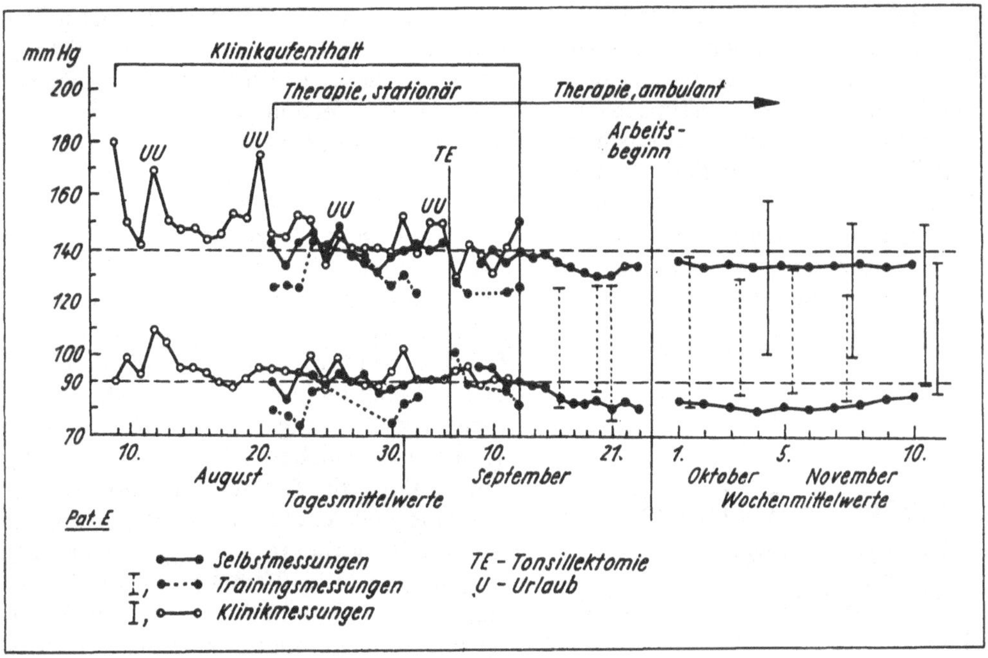

Abbildung 59: Blutdruckverlauf der Selbst-, Fremd- und Trainingsmessung während der ersten 3monatigen Therapiephase. Nach RICHTER-HEINRICH.
Punkte: Tages- bzw. Wochenmittelwerte.
Säulen: Mittelwerte der kontrollierten Trainingssitzung bzw. ambulanter Arztmessungen.

Abständen von 3 Monaten wurde jeweils getestet, ob sich eine Trendänderung des Blutdruckverlaufs (Senkung oder Erhöhung) ergab. Die Abbildung 59 demonstriert anhand einer Falldarstellung Blutdruckverläufe der Fremd-, Selbst- und Trainingsmessungen während der dreimonatigen Therapiephase. Es handelt sich um einen 21jährigen Bauarbeiter, klinisch diagnostiziert als essentieller Hypertoniker des klinischen Schweregrades I mit Tendenz zu II (nach NITSCHKOFF/BAUMANN). In der diagnostischen Phase des stationären Aufenthaltes zeigte er einen Durchschnittswert von 152/95 mm Hg. Während der stationären Therapie unterschieden sich die klinischen Fremd- und die Selbstmeßwerte des Patienten nicht signifikant. Sie lagen gerade noch im Borderline-Bereich. Am Ende der dreimonatigen Behandlung lag der Blutdruck durchgängig im Normbereich. Bemerkenswert ist, daß sich im Laufe der Behandlung die ambulanten Arztmessungen mehr und mehr den Selbstmeßwerten des Patienten anglichen.

Die Blutdruckselbstmessung hat sich in dieser kontrollierten Therapiestudie, durchgeführt an 20 Patienten, als ein valider Indikator des Therapieerfolgs erwiesen. Darüberhinaus vermitteln die täglichen Messungen den Patienten auch außerhalb der Labor-Biofeedback-Untersuchungen im Alltagsleben Informationen über ihr Blutdruckverhalten und wirken dadurch verstärkend auf ihre Therapiemotivation. Wir haben versucht, Gruppen von Hypertonikern in gleichzeitiger Selbstmessung und unter Aussicht einer „Belohnung" das Erlernen der Blutdrucksenkung beizubringen. Die Motivation eines Erfolgserlebnisses ist individuell sehr verschieden. In Einzelfällen gelang es uns, Blutdrucksenkungen systolisch um 20 und diastolisch um 9 mm Hg zu erreichen. Der Effekt war vorübergehend und mußte durch wiederholte Sitzungen bekräftigt werden, so daß der Gesamterfolg unbefriedigend war. Dagegen konnten wir feststellen, daß einzelne Hypertoniker im Frühstadium ihre günstige blutdrucksenkende Konstellation ausfindig machen bzw. blutdruckbelastende Situationen eliminieren konnten. Analoge Untersuchungen bei Hypotonikern sind uns nicht bekannt. [289, 292, 299, 300].

6.5. Über die Behandlung von Hyper- und Hypotonikern, die keine sind

Wir haben aus 3 ambulanten Einrichtungen je 25 Hypertoniker Stadium I bis III (n = 75) betreffs ihrer Behandlung und Blutdruckwerte überprüft. Die Patienten standen nach Feststellung der Diagnose bereits 8—11 Monate in ärztlicher Behandlung. Die Beobachtungszeit in Selbstmessung nach Erlernen dieser Methode erstreckte sich auf 2 Jahre (10 Wochen während der Medikation, 15 Wochen ohne Medikation und die restliche Zeit unter neu angepaßter individueller Therapie). Von den Probanden standen 40 (53,1%) unter Monotherapie, 27 (36,2%) in einer zweifachen und 8 (8,9%) in einer dreifachen Kombinationstherapie (alle in Fremdmessung). 17 Patienten erwiesen sich durch Selbstmessung nicht als Hypertoniker, d. h. 22%/ unserer Probanden hatten keine erhöhten Blutdruckwerte, auch nicht im Sinne einer Borderline-Hypertonie. Vereinzelte Anstiege über die Norm waren zu registrieren. Diese 17 Patienten wurden 3 Jahre in Fremd- und Selbstmessung kontrolliert, dabei bestätigte sich ihre Normotonie. 58 Patienten (64%) blieben von der Gesamtzahl der Hypertoniker echt. Nach fast einjähriger Beobachtung erreichte die neue Einstellung der Therapie folgende Verteilung:

42 (72,4%) Monotherapie
15 (25,8%) Zweifach-Kombination
1 (1,8%) Dreifach-Kombination

Diese Ergebnisse zeigen, daß 22% aller behandelten Hochdruckkranken keine Hypertoniker sind. Anhand des durch Selbstkontrolle ermittelten Blutdruckverhaltens konnten wir auch feststellen, daß das Therapieschema in Selbstmessung eine Verschiebung erfährt: Die 3fache Kombinationsbehandlung ist von 8,6% auf 1,7%, die Zweifach-Kombinationstherapie von 36,2% auf 25,6% gesunken und die Monotherapie von 55,1 auf 72,4% angestiegen. Ein Versuch, unter diesem Aspekt die Hypotoniker zu analysieren, ist uns nicht gelungen, weil diese leichter erfaßbar sind. Allerdings sind ein Teil der Normotoniker Hypotoniker, wie wir bereits beschrieben haben. Die therapeutischen Konsequenzen sind harmloser. Die von uns untersuchten Hypotoniker in Selbstmessung erlauben nicht — wie für die Hypertonie — eine analoge Verteilung mit relevanten Schlußfolgerungen. Wir schätzen den Anteil der „nicht echten“ und nicht behandlungsbedürftigen Hypotoniker auf ca. 26%.

6.6. Hypertonie und Hypotonie im Alter

Es ist nicht endgültig bewiesen, daß die Hypertonie im Alter die Mortalität und Morbidität erhöht. Dies gilt auch für die Hypotonie. Die Prognose bei antihypertensiver Therapie bei Patienten über das 65. Lebensjahr hinaus wird offensichtlich kaum verbessert. HOLZGREVE [211] meint, daß der Hochdruck im Alter einen Risikoindikator, nicht jedoch einen Risikofaktor darstellt. Eine seit Jahren begonnene Therapie sollte nach FRY [150] fortgesetzt werden. „Weil eine blutdrucksenkende Behandlung bei Hypertonikern jenseits des 65. Lebensjahres einerseits die Lebenserwartung nicht erkennbar verbessert, andererseits schwere Nebenwirkungen verursachen kann, gibt es keine gewichtigen Gründe für eine spezielle antihypertensive Therapie" (FRY [150]). Bei diesen Patienten ist in den meisten Fällen ein Elastizitätsverlust der Arterien durch eine Arteriosklerose anzunehmen. HOLZGREVE [212] meint, daß sich der Risikofaktor Hypertonie mit zunehmendem Alter auf die noch verbleibende Lebenserwartung absolut und prozentual immer geringer auswirkt. Es liegen zur Zeit keine therapeutischen Langzeitstudien nach dem 60. Lebensjahr vor. Die Therapie richtet sich mehr nach den organischen Komplikationen. Eine abrupte Blutdrucksenkung muß allerdings vermieden werden. Es ist daran zu denken, daß ältere Patienten unter Antihypertensiva Depressionen bekommen können, also nicht die Höhe des Blutdruckes ist vordergründig, sondern die objektiven und subjektiven Begleiterscheinungen. Ältere Patienten mit nur systolischer Blutdruckerhöhung brauchen im allgemeinen keine Therapie. Man muß berücksichtigen, daß bei systolischen Anstiegen um 180 mm Hg und diastolischen Werten von 70—80 mm Hg der arterielle Mitteldruck sich im Normalreich bewegt. Die antihypertensive Therapie bei älteren sklerotischen Patienten bringt Gefahren einer Organminderperfusion mit sich. Ein Normalbereich braucht nach unseren Beobachtungen nicht unbedingt angestrebt zu werden.

Ältere Hypotoniker haben eine ausgeprägtere subjektive und objektive Symptomatik als die Hypertoniker. Die Hypotonie mit Arteriosklerose ist eine äußerst ungünstige Konstellation und erfordert eine intensive Therapie. Ältere Patienten sind im allgemeinen für Selbstmessung ungeeignet. Einmal liegt keine absolute Indikation vor, zum zweiten messen sie ungenau. Kontrollen bei 12 Hypertonikern zwischen dem 65. und 72. Lebensjahr in Selbst- und Fremdmessung ergaben keine eindeutigen unterschiedlichen Blutdruckwerte. Dasselbe zeigte sich auch bei 8 älteren Hypotonikern, die im allgemeinen öfter kardiovaskuläre Krisen haben.

Es gibt Fälle, wo die Selbstmessung von Angehörigen kontrolliert werden muß, um eine brauchbare Aussage zu erreichen. Es sei darauf hingewiesen, daß ältere Hypotoniker durch ihre starken Beschwerden und hypotonen Krisen eher einer Selbstmessung unterzogen werden können als Hypertoniker. Durch die Konstanz des Blutdruckniveaus und geringere Variabilität kann jedoch — außer in Einzelfällen — auf eine Selbstmessung verzichtet werden.

6.7. Konsultationshäufigkeit von Hyper- und Hypotonikern

Eine Umfrage in Polikliniken und Ambulatorien ergab bei den Hypertonikern nach den ersten 3—4 Konsultationen einen 4mal gemessenen Gelegenheitsdruck zur Feststellung der Diagnose und Einleitung der Therapie. Die weiteren Beobachtungsperioden erstrecken sich durchschnittlich bei Kreislaufdispensairestellen auf Intervalle von 5—8 Wochen, in Ambulatorien und Polikliniken von 10—14 Wochen. Ca. 30% der Hypertoniker werden nur 4mal im Jahr zur Kontrolle bestellt, in der Annahme, daß sie gut eingestellt sind. Wir haben bei 64 Hypertonikern Stadium I—III, die Hälfte in Selbstmessung, die Hälfte in Fremdmessung, Stichproben außerhalb der Bestelltermine vorgenommen. Es zeigte sich, daß die unerwartete Bestellung des Patienten oder ein Hausbesuch eine ungünstige Wirkung auf den Blutdruck haben. In der Zeit zwischen den Konsultationen klagten viele Patienten über folgende Beschwerden: Orthostase, Müdigkeit, Kopfschmerzen, Konzentrationsschwäche, starkes Schwindelgefühl. Ein Teil der Patienten hat demzufolge auch auf die Medikation verzichtet, und es trat oft eine Besserung ein. Durch die Selbstmessung der sogenannten gut eingestellten Hypertoniker konnten wir feststellen, daß bei 11 Patienten (34,3%) schon in der 4. bis 5. Woche normotensive Werte erreicht wurden, also bereits 3—5 Wochen vor ihrem nächsten Bestelltermin. 11 weitere Probanden (34,3%) zeigten zu Hause Blutdruckschwankungen, teilweise im Borderline-Bereich oder höher als in den Tagen der vom Arzt gemessenen Werte. Die restlichen 10 Patienten (31,4%) entsprechen ungefähr den Kontrollwerten unter der Therapie in der Sprechstunde. Dies zeigt, daß die Therapie und die Nachuntersuchung der Patienten individuell gestaltet werden muß.

Kasiuistisch sei folgender Fall demonstriert: K. D., Gemeindeschwester, 42 Jahre alt, mit Spitzenwerten in der Sprechstunde von 224/110 mm Hg nach 3 Messungen, die sich in diesem Bereich bewegten, wurde auf täglich 12 Tabletten als Kombinationstherapie eingestellt und 5 Wochen später zur Kontrolle bestellt. Die Pat. war jedoch bereits nach einer Woche nicht imstande, ihren Dienst zu verrichten und kippte immer wieder um. Bei einer solchen Krise, die sich wiederholte, lag der Blutdruck bei 130/170 mm Hg.

Diese Fälle sind nicht so selten und stellen eine absolute Indikation zur Selbstmessung dar. Unsere Analysen gestatten folgende Empfehlung: Bei leichten Hypertonien nach mehrmaligen Messungen und Konsilidierung des Blutdruckniveaus ist die Therapie unproblematisch. Bei labilen Hypertonikern und schwer einstellbaren und solchen mit ungeklärt schwankenden Werten ist eine 5—6malige wöchentliche Kontrolle des Blutdruckes notwendig, und zwar zu verschiedenen Tageszeiten und unter verschiedenen Bedingungen (möglichst unter Selbstmessung). Wir müssen zugeben, daß dies in einer frequentierten Ambulanz kaum durchführbar ist, eher in einem Herz-Kreislauf-Dispensaire-Zentrum. Der Patient ist durch Selbstkontrolle des Blutdruckes disziplinierter und kommunikationsbereiter im Dialog mit dem Arzt. Diese Probanden konsultieren den Arzt seltener, wenn sie die Selbstmessung beherrschen und die mit dem Arzt vorher besprochenen Therapievarianten beachten. Sie sind auch imstande, am Arbeitsplatz ihren Blutdruck zu kontrollieren und können sich selbst bald überzeugen, daß ihr „gefährlicher Hochdruck" auch Phasen von Normalwerten zeigt. So kann ihnen die Angst vor dem hohen Blutdruck genommen werden. Nicht jeder Hypertoniker stellt mit seinem Blutdruckniveau eine Variante eines standardisierten Mittelwertes dar. Das Blutdruckprofil eines Menschen ist Teil seines individuellen Schicksals. Hier ergeben sich ungeahnte Möglichkeiten, den echten Hypertoniker zu erfassen und in seiner gesamten psychosomatischen und psychosozialen Konstellation einzuordnen, zu behandeln und zu führen. Hypertoniker in Selbstmessung konsultieren nach guter Einstellung 3—5 mal seltener den Arzt als die in Fremdmessung. Der Hypertoniker braucht den Arzt, der Hypotoniker entzieht sich ihm, weil der Therapieeffekt unbefriedigend ist und er in seiner Krankheit kein Risiko sieht. Typisch für den Hypotoniker ist der Wechsel des Arztes, den er jedoch viel früher aufsucht als der Hypertoniker.

7. Zusammenfassung und Schlußfolgerungen

Der Blutdruck ist die variabelste, schwer determinierbare Größe des Herz-Kreislauf-Systems mit unbekanntem Sollwert, deren Gesetzmäßigkeit nur teilweise bekannt ist. In dieser Studie wird der Versuch unternommen, die „unberechenbare" Blutdruckvariabilität und verschiedene klinische Blutdruckphänomene zu erfassen und zu beschreiben, wobei die arterielle Hypertonie und Hypotonie nur als extreme Auslenkungen anzusehen sind.

Es wurde die Selbstmessung des Blutdrucks als Methode klinisch untersucht. Wir führten unsere Erhebungen an 5600 Probanden aus 5 verschiedenen Einrichtungen durch, davon 3050 Hypertonikern und 878 Hypotonikern mit ca. 74000 Blutdruckmessungen in einem Zeitraum bis zu 15 Jahren. 400 Probanden standen in Selbstmessung während einer Beobachtungszeit von 10 Wochen bis 12 Jahren. Unter Vorbehalt lehnen wir uns an die WHO-Empfehlungen an. Als „normaler" Blutdruck gilt 140/90 mm Hg. Ein pathologischer Anstieg „soll" bei 160/95 (91) mm Hg beginnen. Eine Stellungnahme zu den Werten unterhalb der angegebenenen Norm, d. h. unter 139/89 mm Hg liegt nicht vor. Handelt es sich dabei um einen hypotonen Bereich für das mittlere Alter? Die nach der WHO postulierte und mit einer großen Fehlerbreite behaftete Borderline-Hypertension ist angegeben mit systolisch 150—160 und diastolisch 90 bis 100 mm Hg. Für die Hypotonie fanden wir bei Männern einen Durchschnittswert von RR 108/73 und für die Frauen 104/68 mm Hg. Dies gilt als ein Ruhewert im mittleren Alter. Eine „Borderline-Hypotonie" wird anhand unserer Analyse determiniert, wenn systolisch der Blutdruck 15—25 und diastolisch 5—10 mm Hg niedriger als die dem Alter und Geschlecht entsprechenden Blutdruckwerte liegen. Es wurden Methoden der indirekten und blutigen sowie semiautomatischen und automatischen Blutdruckmessung besprochen und auf die Fehlerquellen hingewiesen. Keine Methode, auch nicht die der Selbstmessung, kann als absolut genau angesehen werden. Die ideale Voraussetzung wäre eine unblutige telemetrische Miniaturausführung zur Messung des Blutdruckes, um die exogenen Faktoren ad minimum zu reduzieren und die Blutdruckdynamik kontinuierlich zu messen. Ein solches Verfahren liegt leider noch nicht vor. Ob die indirekte Blutdruckmessung auch für epidemiologische Studien aureichend ist, mag dahingestellt sein. Um die verschiedenen Blutdruckanalysen zu vergleichen, müßten sowohl die Untersuchungsbedingungen als auch die Meßmethoden genau standardisiert sein. Dies ist leider nicht der Fall. Deshalb liegen in den zahlreichen Arbeiten ein großes Forschungsdefizit und sich widersprechende Ergebnisse vor. Eine minimale standardisierte Voraussetzung der indirekten Blut druckmessung ist eine 13—14 cm breite Manschette, angelegt 2,5 cm oberhalb der Ellenbeuge in Herzhöhe und Aufpumpen der Quecksilbersäule oder des Manometers auf 30 mm Hg über dem ersten systolischen Geräusch. Nach Verschwinden des Radialispulses bzw. wenn die Drucksäule nicht mehr fällt, wird die Luft langsam abgelassen (2—3 mm/sec). Dabei fällt der systolische Wert mit dem ersten Geräusch, der diastolische bei Dämpfung oder Leiserwerden des KOROTKOFF-Geräusches. Es zeigt sich, daß der diastolische Wert eine große subjektive und objektive Fehlerbreite hat und hier die elektronischen bzw. direkten Methoden genauer sind. Ein systolischer Wert unter 98 mm Hg bei indirekter Messung ist im allgemeinen niedriger als ein solcher bei intravasaler Kontrolle. Hier ergeben sich eindeutig Meßschwierigkeiten bei hypotonen Werten. Auf verschiedene Fehlerquellen der Blutdruckmessung, einschließlich bei Kindern, wird hingewiesen. Nicht allein der systolische und diastolische Wert sind entscheidend für die Diagnostik der Hyper- und Hypotonie, sondern der arterielle Mitteldruck, der reguliert wird. Der Selbstmessung wurde besondere Bedeutung beigemessen und eine exakte Methodik nach langjähriger Beobachtungszeit ausgearbeitet. 10 zu beachtende Regeln für die Methode der Selbstmessung werden dem Patienten ausgehändigt. Weiterhin erhält er einen „Trainingsvordruck" zum Erlernen der Selbstmessung, wobei 20—30 Werte ausreichen. Als Faustregel gilt, daß so lange geübt wird, bis die Fehlergrenze (Arztkontrolle) des systolischen Wertes 8 und des diastolischen 5 mm Hg nicht übersteigt. Der „24-Stunden-Rhythmus-Vordruck" erlaubt die Ermittlung des circadianen und diurnalen Rhythmus als Erfassung des individuellen Schwankungsprofils des Blutdrucks, was in der Arztpraxis kaum möglich ist. Für den 24-Stunden-Rhythmus sind im allgemeinen 50—80 Messungen ausreichend. Der 3. Vordruck ist das „Dauerprotokoll". Dieses ist für die Langzeitkontrolle vorgesehen und beinhaltet ein individuelles Bild der Blutdruckdynamik unter Berücksichtigung verschiedenster Situationen. Die Selbstmessungswerte liegen im Vergleich zu indirekten Fremdmessungen je nach Ausgangslage signifikant oder nicht signifikant niedriger. Ein Vergleich zwischen Selbstmessung im häuslichen Milieu und blutiger Messung in der Klinik ergab systolisch 5—9 und diastolisch 3—6 mm Hg niedrigere Werte bei der Selbstmessung.

Es wurden die Grundlagen der Blutdruckregulation besprochen, ihre zentralen Kerne und peripheren Bahnen, die pressorisch-depressorisch-humoralen Substanzen und hormonalen Faktoren. Das Wechselspiel zwischen venösem und arteriellem System, biokybernetische Aspekte der Blutdruckregulation sowie Mechanismen der Sollwertstellung sollen zum Verständnis der Entstehung der Hypertonie und Hypotonie beitragen. Von besonderer Bedeutung sind die Kurzzeit- und Langzeitregulation sowie die Einschwingungsphänomene des Blutdruckes nach schnellem Lagewechsel. Die Barorezeptoren spielen eine Rolle bei der Perpetuierung des Hypertonus, haben aber auch eine Funktion bei Regulierung des Unterdruckes. Sie beeinflussen auch das vegetative Nervensystem und hemmen die sympathischen präganglionären Fasern. Die Beziehungen zwischen Herzschlagvolumen, Herzfrequenz, Elastizität der Gefäße, Strömungswiderstand und Bedeutung der Balance zwischen extra- und intrazellulärer Flüssigkeit wurden im Hinblick auf die Blutdruckregulation erörtert. Die pathophysiologischen Grundmechanismen der essentiellen Hypertonie und Hypotonie wurden komprimiert dargestellt und zeigen neurohumoral ein diametrales Verhalten. Während über die Ätiopathogenese der arteriellen Hypertonie umfangreiche tierexperimentelle und klinische Ergebnisse vorliegen, sind solche über die arterielle Hypotonie spärlich. Die pathophysiologischen Grundlagen der essentiellen Hypotonie sind charakterisiert durch ihre gestörte Hämodynamik und orthostatischen Störungen, wobei keine Beziehung zwischen Blutdruckliegewerten und orthostatischen Dysregulationen vorzuliegen braucht. Die Hypotonie ist gekennzeichnet durch einen herabgesetzten Gefäßtonus, eine vermehrte Vasodilatation, niedriges Minutenvolumen und verminderte zirkulierende Blutmenge. Es scheint, daß die Rezeptoren- und Effektorenmechanismen der glatten Gefäßmuskelzellen durch eine Hypofunktion des arenergen Systems bedingt sind. Das Gleichgewicht der Speicherung und Freisetzung adrenerger Substanzen in der Peripherie ist bei dem sogenannten peripheren Typ gestört. Es gibt jedoch auch zentral bedingte Hypotonien, bei denen der Abbau pressorischer Peptide gestört, der Noradrenalinspiegel wie auch die Dopaminbetahydroxylase erniedrigt ist. Bei Belastung und Stehen kommt eine inadäquate Katecholaminreakion zum Ausdruck. Auch die Hypotonie ist ein zentripetales und -fugales zerbroviszerales Geschehen. Offensichtlich spielen auch hier die prä- und postsynaptischen adrenergen Rezeptoren eine wesentliche Rolle. Es ist wenig bekannt über die Speicherung, Freisetzung und den Abbau der Katecholamine bei Hypotonie. Von besonderer Bedeutung könnten die depressorischen Faktoren, wie Prostaglandine, Kinine u. a., durch geringe Sekretion oder schnellen Abbau sein. Eine nähere Erforschung der Hypotonie könnte zum besseren Verständnis auch von Blutdruckvariabilitäten der essentiellen Hypertonie führen. Interessant und unerforscht ist die Tatsache, daß die Hypotonie ein Vorstadium des Hochdruckes sein kann, und demgegenüber eine Hypertonie nicht nur zu einer Spontanheilung, sondern auch zu einer Hypotonie — wenn auch in wenigen Fällen — führen kann. Hingewiesen sei auf das Phänomen einer postorthostatischen Hypertonie bei Hypotonikern, welches als eine zentralmedulläre Regulationsstörung interpretiert wird und nicht selten anzutreffen ist. Sind das potentielle Hypertoniker? Noch weniger bekannt ist die Bedeutung von RAAS bei der Hypotonie unter Berücksichtigung von Tagesrhythmus, Jahreszeit, Geschlecht und Alter. Es gibt zwar eine Altershypertonie, aber kaum eine Altershypotonie, es sei denn beim Auftreten einer Herzinsuffizienz. Die logische Annahme, daß die Hypotonie durch ein absolutes oder relatives Überwiegen des Vagus hervorgerufen wird, gilt nicht als erwiesen. Offensichtlich kommt es auf die Wechselwirkung und Synergie des Vagus und Sympathikus an. Schwangerschaft und Ovulationshemmer rufen oft eine Borderline-Hypertonie hervor. In einzelnen Fällen kann bei noch nicht ganz klaren Gestosen eine Selbstmessung präventiv von Nutzen sein. Auch hypotone Frauen zeigen in 28% der Fälle unter Ovulationshemmern bzw. während der Gravidität einen Blutdruckanstieg zum normotensiven oder hypertensiven Druckniveau. Ovulationshemmer können bei Hypotonikerinnen auch einen kreislaufgünstigen Effekt haben, wohingegen sie bei erblich belasteten oder hochdruckkranken Frauen mit Vorsicht zu verabreichen sind. Im Gegensatz zur Hypertonie liegen epidemiologische Studien über die Hypotonie kaum vor. Alle diese Arbeiten, einschließlich der Screeningverfahren, sind durch die verschiedenen Bedingungen und Meßmethoden nicht vergleichbar. Es ist nicht gleichgültig, ob, wann und wo und in welchen Zeitabständen eine, zwei oder drei Messungen zur epidemiologischen Analyse durchgeführt werden. 15—35% der Probanden erscheinen im allgemeinen nicht zu Kontrolluntersuchungen, besonders bei Langzeitbeobachtungen nicht. Sind die Chancen für die früh erfaßten Hypertoniker besser als für die nicht erfaßten? Wie hoch ist der Aufwand für die Früherfassung, Frühbehandlung und Dauerbehandlung der Hypertonie? Was verstehen wir unter „Dauerbehandlung"?

Hat die Medikation auf die Dauer nicht auch schädliche Wirkungen? Eine exakte „Kosten-Nutzen-Analyse" sowie eine „Kostenwirksamkeits-Analyse" sind eine Voraussetzung für die Schaffung einer realen ökonomischen Grundlage bei der Prophylaxe, Früherfassung und Bekämpfung der Hypertoniekrankheit. Die Blutdruckkontrolle sollte schon im Kindesalter beginnen, um eine echte Prävention zu betreiben, nachdem so gut wie sicher feststeht, daß der Hochdruck einen Risikofaktor darstellt. Über das Schicksal der Hypotoniker ist sehr wenig bekannt. Die ökologischen Faktoren in der Ätiologie der Herz-Kreislauf-Krankheiten werden im allgemeinen simplifiziert. Man beschränkt sich auf geographische, einige soziale und Risikofaktoren, Geschlecht, Alter, Rasse sowie Salz- und Fettkonsum. In dem biokybernetischen Organismus-Umwelt-System liegt ein polyvalentes und polymorphes Wechselspiel vor. Das Ökosystem mit seiner Amplitude, d. h. Wirkungsbreite eines Umweltfaktors, ökologische Valenz als Reaktionsbreite durch Plastizität und Potenz der Umweltfaktoren sind wenig bekannt. Auch die Reaktionsbasis im Sinne einer Konstitution, Reaktionsbereitschaft, ökologische Toleranz usw. müßten berücksichtigt werden, weil diese Faktoren nicht überall von gleicher Valenz sind und die Populationen verschiedene Reaktionsbreiten haben. Diese Fragen im Sinne von Individuendichte und -verteilung mit ihrem Altersaufbau und Geschlechtsverhältnissen sind heute ebenfalls von entscheidender Bedeutung (Populationsdynamik und Populationsökologie). Ein Ökosystem hat hemmende, fördernde und indifferente Faktoren. Das Lebensformspektrum in einem ökologischen System ist in den verschiedenen Ländern unterschiedlich. Die ökologisch Toleranz als Reaktionsbreite sowie Wirkung und Gegenwirkung als ökologische Kompensation sind ebenfalls modulierende Faktoren, die auf das Herz-Kreislauf-System einen Einfluß haben. Man spricht pauschal von Streß als Krankheitsursache. Nun hat der Streß nicht nur hemmende, sondern auch fördernde Impulse und Streßkompensation und -toleranz sind nicht ausreichend erforscht. Wird der Hypotoniker leichter mit diesen Belastungsfaktoren fertig als der Hypertoniker? Es ist einseitig, eine Streßsituation generell mit einer Mobilisation des adrenergen Systems zu verknüpfen. Eine andere Interpretation erfordert z. B. das „Streßulkus". Zur Frage der Beziehung zwischen Adaptation und Herzkreislaufkrankheiten ist noch vieles offen. Unter starken Stressoren können manche Krankheiten eingedämmt werden, was aus dem letzten Krieg genügend bekannt ist. Offensichtlich ist der Hypotoniker nicht weniger streßanfällig als der Hypertoniker. Sein Modell jedoch, mit der Belastungssituation fertig zu werden, ist konträr. Gewöhnung, Einstellung, passive oder aktive Reaktion bestimmen die Streßüberwindung, wobei das Herz-Kreislauf-System immer beteiligt ist. Man kann in die Krankheit flüchten, aber auch Freude am Gesundsein finden. Dies ist eine Erziehungsfrage, wobei psychosoziales Verhalten sehr wesentlich ist. Wie liegen die Tendenzen bei Berufswahl und Partnerschaft? Ist der Hypertoniker vielleicht psychosomatisch ein Konkurrent für den Hypotoniker, welcher nicht der Konstitution, sondern der geistigen Erziehung nach dem dynamischen Hypertoniker nacheifert? Im allgemeinen bezeichnet man den Hypertoniker als „Hyperreaktor", die Hypertonie als eine „Bereitstellungskrankheit", also „Leistungsvorbereitung ohne Leistung", Stau von nicht erfüllten Emotionen, verhinderte Aggressivität, neurotisch-sexuelles Verhalten u. ä. Wir konnten uns überzeugen, daß solche Typen sowohl bei Normotonikern als auch Hypotonikern vorkommen. Der letztere kann diametral charakterisiert werden durch seine Passivität, ständiges Leistungsdefizit, Minderwertigkeitskomplexe, chronische Müdigkeit und Schlafbedürfnis, sich überwinden müssen, Angst vor Versagen, sich nicht bescheiden wollen, aber bescheiden müssen, ausweichen durch seine „Passivitätsmimikry“, die sich bis zu einem „Todstellreflex“ steigern kann. Die Auslenkungen des Blutdruckes nach unten und oben und ihr Auftreten müssen quantitativ und qualitativ zu normotonen Werten korreliert werden und haben einen individuellen Charakter. Aber nicht jede Blutdruckauslenkung braucht eine Krankheit zu sein. Die statistischen Mittelwerte und der sogenannte Normalbereich sind lediglich Hinweise und Schwankungstendenzen mit hoher Wahrscheinlichkeit, stellen jedoch nicht eine Garantie für ein Wohlbefinden oder einen normal funktionierenden Kreislauf dar. Wir haben uns überzeugen können, daß das beste Screening die Möglichkeit wäre, den Blutdruck „an jedem Ort zu jeder Zeit“ zu messen.

Die verschiedenen Hypertonieformen mit ihren ätiologischen, pathogenetischen und Perpetuierungsfaktoren wurden definiert und auch die finale maligne Phase berücksichtigt. Alle Einteilungen der Schweregrade der arteriellen Hypertonie haben einen klinisch-empirischen Charakter und sind nicht einheitlich und unbefriedigend. Aber eine solche Einteilung mit ihren Übergängen ist notwendig, um exakte wissenschaftliche Analysen und Vergleiche ziehen zu können, welche auch prognostische und therapeutische Konsequenzen erlauben. Die WHO Klassifikation der Hypertonie ist vorwiegend für epidemilogische Studien geeignet, beinhaltet keine Blutdruckangaben und berücksichtigt weder den Zeitfaktor noch prognostische und therapeutische Hinweise. Hoher Blutdruck kann sowohl mit organischen Schäden als auch ohne auftreten. Dasselbe gilt für die arterielle Hypotonie, nur mit umgekehrten Vorzeichen. Wir fanden durch Selbstmessung bei den Schweregraden I—III, daß 18 bis 22% der Patienten keine Hypertoniker sind, aber als solche diagnostiziert und behandelt werden. Unter Selbstmessung kommt es zu einer vom höheren zum niedrigeren Schweregrad verschobenen Verteilung. Für die Praxis ist die Definition „labile“, „stabile“ und „maligne“ Hypertonie mit Angabe der Blutdruckwerte ausreichend, wobei diese Werte nicht einen Gelegenheitscharakter haben dürfen. Beim chronischen Hochdruck treten bei 30—40% kardiovaskuläre Komplikationen auf. Wir wollen darauf hinweisen daß 30—35% dieser Komplikationen auch bei Hypotonikern vorkommen. Besonders ungünstig ist die Vergesellschaftung von Hypotonie und Arteriosklerose bzw. eine „relative“ oder „lokale“ Hypotonie. Überträgt man die WHO-Klassifikation — um einigermaßen vergleichbare Erebnisse zu erzielen — auf unsere Stadien, so entspricht Stadium I der Borderline-Hypertonie, Stadium II der WHO I, Stadium III — WHO II und Stadium IV — WHO III. Die familiäre und individuelle anamnestische Symptomatik für die Hypertoniker ist wenig charakteristisch, dagegen signifikant exakter für den Hypotoniker. Für den Hypertoniker gibt es lediglich eine Konstellationssymptomatik, die auf die Erkrankung hinweist.

Von den Hypotonikern waren 57% Frauen und 43% Männer. Die Prävalenz der arteriellen Hypotonie ist 9,2% bei den Männern und 13,8% bei den Frauen zwischen dem 18. und 35. Lebensjahr und nimmt mit zunehmendem Alter ab. Die Inzidenz wird von uns mit ca. 1,6% berechnet. Epidemiologische Studien zeigen, daß 14—17% der Bevölkerung eine Hypotonie haben. Die Spontanheilungen bei Hypertonikern betrugen bei unserem Material 14,8% und bei Hypotonikern 18,9%. Auch bei der Hypotonie lassen sich Schweregrade I—IV klassifizieren, wobei Stadi um I der Borderline-Hypotonie entspricht. In Anlehnung an die WHO-Einteilung des Hochdrucks können wir auch 3 Stadien der arteriellen Hypotonie unterscheiden:

Stadium I
funktionelle Beschwerden ohne objektive Zeichen (50—52%),

Stadium II
schwere orthostatische Dysregulationen und Objektivierung der Symptomatik (20—25%),

Stadium III
mit Organschäden (2—5%).

Wir fanden auch bei Hypotonikern eine erbliche Belastung, und zwar bei 39,5% der Fälle väterlicherseits, bei 32,9% mütterlicherseits und bei 15,7% durch beide Eltern. 11% der Hypotoniker zeigten keine erbliche Belastung. Nur 37% der Hypotoniker suchen wegen Beschwerden den Arzt auf. Es wurden die Normalwerte und Normalverteilung des Blutdruckes in Selbst- und Fremdmessung analysiert unter Berücksichtigung von Alter und Geschlecht. Bei der Selbstmessung stellten wir fest, daß 15,5% der Normotoniker hypotone Blutdruckwerte hatten bzw. Borderline-Hypotoniker waren. Bei Normotonikern in Selbstmessug waren die Werte im allgemeinen niedriger, selten jedoch signifikant. Wir fanden Normotoniker in der Sprechstunde mit hypertonen Phasen unter bestimmten Bedingungen bei der Selbstmessung. Es ist anzunehmen, daß ein normotoner Gelegenheitsdruck eine Hypertonie nicht ausschließt, und nicht bei jedem Patienten bedeutet das Sprechstundenmilieu eine emotionelle Belastung.

Die Konstitution hat teilweise signifikante Beziehungen zur Hypertonie und Hypotonie und ihre Spezifität betreffs Alter und Geschlecht. Bei Asthenikern überwiegen die Hypotoniker im II. und III. Dezennium, bei den Pyknikern die Hypertoniker ab IV. Dezennium, wobei hier Frauen dominieren. Es gibt fast keinen Hypertoniker im mittleren Lebensalter vom leptosomen Typ. Zum Vergleich fanden wir bei Normotonikern eine nicht charakteristische gleichmäßige Konstitutionsverteilung. Über Konstitution in Abhängigkeit von Geschlecht und Alter und Adaptationsbreite ist wenig bekannt. Das Körpergewicht, berechnet nach Broca und Massenindex, zeigt ebenfalls Beziehungen zum Blutdruck, wobei die Übergewichtigkeit vorwiegend bei Hypertonikern und das Untergewicht bei Hypotonikern vorkommt. Die letzteren haben auch eine Hypoglykämie mit Abfall der 2. Phase unter Zuckerbelastung und oft eine leichte Hypothyreose, sind aber selten auch bradykard. Normotoniker zeigen keine dominierenden Gewichtsunterschiede. Wir sehen in einem Übergewicht nur in Konstellation mit anderen Faktoren ein Risiko. Eine Gewichtsreduzierung führt nicht immer zu einer Blutdrucksenkung bei den Hypertonikern, am häufigsten jedoch, wenn auch ein Diabetes oder andere Stoffwechselstörungen vorliegen. Es gelingt auch nicht, sowohl bei Normo- als auch bei Hypotonikern durch Gewichtszunahme eine Blutdruckerhöhung zu provozieren.

Klimatische Einflüsse auf den Blutdruck bewirken bei Temperatur- und Druckabfall einen Anstieg des Blutdrukkes. Hier steigt insbesondere Pd an. Die Wärme senkt den Blutdruck. Im Höhenklima zeigen die Hypertoniker eine Zunahme von Pd und eine geringe der Herzfrequenz, die Hypotoniker ebenfalls einen Anstieg des diastolischen Wertes und starke Zunahme der Herzfrequenz. Jahreszeitlich ist festzustellen, daß die Hypertoniker unter Selbstmessung besonders in den Sommermonaten signifikant niedrigste Werte haben, im Winter die höchsten. Die Hypotoniker zeigen einen anderen jahreszeitlichen Verlauf mit niedrigsten Werten im Frühling und Herbst. Daraus ergeben sich therapeutische Konsequenzen in der Dosierung der Medikation. Die meisten Hypertoniker nehmen im Sommer ihre Medikamente nicht oder nur selten. Der Bedarf an Sympathikomimetika ist bei Hypotonikern besonders im Frühjahr sehr hoch. Im Höhenklima über 3000 m sollen die Hypertonie, die Arteriosklerose und Infarkte milder verlaufen und seltener vorkommen. Hier ist der Hämoglobinanstieg entscheidend sowie Sauerstoffdruck und Sauerstoffutilisation für das Verhalten des Kreislaufes. Die Adaptation ist enorm groß, wenn langsam Höhen bis über 4000 m erreicht werden, dagegen sind die Auswirkungen ungünstiger beim schnellen Erreichen im Sinne einer akuten Hypoxie. Hier spielen die arteriellen Chemorezeptoren eine wesentliche Rolle. Die Konsequenz wäre:

Für ältere Hypertoniker und Hypotoniker keine großen Höhenunterschiede und ein mittlerer Temperaturbereich;

für jüngere Hypertoniker keine Höhe über 800—1000 m, noch besser Niederungen, mittelwarmes Klima;

für Hypotoniker Höhenbereiche von 1200—2000 m mit einem eher rauhen als warmen Klima. Selbstverständlich muß dabei die Jahreszeit berücksichtigt werden.

5,4% der Hypertoniker bekamen im Laufe von 10—15 Jahren eine Hypotonie. Davon waren ein Drittel der Patienten Borderline-Hypotoniker. Von den Hypotonikern bekamen in derselben Beobachtungszeit 14,3% eine Hypertonie, die Hälfte davon im Borderline-Bereich. Die Borderline-Hypertoniker (16—19% aller Hypertoniker) zeigen in Selbstmessung vor allem niedrigere diastolische Werte. Diese Grenzfälle muß man lange beobachten, bevor man therapiert. In vielen Fällen erweist sich die Selbstmessung als besonders nützlich. Wir fanden in einer längeren Beobachtungszeit, daß sich durch Selbstmessung von den Borderline-Hypertonikern 19,1% als Hypotoniker, 32,1% als Normotoniker erwiesen und 50% blieben Borderline-Hypertoniker. Durch die Selbstmessung kann die Beobachtungszeit verkürzt und die Diagnose rechtzeitig geklärt werden.

Die Borderline-Hypotoniker (15,3% der Gesamt-Hypotoniker) erwiesen sich unter Langzeitbeobachtung in Fremd- und Selbstmessung in 21,4% der Fälle als Normotoniker, in 8,9% als labile Hypertoniker des Stadiums I—II, und 69,7% blieben Hypotoniker. Die Hypotoniker hatten in 28,2% der Fälle eine hypodynamische und in 71,8% eine hypotone Kreislaufregulation. Hypotoniker können auch eine hypertone Kreislaufregulation auf Belastung zeigen. Es ist nicht geklärt, ob es sich dabei nicht um Hypotoniker in einer Übergangsphase zur Hypertonie handelt. Auch normotone Patienten können einen pathologischen Schellong zeigen. Die Kreislauffunktionsprüfung nach SCHELLONG verläuft in Fremd- und Selbstmessung analog, wenn auch in Selbstmessung die Werte nicht immer signifikant niedriger liegen. Es wurde noch auf die Blutdruckdifferenz zwischen rechtem und linken Arm hingewiesen, wobei organische Schäden ausgeschlossen werden müssen. Bei Hypertonikern überwiegen links höhere Werte als rechts. Sonst sind die Differenzen und ihre Streuung bei Normo-, Hyper- und Hypotonikern annähernd gleich. Bei einer Differenz von Ps > 15 und Pd > 12 mm Hg wird eine blutige Druckmeßkontrolle empfohlen. Die Menstruation zeigt prä- und menstruell signifikante Blutdruckanstiege sowohl in Fremd- als in Selbstmessung schon bei Normotonikern. Ein Blutdruckanstieg ist auch am Ovulationstag festzustellen. Hypertonikerinnen zeigen prä- und menstruell mitunter bedrohliche Anstiege des systolischen und diastolischen Wertes, was auch therapeutische Konsequenzen hat. Die Hypotonikerinnen verhalten sich diametral mit Abnahme von Ps und Pd in der prä- und menstruellen Phase bis zum Präkollaps, was eine passagere intensive Therapie erfordert.

Die Erfassung des 24-Stundenrhythmus ist besonders wichtig, weil die nächtliche Hypotension ein Risiko für einen „Entspannungsinfarkt“ und „Mitternachtsinsulte“ darstellt. Normotoniker und Hypertoniker zeigen eine Periodizität mit Spitzen um 11.00—12.00 Uhr und 19.00 Uhr und niedrigsten Werten von 13.00 bis 15.00 Uhr und nachts von 2.00 bis 6.00 Uhr. Die Hypotoniker dagegen zeigen eine andere Rhythmik mit höchsten Werten von 11.00 bis 13.00 Uhr und von 18.00 bis 22.00 Uhr und einen langsamen Abfall erst ab 23.00 Uhr mit niedrigsten Werten um 4.00 Uhr. Hypertonus I liegt morgens und nachts im normotensiven Bereich, Stadium II zeigt vereinzelt hypertensive Spitzen, und Stadium III bewegt sich im hypertensiven Bereich mit selten normotensiven Werten nachts. Die Rhythmik bleibt in allen Stadien bei unterschiedlichem Niveau erhalten. Beim Hypotoniker sind die Schwankungen nicht so ausgeprägt. Der Tag-Nacht-Rhythmus zeigt umso stärkere Abweichungen, je höher der Blutdruck im Mittel liegt. Der 24-Stunden-Rhythmus des Blutdruckes kann ein individuelles Profil sowohl bei der Hyper- wie auch der Hypotonie haben. Die Selbstmessung erlaubt, hier den genauen Schwankungsbereich zu ermitteln. Dies ist therapeutisch unbedingt zu berücksichtigen, besonders bei der Abendmedikation.

Die viszero-viszeralen Reflexe und vegetativen Reaktionen zeigen beim Hypertoniker und Hypotoniker unterschiedliches Verhalten. Nach einer Hauptmahlzeit steigt bei Hypertonikern erst der Blutdruck an, um dann signifikant abzufallen. Ähnliches, nicht signifikantes Verhalten zeigen auch Hypotoniker, brauchen jedoch längere Zeit, um den Ausgangswert zu erreichen. Eine Blasenfüllung führt bei einem Teil der Hyper- und Hypotoniker zu einem geringen Anstieg des Blutdruckes. Ein rektaler Füllungsdruck ruft einen Anstieg von Ps und Pd bei Hypertonikern und einen systolischen und diastolischen Abfall bei Hypotonikern bis zum Präkollaps hervor. Ein ähnliches Verhalten zeigt sich auch bei der Rektoskopie. Bei der Laparoskopie zeigen die Hypertoniker sowohl Blutdruckanstiege als auch -abfälle oder unverändertes Verhalten, dagegen alle Hypotoniker einen teilweise signifikanten Abfall des systolischen und diastolischen Blutdruckes. Der Koitus ruft bei Hyper- und Hypotonikern signifikante Anstiege hervor, bei Hypertonikern ausgeprägter bis 70/26 mm Hg. Da diese Risikosituation den meisten Hypertonikern bekannt ist, kann es zu einer Angstneurose kommen, die ihrerseits die Kreislaufsituation verschlechtert. Eine entsprechende Aufklärung bzw. medikamentöse Unterstützung sind angebracht. Durch Selbstmessung kann dem Hypertoniker in vielen Fällen die Angst genommen werden.

33,9% der Hypotoniker, auch mit einem pathologischen Schellong, haben keine Beschwerden. Eine labile Hypertonie zeichnet sich aus durch Schwankungen zwischen Normalwerten und hohen Spitzen des Blutdruckes. 70—80% der Hypertoniker sind offensichtlich labile Hypertoniker (45,3% Frauen und 55,7% Männer), die sich in der Frühphase durch eine hyperkinetische Hämodynamik auszeichnen. 20—25% der labilen Hypertoniker erweisen sich in Selbstmessung als Normotoniker, wenn sie auch gelegentlich situationsbedingte Auslenkungen des Blutdruckes zeigen. Nicht jede hyper- oder hypotone Auslenkung muß pathologisch sein. Die labilen Hypertoniker liegen mit ihren Spitzen außerhalb der Grenze der Borderline-Hypertonie. Die Selbstmessung zeigt in diesen Fällen signifikant niedrigere Werte um 32/18 mm Hg. Bei der Langzeitbeobachtung sind neben Normotonikern ein Teil der labilen Hochdruckkranken Borderline-Hypertoniker. Der labile Hypertoniker hat oft ein individuelles Tag-Nacht-Profil, ist schwer einstellbar und ein guter Partner bei der Selbstmessung. Diese Fälle sollten lange beobachtet werden und sind nur gelegentlich zu therapieren. Wir klassifizieren die labilen Hypotoniker als solche, die zwischen normotonen und krisenhaft hypotonen Blutdruckwerten schwanken. Diese

Blutdrucklabilität kann in einzelnen Fällen in eine Hypertonie umschlagen. Viele Hypotoniker haben in der ärztlichen Sprechstunde emotional bedingte Normalwerte. Die Selbstmessung ist nur dann indiziert, wenn eine typische und schwere Hypotoniesymptomatik sich nicht mit dem gelegentlichen Normaldruck deckt. Diese Patienten, wenn auch schwer erfaßbar, sind therapeutisch sehr gut zu beeinflussen. Unter Selbstmessung erweisen sich die labilen Hypotoniker in 29% der Fälle als Borderline-Hypotoniker, 37,1% als Normotoniker und 33,9% blieben Hypotoniker. Die systolischen Werte der labilen Hypotoniker liegen bei der Selbstmessung um 10—22 mm Hg und die diastolischen um 6—13 mm Hg niedriger als bei der Fremdmessung. Vereinzelte Normotoniker in Fremdmessung erwiesen sich in Selbstmessung als Hypotoniker, meistens vom labilen oder Borderline-Typ. Die hypotonen Krisen sind sehr symptomenreich und für den Patienten belastend. Auch der Normotoniker kann sich in seinem Schwankungsbereich hyper- und hypoton verhalten. Wir fanden, daß ca. 20% der Normotoniker hypotones Verhalten des Blutdrukkes bei mehrmaliger Fremd- und Selbstmessung zeigten mit u. ohne Beschwerden.

Die Blutdruckwerte im Liegen sind höher als im Sitzen und Stehen. Die Körperlage und Blutdruckvariabilität sind abhängig auch von der Tageszeit. Im Stehen sind die Werte bei Hypertonikern in Selbstmessung signifikant niedriger. Bei Hypotonikern ist die Lage von besonderer Bedeutung, da sich orthostatische Dysregulationen einstellen. Die Hypotoniker haben im Stehen signifikant niedrigere Werte im Vergleich zu Sitz- und Liegewerten sowohl in Selbst- als auch in Fremdmessung. Es ist wichtig, nicht lange stehen zu lassen und nicht sofort nach Lagewechsel den Blutdruck zu kontrollieren, sei es, man führt eine standardisierte Kreislauffunktionsprüfung durch. Nach jedem Lagewechsel ist ein Ruheintervall von 2—3 Minuten erforderlich. Für die Praxis, insbesondere in Selbstmessung, ist der Sitzwert meistens ausreichend. Er liegt zwischen Steh- und Liegeblutdruck sowohl bei Hyper- als auch bei Hypotonikern. In Fremd- und Selbstmessung liegen die Werte nach gewisser Gewöhnungszeit niedriger als z.B. die erste oder zweite Gelgenheitsmessung. Deshalb sind wiederholte Kontrollen notwendig.

Emotionale Faktoren haben einen dominierenden Einfluß auf die Blutdruckvariabilität. Wenn auch das Herz-Kreislaufsystem wie ein Seismograph auf Motivationen und Emotionen reagiert, so darf man nicht vergessen, daß diese Reaktionen nur einen Teil des Gesamtverhaltens widerspiegeln. Der Grad der qualitativen und quantitativen Auslenkungen ist abhängig von dem neuro-humoralen Substrat, das individuell verarbeitet wird und in sehr komplizierter Form das Blutdruckniveau moduliert. Angstzustände und unerwartete emotionale Belastungen zeigen bei Hypertonikern systolische Anstiege um 80 und diastolische um 45 mm Hg. Die Hypotoniker reagieren in solchen Situationen unterschiedlich: 37,5% zeigen einen Abfall von Ps und Anstieg von Pd und Puls, 27,1% einen Abfall von Ps und Pd sowie einen leichten Anstieg des Pulses und 35,4% einen Anstieg von Ps und Pd und einen geringeren des Pulses. Diese Reaktionstypen lassen sich schwer interpretieren und zeigen keine eindeutigen oder diametralen Vergleichsmöglichkeiten zu Hypertonikern. Erwähnt wird auch die emotionale Belastung beim Fernsehen, wobei der Inhalt des Programms und das Engagement des Zuschauers von Bedeutung sind. Ein Blutdruckanstieg war sowohl bei Hypotonikern als auch bei Hypertonikern zu beobachten. Beim Fernsehen waren bei Hypertonikern in Selbstmessung die Werte unerwartet höher als in Fremdmessung. Auch Suggestionsfragen lösen starke Auslenkungen aus. Messungen in Klinik und Ambulanz sind oft signifikant verschieden. Im Frühstadium der Hypertonie normalisiert sich der Blutdruck im Krankenhaus innerhalb von 2—7 Tagen und steigt vorwiegend im Stadium II und III nur unter Provokationen an. Nur ca. 5% der labilen und Borderline-Hypertoniker haben noch nach dem 6. Krankenhaustag hohe Blutdruckwerte. Es ist festzustellen, daß 32—38% der Hypertoniker eine stationäre Behandlung benötigen und nur 5% der Hypotoniker.

Verschiedene Ärzte registrieren unterschiedliche Werte. Die Arzt-Patienten-Atmosphäre, die ethische Einstellung des Arztes und sein bewußtes oder unbewußtes geistiges Verhalten und schließlich sein aktueller emotionaler Tonus können bei der indirekten Blutdruckmessung die Werte „verfälschen". So ermittelt z.B. ein erfolgreicher Praktiker entsprechend seiner Kenntnis und Logik seit Jahren im Liegen die niedrigsten Werte des Blutdruckes. Psychophysiologische Reaktionsprofile, wie vegetative Muster unter geistiger Belastung, bedingte hautgalvanische Reflexe, akustische Schwellen- und Adaptationsprüfung, Konzentrationsteste, zeigen bei Hyper- und Hypotonikern im Vergleich zu Normotonikern spezifische Unterschiede. Der Hypotoniker reagiert offensichtlich unter emotioneller Belastung vorwiegend kardial mit Herzfrequenzerhöhung und geringeren Schwankungen des Blutdruckes als der Hypertoniker. Die Selbstmessung erlaubt, bei vielen Patienten individuell emotional bedingte Blutdrucklenkungen mit einer großen Präzision zu erfassen. Von großem Nutzen und interessant ist das Studium der Protokolle. Diese Unterlagen sind mitunter ausreichend, um ein neurotisches Verhalten zu eruieren oder ein psychoanalytisches Vorgehen zu rechtfertigen. Es fällt immer wieder auf, daß Angst, berufliches Erfolgserlebnis bzw. Scheitern und Faktoren der Intim-Sexual-Sphäre von besonderer Bedeutung sind. Es ist aus den Protokollen außerdem zu entnehmen, daß der Lebensstil des Hypertonikers viel dynamischer und beweglicher ist als der des Hypotonikers. Diese Palette von sowohl negativen als positiven Faktoren ist schon aus Zeitgründen in der Sprechstunde kaum zu erfassen. Es ist frappierend, wie der Patient an der ganzen therapeutischen und diagnostischen Strategie im Dialog mit dem Arzt beteiligt ist und mitspielt. Viele Konflikte, neurotische Bilder und Symbole haben einen — wenn auch unterschiedlichen Grades — Einfluß auf das Herz-Kreislaufsystem. Daraus resultieren konkrete Ansatzpunkte für eine Psychotherapie sowohl bei Hyper- als auch bei Hypotonikern. In der Literatur erfährt man sehr wenig über psychische Faktoren, welche einen günstigen Einfluß auf den Blutdruck haben bzw. den Hochdruck senken. Wir kennen psychophysiologische Effekte durch das autogene Training und entnehmen unseren Protokollen als günstige emotional gefärbte Faktoren, die zu einer Blutdrucksenkung führen: Formen, Farben, Malerei, bestimmte Musikarten, verschiedene Arten des Meditierens, Kirchenbesuch, harmonische Begegnungen mit Eltern, besonders mit der Mutter, „Entspanntsein" durch sehr verschiedene Ursachen endogener u. exogener Natur.

Geistige Tätigkeit, wie anregende Gespräche und berufliche Erfolge, führen meistens zu einem Blutdruckanstieg. Die Fülle der mannigfaltigen psychischen Faktoren wären eine Grundlage für eine selbständige psycho-physiologische Studie. Die vom Patienten individuell geführten Protokolle, insbesondere im Zusammenhang mit der Herz-Kreislaufsituation, übertreffen manche standardisierten Fragebögen. Ein Vergleich der Blutdruckwerte, die vom Leiter einer Einrichtung, Stationsarzt, Stationsschwester und in Selbstmessung ermittelt wurden, zeigt die brauchbarsten Werte unter Selbstmessung bzw. die von der Schwester erfaßten. Die Unterschiede sind teilweise signifikant und verschieben sich nach einer gewissen Gewöhnungszeit. Um nicht eine jatrogene Blutdruckerhöhung bedingt-reflektorisch zu fixieren, ist auf einen umsichtigen Dialog mit dem Patienten zu achten. Ob es eine emotional-neurogene Hypertonie gibt, mag dahingestellt sein, vielleicht in einzelnen Fällen.

„Basis- und Entspannungsdruck" sind gleichwertig, wobei wiederholte Messungen zu verschiedenen Tageszeiten unterschiedliche Blutdrucke aufweisen. „Der Entspannungsdruck" bei Hyper- und Hypotonikern kann nach 3—5 Minuten Stehen sofort im Liegen ermittelt werden. Hypotoniker sollen nicht länger als 3 Minuten stehen. In Selbstmessung liegen „Entspannungs- und Basisdruck" niedriger. Im häuslichen Milieu nach einer Ruhezeit von ca. 10—15 Minuten erreicht man fast analoge Werte mit einer individuellen Variabilität. Bei Selbstmessung zeigen die Blutdruckwerte im Liegen und Sitzen geringere Differenzen. Der „Entspannungs- und Basisdruck" hat bei Hypotonikern und teilweise bei Normotonikern orthostatische Mechanismen. „Entspannungs- und Basisdruck" sind letzten Endes ein unter Ruhebedingungen standardisierter Gelegenheitsdruck, der nicht immer dem niedrigsten Nachtwert entspricht. Der „echte" bzw. mittlere Gelegenheitsblutdruck ist in der ärztlichen Praxis nicht relevant und nur durch Selbstmessung realisierbar. Der „Gelegenheitsblutdruck" bleibt eine individuelle Größe, liegt meistens in der Mitte zwischen abendlichem und morgendlichem Wert und erfordert längere Beobachtungszeit, um diagnostische und therapeutische Schlußfolgerungen ziehen zu können. Der Gelegenheitsblutdruck ist auch situationsbedingt und hat eine brauchbare Aussagekraft bei Messungen zu Hause mit entsprechender Protokollführung. Die gelegentlichen Blutdruckanstiege und Abfälle, die für einen Hypertonus bzw. Hypotonus sprechen, müssen in Relation gebracht werden zu einer bestimmten Zahl von Normalwerten in einer Zeitphase, z.B. innerhalb 24 Stunden. Je mehr Messungen, umso genauer die Ergebnisse. Für diesen Zweck läßt sich ein systolischer und diastolischer Index mathematisch präzisieren.

Der „Alltagsblutdruck" kann ein Erfordernisblutdruck sein und entspricht ungefähr dem mittleren Gelegenheitsblutdruck. Er charakterisiert die individuelle kardiovaskuläre Reaktionsbreite. Der Alltagsdruck läßt sich nur in Selbstmessung eruieren. Die Selbstmessung bei sekundären Hypertonie- und wahrscheinlich auch Hypotonieformen zeigt keine eindeutig niedrigeren Werte als bei Fremdmessung, sowohl mit als auch ohne Therapie. Dies unterstreicht die essentielle Hyper- und Hypotonie als eine Regulationskrankheit. Hypo- und Hypertonie sind ursprünglich adaptive Phänomene, die über eine permanente Fehlsteuerung zu einem manifesten Krankheitssyndrom werden. In diesem Prozeß gibt es sicherlich hypotone Zustände als Vorstadium einer Hypertonie. Der umgekehrte Weg scheint seltener vorzukommen, und wenn er vereinzelt auftritt, dann ist der Zustand ernst.

Die Medikamentencompliance in Selbstmessung ist signifikant günstiger als bei Fremdmessung. 50—60% der Hypertoniker und 38—45% der Hypotoniker nehmen ihre Medikamente nicht oder nur gelegentlich. Bei Selbstmessung sind es 13—20%. In Selbstmessung nimmt sowohl bei Hyper- als auch bei Hypotonikern die regelmäßige Einnahme von Medikamenten zu, und die gelegentliche Einnahme wird seltener, ist aber immer noch genügend häufig. In späteren Stadien der Hyper- und Hypotonie ist durch die Organschädigung und kardiovaskuläre Insuffizienz der Kranken die Compliance günstiger als in den Frühstadien. Die Patienten in Selbstmessung verbrauchen signifikant weniger Antihypertensiva als in Fremdmessung, und zwar umgerechnet auf 4020 Patienten pro Monat ca. 150000 Tabletten weniger. Bei Hypotonikern liegt eine solche Disproportion nicht vor. Es muß berücksichtigt werden, daß verschiedene Antihypertensiva unterschiedlich den Blutdruck beeinflussen. So senken Spirolactone, Saluretica und Betablocker vorwiegend den Ruheblutdruck bzw. das gesamte tägliche Blutdruckniveau, der mittlere „Gelegenheits- bzw. Alltagsdruck" wird gesenkt. Reserpin und Guanethidine senken den Blutdruck hauptsächlich bei Belastung. Alphamethyldopa und Haemiton nehmen eine Zwischenstellung ein. Die antihypertensive Pharmakotherapie muß dem individuellen Blutdrucktyp, auch der Tag-Nacht-Regulation angepaßt werden. Ein kurz wirkendes Antihypertensivum dürfte für die Nacht nicht verordnet werden. Antihypertensiva senken nur gering den Blutdruck beim Normotoniker, Antihypotensiva können ihn kurzfristig erhöhen. Bei Hypotonikern müssen die Krisenphasen intensiv behandelt werden. Der Hypotoniker erfordert selten eine Dauertherapie, und die Selbstmessung ist nur in bestimmten Fällen notwendig. Therapeutische Maßnahmen sind Mineralkortikosteroide, Monoaminooxidasehemmer, adrenerge Transmittoren, Beta-Rezeptorenblocker, Alpha-Rezeptorenstimuli, Vagolytica, kochsalz- und eiweißreiche Diät und physisches Kreislauftraining. Die therapeutischen Maßnahmen als Mono-, Zwei- und Dreifach-Kombination verschieben sich bei Hypertonikern in Selbstmessung signifikant von Dreifach- zu Zweifach-Kombination bzw. Monotherapie. Ein Teil der Hypertoniker ist schwer einstellbar. Das gilt insbesondere, wenn Organläsionen vorhanden sind. Hier sind die Blutdruckwerte systolisch und diastolisch sehr hoch, und trotzdem ist im Krankenhaus eine Entspannung der Werte möglich. Fast alle schwer einstellbaren Hypertoniker lassen sich in Selbstmessung gut steuern. Der individuelle Blutdruckverlauf kann gezielt therapeutisch beeinflußt werden. Trotz umfangreicher wissenschaftlicher Erkenntnisse mündet die Prophylaxe und Prävention überraschenderweise in diätetischen Maßnahmen und seit dem Altertum bekannten physischen Training, heute als „Waldlauf" so populär und wird als „Lauf dich gesund-Bewegung" angepriesen. Die Selbstmessung mit Protokollführung hat entscheidende therapeutische Konsequenzen und erlaubt eine individuelle Therapie mit einem Minimum an Medikamenten. Sie ersetzt nicht die Arztkontrolle, verbessert jedoch die Patientencompliance und gestattet sogar einen telefonischen Dialog unter Angabe des Protokolls, was zu einer Optimierung der Behandlung führen kann. Die nicht medikamentöse Behandlung von essentiellen Hypertonikern ist prinzipiell im Frühstadium möglich und kann durch Selbstmessung im Sinne einer biofeedback-Unterstützung und Konditionierung sehr gefördert werden. Das eigene aktive Verhalten wird vom Patienten in vielen Fällen als ein Erfolgserlebnis registriert. Eine Blutdrucksenkung kann erlernt werden. Die Selbstmessung beinhaltet psychotherapeutische Elemente in Zusammenwirken von Arzt und Patient. Das „Mitspielen" führt zu einem „Spaß am Gesundwerden". Eine nicht medikamentöse Beeinflussung der Hypotoniker scheint schwieriger zu sein als bei Hypertonikern. Hypertoniker in Selbstmessung zeigen, daß 18—22% keine sind! Deshalb fühlt sich ein Teil der Hypertoniker unter Behandlung schlechter als ohne. Ein Teil der Normotoniker sind in Selbstmessung, Hypotoniker, seltener Hypertoniker. Die Altershypertonie braucht nicht immer aufzutreten, denn es handelt sich möglicherweise um ein Zivilisationsphänomen. Es ist nicht erwiesen, daß die Hypertonie im Alter die Mortalität oder Morbidität erhöht und braucht ab 65. Lebensjahr selten behandelt zu werden. Eine Therapie kann sogar zu einer Verschlechterung des kardiovaskulären Zustandes führen, da die Arteriosklerose ihren Perfusionsdruck braucht. Besonders gefährlich sind hypotone Krisen unter der antihypertensiven Therapie, die bis zu einem orthostatischen Kollaps, ja sogar zu einem Apoplex- oder Infarktgeschehen führen können. Die Hypotonie im Alter dagegen ist bei weitem symptomenreicher und erfordert eine intensive Therapie, insbesondere, wenn eine Arteriosklerose vorliegt. Da das Blutdruckniveau im Alter ziemlich konstant bleibt, ist hier — außer in Einzelfällen — eine Selbstmessung nicht indiziert. Die älteren Patienten messen außerdem ungenau, es sei denn, daß sie unter Kontrolle der Angehörigen stehen. Das Blutdruckprofil verläuft synchron mit den Leistungsspitzen und -tiefen des Menschen. Wir registrierten bei den Hypertonikern 14,8 % und bei den Hypotonikern 18,9 % Spontanheilungen. Als Ergänzung zu unserem ausgewerten Material sei auf die Verteilung der Hypertoniker hingewiesen: Mittleres Alter bei Frauen 57, bei Männern 55, Prävalenz 3—7 %, Inzidenz 1—3 %. Die Analyse der Schweregrade zeigt teilweise signifikant unterschiedliche Parameter; die Vergleichszahl der untersuchten Normotoniker beträgt 1572.

Die Selbstmessung erweist sich trotz ihrer Fehlerbreite als eine äußerst nützliche Meßmethode. Patienten in Selbstmessung zeigen eine niedrigere Konsultationshäufigkeit. Schnelle therapeutische Effekte mit Nebenwirkungen, die vor der Bestellzeit eintreten, lassen sich rechtzeitig coupieren. Der Patient wird zu einer Partnerschaft erzogen. Viele Blutdruckphänomene und Variabilitäten, die in Selbst- und Fremdmessung erfaßt werden, überraschen und lassen sich nicht immer eindeutig nach den heutigen Kenntnissen der Herz-Kreislaufregulation interpretieren. Wir müssen immer erwägen, ob eine Blutdruckentgleisung nach oben oder unten unbedingt ein Krankheitssyndrom darstellt, und es ist zu empfehlen, geduldig zu beobachten und abzuwarten, bevor man den Patienten als „krank" determiniert. Fehldiagnosen mit ihren therapeutischen Konsequenzen müssen eliminiert werden. Für die Feststellung einer „Blutdruckkrankheit" genügt nicht nur das Messen des Blutdrucks, man muß seine physiologische Variabilitätsbreite auch unter Belastungen kennen. Wir schätzen die Indikation zur Selbstmessung beim Hypertoniker auf 28—32 % und beim Hypotoniker auf 10—15 % ein.

Es sei vermerkt, daß unsere Analysen — wie bei anderen Autoren auch — keinen Anspruch auf Absolutheit erbeben. Es war unmöglich, zu den einzelnen Fragen alle Patienten zu untersuchen. Die einzelnen Gruppen sind teilweise stochatisch, teilweise zufällig und z. T. präjudiziert. Aber gerade wegen dieser Inhomogenität entsprechen solche Analysen der Realität und zeigen deutlich die Kompliziertheit des Arbeitens und „Spielens" mit klinischen Zahlen und Symptomen.

8. Literatur

[1] ABERNETHY, J. D.: Med. J. Austral. 1 (1974), 821

[2] ADDIS, T.: Arch. intern. Med. 29 (1922), 539

[3] AKKIS, T.: Arch. Arch. intern. Med. 29 (1922), 559

[4] ALAM, G. M. and R. H. SMIRK: Brit. Heart J. 5 (1943), 156

[5] ALLEN, M. and PH. D. SCHER: Circulation 56 (1977), 521

[6] ALEXANDER, J. K.: Triangel 14 (1975), 1

[7] ALEXANDER, F.: J. Ment. Sci. 108 (1962), 265

[8] ALEXANDER, R. S.: Journal of Neurophysiology 9 (1946), 205

[9] ALIEW, M. A. und R. I. KULAKOWA: Verlag Ilim, Frunse 1971

[10] American Heart Association: Hypertension, Office Evaluation, Pamphlet 1973

[11] ANDERSSON, R. G. G.: Ergebnisse der experimentellen Medizin 22 (1976), 79

[12] ANDERSSON, O., G. BERGLUND, L. HANSSON, R. SANNERSTEDT, R. SIVERTSON, J. WIKSTRAND and L. WILHELMSON: Acta Med. Scand. 203 (1978), 391

[13] ANOCHIN, P. K., zit. nach SUDAKOW, K. V. In: Zurn. vyss. nervn. dejat. XXIII/2 (1973), 416

[14] ANOCHIN, P. K.: Journal höhere Nerventätigkeit 12 (1962), 8. Moskau (russ.)

[15] ANOCHIN, P.: Probleme der zentralen und peripheren physiologischen Nerventätigkeit, Gorki 1935 (russ.)

[16] ARNOLD, O. H.: Die Therapie der malignen Hypertonie. Verh. Dtsch. Ges. f. Kreislaufforschg., 9162, Verlag Steinkopff, Darmstadt (1963), 197

[17] ARTNER, J. Gynaecologia 138 Basel 1954, 15

[18] AYMAN, D. and A. D. GOLDSHINE: Am. J. Med. Sci. 200 (1940), 465

[19] AYMAN, D. and A. D. GOLDSHINE: Am. J. Med. Sci. 201 (1941), 157

[20] BACH, D. M. F.: Amer. J. Physiol. 171 (1952), 417

[21] BACHMANN, K.: Z. Kreislaufforschg. 53 (1964), 871

[22] BACHMANN, K., H. REITMEIER und N. GRAF: Deutsche Med. Wschr. 95 (1970), 7

[23] BACHMANN, K. und J. THEBIS: Elektromedizin 15 (1970), 6

[24] BACHMANN, K.: Blutdrucktelemetrie in der Pulmonalarterie. Internat. Angiologie-Kongreß, Rom 1968

[25] BACHMANN, K., R. ZERZAWY, P.-J. RIESS und K. A. ZÖLSCH: Dtsch. Med. Wschr. 95 (1970), 741

[26] BACHMANN, K.: Arbeitsbelastung und Hypertonie. Rothenburger Gespräche 1968

[27] BARCROFT, H. O. and G. EDHOLM: J. Physiol. 104 (1945), 161

[28] BARCROFT, J. and Y. NISIMARU: J. Physiol. 74 (1932), 311

[29] BASCH, S. von: Z. Klin. Med. 2 (1881), 1

[30] BAUMANN, H. und K. HECHT: Acta biol. med. germ. 30 (1973), 675

[31] BAUMANN, R.: Z. Inn. Med. 30 (1975), 15 u. (1975), 17

[32] BAUMANN, R.: Vortrag auf dem Deutsch-Sowjetischen Symposium über Probleme der kardiovaskulären Regulation, Berlin 1973

[33] BAUMANN, R. und CH. GRAFF: Dt. Ges. Wesen 23 (1968) II 1585 u. 1633

[34] BECHGARD, P.: Acta Med. Scand. Suppl. 172 (1946)

[35] BECHGARD, P., CHR. ANDREASSEN und E. HERTEL: Med. Welt 48 (1960), 2538

[36] BERLINER, K., H. FUJIY, D. HOLEE, M. GILDITZ and B. GARNIER: Cardiologia 37 (1960), 118

[37] BERNOUILLI, S., W. SIEGENTHALER, V. VERAGUT and C. WERNING: Dtsch. Med. Wschr. 98 (1973), 16

[38] BERNSMEIER, A.: Differentialdiagnose der Zirkulationsstörungen des Gehirns, der Meningen und des Rückenmarks. In: G. BODECHTEL: Differentialdiagnose neu-

rologischer Krankheitsbilder, G.-Thieme-Verlag, Stuttgart 1958
[39] BICKELMANN, A. G., E. J. LIPPSCHUTZ and C. F. BRUNJES: Amer. J. Med. **30** (1961), 26
[40] BISCOE, T. J. and S. R. SAMPSON: J. Physiol. (Lond.) **209** (1970), 341
[41] BJERNER, B., A. HOLM und A. SWENSON: Om Natt – och Skiftarbete. Statens Offentliga Utredningar (Stockholm 1948
[42] BLEIFELD, W., P. HANRATH und D. MATHEY: Dtsch. Med. Wschr. **99** (1974), 1049
[43] BLOBEL, R.: Münch. Med. Wschr. **112** (1970), 1870
[44] Blood Pressure study: Actuariat Society of America and the Association of Life Insurance Medical Directors, New York 1940
[45] BODEN, CH., U. BODEN, J. SCHULZ, H. J. SCHULZ, B. RÜRUP und W. RÜHLAND: Dtsch. Gesundh.-Wesen **24** (1969), 1238
[46] BOCK, K. D.: Dtsch. Med. Wschr. **88** (1963), 836
[47] BOCK, K. D.: Prophylaxe, Früherkennung und Frühbehandlung der Hypertonie. In: Aktuelle Hypertonieprobleme, Franz-Volhard-Gedächtnistagung Bad Salzuflen 1972. (Hrsg.) LOSSE, H. u. R. HEINTZ, G. Thieme-Verlag Stuttgart, 150
[48] BOCK, K. D.: Hochdruck, G.-Thieme-Verlag Stuttgart, 1975
[49] BOCK, K. D.: Klin. Wschr. **19** (1968), 1107
[50] BOCK, K. D.: Arterielle Hypertonie. In: Klinik der Gegenwart, Bd. I, p. E 269, Urban & Schwarzenberg, München, Berlin 1967
[51] BOCK, K. D. und W. KREUZENBECK: Spontaneous blood pressure variations; the Effect of antihypertensive therapy and correlations with the incidence of complications. In: GROSS, F. (Hrsg.): Antihypertensive Therapie (Principles and Practice), an International Symposium, p. 224, Springer, Berlin/Göttingen/Heidelberg/New York 1966
[52] BOCK, K. D. und W. KREUZENBECK: Über die Tagesschwankungen des arteriellen Blutdruckes. In: HEILMEYER, L. und H. J. HOLTMEIER (Hrsg.): Hochdruckforschung, G. Thieme-Verlag, Stuttgart 1965, 72
[53] BOE, J., S. HUMMERFELDT, and F. WEDERVANG: The Blood Pressure in a Population (Bergen 1957)
[54] BOHMANN, S. O. and C. LARSSON: Acta physiol. scand. **94** (1975), 244
[55] BONJOUR, J. Ph. and R. L. MALVIN: Amer. J. Physiol. **218** (1970), 1555
[56] BONSDORF, B. von: Methodik der Blutdruckmessung (Helsingfors 1932)
[57] BONSDORF, B. von: Acta Med. Scand. **80**, Suppl. 51 (1932), 1
[58] BORDLEY, D. und L. EICHNA: Normal blood pressure. Int. Clin. **1** (1938), 175
[59] BORNHART, K., zit. nach SCHRAMEK, G. und H. WOLKERSTORFER: Wien. Med. Wschr. **123** (1973), 571
[60] BÖTHIG, S.: Epidemiologie der Hypertonie, In: BAUMANN, R., H. DUTZ u. ST. NITSCHKOFF (Hrsg.): Arterielle Hypertonie (im Druck)
[61] BOZLER, E.: Experientia (Basel) **4** (1948), 213
[62] BRECKWOLDT, M.: Dtsch. Med. Wschr. Nr. 26 (1978), 1077
[63] BRISSE, B. und F. BENDER: Die Medizinische Welt **27** (N. F.) (1976), 1126
[64] BROD, J.: Aktuelle Hypertonieprobleme, Symp. Bad Salzuflen, 1972, Thieme-Verl. Stuttgart
[65] BRODY, M. I.: Fed. Proc. **25** (1966), 1583
[66] BRODY, M. I. and P. J. KADOWITZ: Fed. Proc. **33** (1974), 48
[67] BRONK, D. W., R. F. PITTS and M. G. LARRABEE: Proc. Assoc. Res. Nerv. Ment. Dis. **20** (1940), 322
[68] BRONK, D. W. and G. STELLA: Proc. Soc. exper. Biol. **29** (1931/32), 443
[69] BRONK, D. W.: Ges. f. exper. Biol. u. Med. Vol. **28** (1930/31), 104
[70] BRONK, D. W., R. F. PITTS and M. G. LARRABEE: Proc. Assoc. Res. Nerv. Ment. Dis. **20** (1940), 323
[71] BRONK, D. W. and G. STELLA: Afferent impulses in carotid sinus nerve. J. cell. comp. Physiol. **1** (1932), 113
[72] BROOKS, H. and J. H. CARROLL: Arch. intern. Med. **10** (1912), 96
[73] BRUNNER, H. R. und H. GAVRAS: Schweiz. Med. Wschr. **106** (1976), 1791
[74] BRUNNER, H. R. and J. H. LARAGH: Renin: A New Risk Factor in Essential Hypertension. In: Aktuelle Hypertonieprobleme, Franz Volhard-Gedächtnistagung Bad Salzuflen 1972. LOSSE, H. u. R. HEINTZ (Hrsg.), G. Thieme-Verlag, Stuttgart 1973
[75] BUCHER, H. W. und C. M. MEYER Schweiz. Med. Wschr. **93** (1963), 93
[76] BÜCHNER, F.: Die Hypoxydosen. Handbuch der allgemeinen Pathologie IV/2, Springer-Verlag, Berlin 1957, 569
[77] BÜHLER, F. R., A. S. de LECHE, G. S. SCHÜLER, F. GUTZWILLER, F. BAUMANN und W. SCHWEIZER: Schweizer Med. Wschr. **106** (1976), 99
[78] BULIGIN, J. A.: Untersuchungen über die Gesetzmäßigkeiten der inneren Reflexe. Verlag der Akademie der Wissenschaften der Belorussischen SSR, Minsk 1959

[79] Bürger, M.: Altern und Krankheit. Problem der Biomorphose. 4. Auflage (Leipzig 1960)
[80] Burton, A. C.: Physiologie und Biophysik des Kreislaufes. F. K. Schattauer-Verlag, Stuttgart, New York, 1969
[81] Butler, H., P. Bonham und M. Maneke: Das öffentliche Gesundheitswesen **30** (1968), 45
[82] Bykow, K. M.: Großhirnrinde und innere Organe. Verlag Volk und Gesundheit, Berlin, 1942
[83] Bykow, K. M. und I. T. Kurzin: Kortiko-viszerale Pathologie. VEB Verlag Volk und Gesundheit, Berlin 1966
[84] Calaresu, F. R. and I. L. Henry: J. Physiol. **210** (1970), 107
[85] Chapman, J. M., H. H. Coulson, V. A. Clark and E. R. Borun: J. chron. Dis. **23** (1971), 631
[86] Chapman, W. P., K. E. Livingston und J. L. Poppen: J. Neurphysiol. **13** (1950), 65
[87] Charman, R., C.: Hypertension Management Program in an Industrial Community JAMA, Jan. 21 **227** (1974), 287
[88] Christian, P.: Mü. Med. Wschr. **112** (1970), 270
[89] Christian, P.: Handbuch der Neurosenlehre, Bd. II, Urban & Schwarzenberg, München 1959, 517 ff
[90] Christian, P.: Arch. Kreislaufforsch. **21** (1954), 174
[91] Cochrane, J.: Brit. J. soc. clin. Psychol. **10** (1971), 61
[92] Cohn, J. N.: J. Amer. med. Ass. **199** (1967), 972
[93] Conley, C. und E. Gellhorn: Acta neuroveget. **8** (1954), 287
[94] Conway, J. and S. W. Hobler: Treatment of the ambulatory patient with diastolic hypertension. In: Brest, A. N. and J. H. Moyer: Hypertension, Recent Advances, The II_{nd} Hahnemann Symposium, Lea & Febiger, Philadelphia, 1961, p. 493
[95] Cournand, A., R. L. Riley, E. S. Breed, E. F. Baldwin, D. W. Richards jr., M. S. Lester and M. Jones: J. Clin. Invest. **24** (1945), 106
[96] Currens, J. A.: Amer. Heart J. **35** (1948) 646
[97] Curry, M.: Bioklimatik. American Biocl. Research Institut, Verlag Oldenburg, München 1946
[98] Curtius, F.: Handbuch d. inn. Med., Bd. VI, Berlin – Göttingen – Heidelberg 1954
[99] Cyon, E. v. und C. Ludwig: Sächs. Akad. Wiss. **18** (1868)
[100] Ders.: Ber. Verh. Sächs. Akad. Wiss. **18** (1868)
[101] Danielopobu, D.: Z. exp. Medizin **63** (1928), 140
[102] Delgado, J. M. R.: Science **141** (1963), 161
[103] Delgado, J. M. R.: Physiol. Rev. Suppl. **4** (1960), 146
[104] Delius, L.: Die psychovegetativen Syndrome, Stuttgart 1966
[105] Delius, L.: Hypotone Zustände und ihre Therapie. Therapiewoche **10** (1959/60), 390
[106] Deutsche Liga zur Bekämpfung des hohen Blutdruckes. Z. Kreislaufforschg. **60** (1971), H. 6
[107] Dickinson, C. J. and Yu, R.: Circulat. Res. **21** (1967), 157
[108] Diehl, H. S.: Arch. intern. Med. **43** (1929), 835
[109] Diehl, H. S. and H. D. Lees: Arch. intern. Med. **44** (1929), 228
[110] Dittmar, C.: Verh.-Ber. Sächs. Ges. Wiss. Leipzig, Mathemat.-Physikal. Cl. 1873, 449
[111] Dittmar, A. und K. Mechelke: Arch. klin. Med. **201** (1955), 720
[112] Dittmar, H. A., K. Mechelke und W. Nusser: Bad Oyenhausener Gespräche, V (1961)
[113] Dogel, T. M.: In: Markossjan, A. A.: Die Untersuchungen I. P. Pawlows auf dem Gebiete des Blutkreislaufs und der Verdauung. VEB Verlag Volk und Gesundheit, Berlin 1955
[114] Doyle, A. E. and J. R. E. Fraser: Essential hypertension and inheritance of vascular reactivity. Lancet **2** (1961), 509
[115] Drischel, H.: Nova Acta Leopoldina **28** (1969), 170
[116] Drischel, H.: Wiss. Z. Univ. Greifswald. II. mathemat.-naturwissenschaftl. Reihe **2** (1952/53), 99
[117] Dufey, K., B. Krönig, G. Fries, R. Gunkel, U. Walter und H. P. Wolff: Dtsch. Med. Wschr. **100** (1975), 1726
[118] Duncan, G. G.: Internat. Kongr. Inn. Med., Basel 1960
[119] Dustan, Y. P., P. R. Imhof, R. C. Lewis and I. H. Page: J. Lab. Clin. Med. **54** (1959), 807
[120] Eckstein, J. W., M. G. Wendling and F. M. Abboud: J. Clin. Invest. **44** (1965), 1151
[121] Editorial: Z. Kreislaufforschg. **60** (1971)
[121a] Editorial: Circulation **36** (1967), 980
[122] Eich, R. H., R. J. Peters, R. P. Cuddy, H. Smulhyan und R. H. Lyons: Amer. Heart J. (1962), **63**, 188

[123] EIFF, A. W., von: Japanese Circulat. J. **34** (1970), 3
[124] EIFF, A. W., von: Verh. dtsch. Ges. inn. Med., **73** (1967), 42
[125] EIFF, A. W., von: Essentielle Hypertonie. Klinik, Psychophysiologie und Psychopathologie. G. Thieme-Verlag, Stuttgart 1967
[126] ENERO, M. A. und S. Z. LANGER: Arch. Pharmacol. **289** (1975), 179
[127] ENGEL, P.: Die Medizinische Welt **21** (N. F.) (1970), 496
[128] EPSTEIN, F. H.: Der Praktische Arzt **8**, (1976), 1686
[129] ESLER, M. D., S. JULIUS, A. ZWEIFLER, O. RANDELL, E. HARBURG, H. GARDINIER und V. de QUATTRO: New Engl. J. Med. **296** (1977), 405
[130] FAHRENKAMP, K. (Hrsg.) und L. FEDERN: Die psychophysischen Wechselwirkungen bei den Hypertonieerkrankungen. Hippokrates-Verlag, G.m.b.H. Stuttgart/Berlin 1926, 29
[131] FAIVRE, J.: In: RECKLINGHAUSEN, H., von: Arch. exp. Path. Pharm. **46** (1901), 78 (Gaz. méd. Paris **2** (1856), 726)
[132] FAULHABER, H. D.: Ein Beitrag zur Bekämpfung der arteriellen Hypertonie unter besonderer Berücksichtigung der Pharmakotherapie der Frühstadien bei jugendlichen Hochdruckkranken. Promotion B, 25. 10. 1977
[133] FAULHABER, H. D., I. BÖTHIG, M. MENZ, R. GOHLKE, C. KAURING, R. FÖRSTER, A. VIERGUTZ und St. ANDLER: Dtsch. Ges. Wesen **31** (1976), 1537
[134] FINNERTY, F. A. jr.: The Hypertension Problem What We Can Do About It: Circulation, Vo. XLVIII, October 1973
[135] FLETCHER, A. P.: Quart. J. Med., **23** (1954), 331
[136] FOLKOW, B et al.: Circ. Res., **32/33** (1973), 1
[137] FOLKOW, B.: Verh. dtsch. Ges. Kreisl.-Forschg. **25** (1959), 84
[138] FRANK, C. W., E. WEINBLATT, S. SHAPIRO and R. V. SEGER: Circulation **138** (1968), 432
[139] FRANK, E.: Berl. klin. Wschr. **14** (1911)
[140] FRANKE, H.: Diagnose und Therapie des Karotissinussyndroms. In: Aktuelle Diagnostik und aktuelle Therapie (Hrsg.) HORNBOSTEL, H., W. KAUFMANN und W. SIEGENTHALER: G. Thieme-Verlag, Stuttgart 1967
[141] FRANKE H.: Wien. Z. Inn. Med. **28** (1947), 103
[142] FRANKE, O. F.: Physiologie des ZNS vom Standpunkt der Regelungslehre. Urban & Schwarzenberg, München 1960
[143] FREEMANN, W. and J. W. WATTS: Psychosurgery, Springfield 1942 (deutsche Übersetzung von W. Braunmühl, München 1949)
[144] FREIS, E. D.: Arch. Intern. Med. Vol. **133** (1974), 982
[145] FREIS, E. D.: The discrepancy between home and office recordingsdof blood pressure in patients under treatment with pentapyrrolidium. Importance of home recordings in adjusting dosages. Med. Ann. Dist. Columbia **23** (1954), 363
[146] FRICK, M. H.: Acta med. scand. **172**, Suppl. 380, (1962), 9
[147] FRIEDBERG, V. und A. W. SCHMIDT: Akt. Hypertonieprobleme. Symposium, Bad Salzuflen 1972
[148] FRIEDBERG, K.: Erkrankungen des Herzens. G. Thieme-Verlag Stuttgart 1955
[149] FROHLICH, E. D., V. J. KOZUL, R. C. TARAZY and H. P. DUSTAN: Circ. Res., Suppl., XXVI-XXVII (1970), 55
[150] FRY, J.: Lancet (1974/2), 431
[151] GALLVARDIN, L. und A. TOURNIAIRE: Les néuroses tachycardiques. Masson et Cil., edit., Paris 1935
[152] GARNEIR, B.: Ärztliche Praxis, XXVI **81** (1974), 3379
[153] GARNIER, B., P. IMHOF, U. BÜRKI und B. STEINMANN: Schweiz. med. Wschr. **100** (1970), 158
[154] GARNIER, B., P. IMHOF und P. LUDER: Schweiz. med. Wschr. **98** (1968), 1261
[155] GAUER, O. H., K. KRAMER und R. JUNG: Physiologie des Menschen, Bd. 3: Herz und Kreislauf (Hrsg.) W. TRAUTWEIN, O. H. GAUER und H.-P. KOEPCHEN, Urban & Schwarzenberg, München—Berlin Wien 1972
[156] GAUER, O. H. und J. P. HENRY: Klin. Wschr. **34** (1956), 356
[157] GENEST, G.: Canad. med. Assoc. J.: LP Journal de l'Assiciation Médical Canadiane, **84/8** (1961), 403
[158] GOLENHOFEN, K.: Physikalische Analyse des Hochdrucksystems. In: Arterielle Hypertonie. Pathogenese – Klinik – Therapie. (Hrsg.) HEINTZ, R. und H. LOSSE. G. Thieme-Verlag, Stuttgart 1969
[159] GOLENHOFEN, K.: Physiologie des menschlichen Muskelkreislaufs. Marb. Sitzungsber. **83/84** (1962), 167
[160] GOLENHOFEN, K. und G. HILDEBRANDT: Pflügers Arch. ges. Physiol. **267** (1958), 27
[161] GRAFF, CH. und ST. NITSCHKOFF: Dthych. Ges. Wesen, **19** (1964), 2033
[162] GRAF, O.: Jahrbuch d. Max-Planck-Gesellschaft **97** (1954)
[163] GRANDJEAN, T.: Cardiologia, **51** (1967), 184

[164] GREMINGER, P., W. VETTER, K. ZIMMERMANN, R. BOCKENHOFF und W. SIEGENTHALER: Schweiz. Mrd. Wschr. **107** (1967), 605

[165] GRIEGER, F.: Zschr. f. d. ges. Inn. Med. u. ihre Grenzgebiete **21** (1966), 338

[166] GRIEGER, F. und ST. NITSCHKOFF: Dt. Ges. Wesen, XXI (1966), 922

[167] GRIFFITH, F. R., G. W. PUCHER, K. A. BROWNELL, J. D. KLEIN und E. M. CARMER: Amer. J. Physiol. **88** (1929), 295

[168] GRUNDY, S. M. and E. H. AHRENS jr.: J. Clin. Invest. (1970), 1135

[169] GUTZWILLER, F. und F. R. BÜHLER: Münch. Med. Wschr. **120** (1978), 427

[170] GUYTON, A. C., T. G. COLEMAN, K. W. SCHEEL, R. D. MANNING und R. A. DAVISE: Amer. Med., **52** (1972), 584

[171] GUYTON, A. C. and T. G. COLEMAN: Circ. Res. NXXIV (1968), 5

[172] HABERLAND, G. L: Med. Welt, 28(1977), 369–373

[173] HAEFELY, W.: In: BLASCHKO, H. und E. MUSCHOLL (Hrsg.): CA techolamines. Handbuch der experimentellen Pharmakologie XXXIII, 661. Berlin/Heidelberg/New York: Springer 1972

[174] HAEHN, K. D.: Hypertonie Früherfassung. In: Sozialmedizinische Probleme der Hypertonie in des Bundesrepublik Deutschland. Essener Hypertonie-Kolloquium. Schloß Hugenpoet, 24./25. Juni 1977 (Hrsg.) BOCK, K. D., G. Thieme-Verlag Stuttgart 1978, S. 31

[175] HALES, S.: Statical essays. Immys & Manby, London 1733

[176] HAMBERG, M., J. SVENSON and B. SAMVELSON: Proc. nat. Acad. Sci. (Wash.), **72** (1975), 2994

[177] HAMET, P., O. KUCHEL, J. FRAYSEE and J. GENEST: CMA. Journal **17** (1974), 323–328

[178] HAMILTON, M., C. W. PICKERING, J. A. F. ROBERTS and G. S. C. SOWRY: The Aetiology of Essential Hypertension. I: The Arterial Pressure in the General Population Clin. Sci. **13** (1954), 11

[179] HAMMARSTRÖM, S.: Acta med. scand., Suppl. **192** (1947), 1

[180] HARTMANN, H.:. Z. Biol. **93** (1933), 391 bis 404

[181] HARVEY, W.: Movement of the heart block animals and anatomical essay, Oxford 1628

[182] HAUSSCHILD, G.: Pharmakologie u. Toxikologie, G. Thieme Leipzig, 1973, 853

[183] HAWTHORNE, V. M., D. A. GREAVES and D. G. BEEVERS: British Medical Journal **3** (1974), 600

[184] HEDQUIST, P.: In: RAMWELL, P. W. (Hrsg.): The Prostaglandins, Vol. 1, p. 101, New York/London, Plenum Press 1973

[185] HEGGLIN, R.: Regensburger Jahrbuch f. Ärztliche Fortb., H. 9., (1961), 95

[186] HEIDLAND, E. und P. SCHMIDT: Zit. b. WOLLHEIM, E. in: Deutsche Liga zur Bekämpfung des hohen Blutdrucks. Vorträge anläßlich der Mitgliederversammlung am 26. November 1975 in Bonn.

[187] HENKE, K. D.: Kosten – Nutzen – Analysen und Hypertoniebekämpfung: In: Sozialmedizinische Probleme der Hypertonie in der Bundesrepublik Deutschland. Essener Hypertonie-Kolloquium Schloß Hugenpoet, 24./25. Juni 1977 (Hrsg.) BOCK, K. D., G. Thieme-Verlag Stuttgart 1978, 42

[188] HENRY, J. P. and J. C. CASSEL: Amer. J. Epidem. **90** (1969), 171

[189] HERING, H. E.: Die Karotissinusreflexe auf Herz und Gefäße. Th. Steinkopff, Dresden und Leipzig 1927

[190] HERING, H. E.: Münch. Med. Wschr. **77** (1930), 749

[191] HERING, H. E.: Münch. Med. Wschr. **70** (1923), 1285

[192] HERING, HE. E.: Die Karotissinusreflexe auf Herz und Gefäße. Steinkopff Dresden 1927

[193] HERING, H. E.: Mü. Med. Wschr. **77** (1930), 749

[194] HESS, W. R.: Das Zwischenhirn und die Regulation von Kreislauf und Atmung. G. Thieme-Verlag, Leipzig 1938

[195] HEYDEN, S. und G. WOLFF: Gesundheitserhaltung trotz Gesundheitsrisiken. Hippokrates-Verlag, Stuttgart 1977

[196] HEYNEMANN, K.: Medizinische Klinik **55** (1960), 449

[197] HILDEBRANDT, G.: Biologische Rhythmen und ihre Bedeutung für die Bäder- und Klimaheilkunde. In: W. AMELUNG und A. EVERS: Handbuch der Bäder- und Klimaheilkunde, F. K. Schattauer-Verlag, Stuttgart 1962

[198] HILDEBRANDT, G.: Verh. dtsch. inn. Med. **73** (1967), 921

[199] HILDEBRANDT, G.: Zur Frage der rhythmischen Funktionsordnung beim Menschen. In: Probleme der zentralnervösen Regulation. Bad Oeynhausener Gespräche, Springer-Verlag 1962

[200] HILL, L.: Lancet **1898**/II, 282

[201] HINES, E. A. and G. E. BROWN: Amer. Heart J. **11** (1936), 1

[202] HINMAN, A. T., B. T. ENGEL and A. F. BICKFORD: Amer. Heart. J. **63** (1962), 663

[203] HIRANO, J. und G. M. C. MASSON: Lab. Invest. **19** (1968), 163

[204] HOFF, F.: Klinische Physiologie und Pathologie. G. Thieme-Verlag, Stuttgart 1950

[205] HOFF, E. C.: Confinia Neurol., **9** (1949), 166

[206] HOFFMANN, W. E. and M. T. PHILLIPS: Physiologist **18** (1975), 251

[207] HOLLAND, W. W., A. L. CREESE, M. F. D'SOUZA, JR. R. PARDRIDGE, D. SHANNON, D. H. STONE, A. V. SWAN and H. V. TREVELYAN: Int. J. Epidem. **6** (1977), 357 (The South-East London Screening Study Group)

[208] HOLLAND, W. und W., S. HUMMERFELDT: Measurement of blood pressure: comparison of intraarterial and cuff valures. Brit. med. J., 1964/2, 1241

[209] HOLST, E. von und V. MITTELSTAEDT: Naturwissenschaften **37** (1950), 464

[210] HOLTMEIER, H. J.: In: H. J. HOLTMEIER: Kochsalzarme Kost, G. Thieme-Verlag Stuttgart, 1960

[211] HOLZGREVE, H.: Münch. Med. Wschr. **120** (1978), 448

[212] HOLZGREVE, H.: Internist **14** (1973), 313

[213] HÜRLIMANN, A. A. and P. IMHOF: Gerotologia **2** (1958), 223

[214] HYVÄRINEN: Classification of qualitative data: Norsidk Tidskrift Information. Behandlung **2** (1962), 83

[215] ITSKOVITH, H. D. und J. C. MCGIFF: Circ. Res. **34/35** (1974), 1–65

[216] JAHN, D.: Dtsch. Med. Wschr. **77** (1952), 176

[217] JERESATY, R. M. and J. P. LISS: Amer. Heart J. **76** (1968), 481

[218] JÖRGENSEN, G.: Arterielle Hypertonie. (Hrsg.) HEINTZ, R. und H. LOSSE: G. Thieme-Verlag Stuttgart, 1969

[219] JULIUS, S. und M. A. SCHORK: J. chron. Dis. **23** (1971), 723

[220] JULIUS, S., PH. GINN, D. E. HARBURG, S. W. HOOBLER: J. chron. Diss. **17** (164), 391

[221] KAADA, B. R.: Acta physiol. Scand. **24**, Suppl. 83 (1951)

[222] KAADA, B. R., K. H. PRIMBRAM and J. H. EPSTEIN: J. Neurophysiol. **12** (1949), 347

[223] KANNEL, W. B., LE BAUER, E. J., T. R. DAWBER, P. M. and MCNAMARA: Circulation **35** (1967), 734

[224] KANNEL, W. B., L. K. WIDMAR und D. R. DAWBER: Schweiz. med. Wschr. **95** (1965), 18

[225] KARPLUS, J. P. und A. KREIDEL: Pflüg. Arch. **129** (1909), 138

[226] KARTIN, P., B. JEREB, J. KRYZANOWSKI und M. POSKE Wiener Med. Wschr. **118** (1968), 464

[227] KATZENSTEIN, A., R. KRIEGEL und H. GAEFKE: Psychiatr. Neurol. Med. Psychol., Leipzig **26** (1974), 732–737

[228] KATZENSTEIN, E., I. GAEFKE und E. KRIEGEL: Zur Rolle psychosozialer Reizkonstellationen bei Genese und Therapie der essentiellen arteriellen Hypertonie. In: Symposium über Probleme der kardiovaskulären Regulationen, 12. bis 16. 11. 1973 (Hrsg. BAUMANN, R. u. J. K. SCHCHWAZABAJA)

[229] KEIDEL, W. D.: Naturwissenschaften **48** (1961), 264

[230] KEIL, V.: Med. Klin. **70** (1975), 1925

[230a] KEITH, M. N., H. D. WAGNER und N. W. BARKER: Amer. J. Med. Sci. **97** (1939), 332

[231] KEZDI, P.: Mechanismen of Altred Blood Pressure Regulation in Arterial Hypertension ("The Mechanismen of Resetting Batorezeptor areas". In: Arterielle Hypertonieprobleme (Hrsg. LOSSE, H. und R. HEINTZ), G. Thieme-Verlag 1973, 16

[232] KILPATRICK, J. A.: Brit. Heart J. **10** (1948), 48

[233] KLAUS, D.: Münch. Med. Wschr. **112** (1970), 1846

[234] KLAUS, D.: Dtsch. Med. Wschr. **92** (1967), 2128

[235] KLAUS, D., A. HEINZMANN und P. SADOWSKI: Dtsch. med. Wschr. **92** (1967), 2114

[236] KLAUS, D. und H. HEINZMANN: Klin. Wschr. **45** (1967), 657

[237] KLEIN, R. T., A. THURESOK-KLEIN, MCBAGGETT and H. G. LANGFORD: Idiopathie orthostatic hypotention, Supported by grant, GM 15490 and RR 00626 UHD PHD

[238] KLIMOVA-TSCHERKASSOVA, V. I., ST. NITSCHKOFF und G. BIELECKE: Acta biol. med. germ. **20** (1968), 173

[239] KOCH, E. und H. MIES: Krankheitsforschung **7** (1929), 241

[240] KOCH, E.: Die reflektorische Selbststeuerung des Kreislaufes. Th.-Steinkopff-Verlag, Dresden u. Leipzig 1931

[241] KOCH, E. und R. WACHTER: Z. Kreislaufforsch. **25** (1933), 151

[242] KOEPCHEN, H. P.: Kreislaufregulation. In: GAUER, H., H. KRAMER und R. JUNG (Hrsg.): Physiologie des Menschen, Band 3: Herz und Kreislauf: (Hrsg.: TRAUTWEIN, W., Q. II. GAUER und H. W. KOEPCHEN, Urban & Schwarzenberg-Verlag München/Berlin/Wien, 1927, 327

[243] KOROTKOV, N. S.: Izv. Voen. — med. Akad. **11** (1905), 365

[244] KOROTSU, K., G. SHINGA und I. BAN:

Med. J. Osaka Univ. 5 (1954), 6, 53
[245] KOVALEV, G. V. und M. G. BONDFELRED: Fiziologizeskij Zurnal SSSR **48** (1962), 1017/1025
[246] KRAUSE, G. u. H. KLEPZIG: Z. Kreislaufforschg. **52** (1963), 927
[247] KREHER, CH. und ST. NITSCHKOFF: Dtsch. Ges.-Wesen **26** (1971), 189
[248] KREMER, W. F.: Amer. J. Physiol. **152** (1948), 314–323
[249] KRETSCHMER, E.: Körperbau u. Charakter: 23./24. Auflage, Berlin/Göttingen/Heidelberg 1961
[250] KRIEGEL, E.: Psychiatr. Neurol. med. Psychol. Leipzig **27** (1975), 477
[251] KRÖNIG, B.: Münch. med. Wschr. **120** (1978), 431
[252] KRÖNIG, B.: Blutdruckvariabilität bei Hochdruckkranken. Dr. Alfred-Hüthig-Verlag, GmbH, Heidelberg 1976
[253] KUCHEL, O., J. L. KUCHE, P. HAMET, R. BOUECHER, A. BARBEAU and J. GENEST: The relationship between adrenergic nervous system and renin in labile, hyperkynetic hypertension Springer, edit. Berlin 1972, 118
[254] LAASER, U., F. W. SCHWART und A. SCHÜTT: Med. Welt **28** (N. F.) (1977), 1550
[254a] LANDIS, E. M., J. R. PAPPENHEIMER: Handbook of Physiology, Section 2: Circulation II (1963), 961
[255] LECHE, de, A. S., F. R. BÜHLER und F. GUTZWILLER: Schweiz. Rundschau f. Medizin **66** (1977), 552
[256] LEDINGHAM, J. N.: Internist **15** (1974), 114
[257] LEE, J. B.: Recent. Progr. Hormone Res. **30** (1974), 489
[258] LEMBECK, F.: Dtsch. Med. Wschr. **5** (1978), 183
[259] LEUTHOLD, E. H.: Das Verhalten von Puls und Blutdruck während und nach langfristigem Aufenthalt in großen Höhen. Dissertation. Benno Schwabe & Co., Basel 1959
[260] LIM, R. K. S., S. C. WANG und C. L. YI: Chinese J. Physiol. **13** (1938), 61
[261] LINDGREEN, P.: Acta physiol. Scand. **35** Suppl. 121 (1955)
[262] LINDGREEN, P., A. ROSEN, P. STRANDBERG and B. UVNÄS: J. comp. Neurol. **105** (1956), 95
[263] LINSS, G., ST. HASS, D. STRANGFELD, K. H. GÜNTHER, J. SCHMIDT, W. MOHNIKE und P. K. H. SCHMIDT: Dtsch. Ges. Wesen **32** (1977), 2305–2310
[264] LINSS, G., K. H. GÜNTHER, D. STRANGFELD, ST. HASS, J. SCHMIDT, P. K. H. SCHMIDT und L. HEINEMANN: Dt. Ges. Wesen **32** (1977), 2379
[265] LINSS, G., K. H. GÜNTHER, D. STRANGFELD, ST. HASS, J. SCHMIDT, P. K. H. SCHMIDT und W. MOHNICKE: Dtsch. Ges. Wesen **32** (1977), 2257
[266] LISANDER, B. und J. MARTNER: Acta Physiol. scand **83**, (1971), 505
[267] LITTLER, W. A., A. J. HONOUR, D. J. PUGSLEY and P. SLEIGHT: Circ. **52** (1975), 1101
[268] LOMANN, J. and W. DAMASHEK: Arch. Neurol. Psychiat. (Chikago) **35** (1936), 1216
[269] LORI, M.: Dt. Ges.-Wesen **30** (1975), 724
[270] LORI, M. und U. PRIEBE: Dt. Ges.-Wesen **30** (1975), 1009
[271] LORI, M., A. LEDERER und R. GOHLKE: Der Handgrip-Test als einfacher Belastungstest zur Frühdiagnose der arteriellen Hypertonie. VIII. Kongreß d. Gesellschaft f. Kardiologie und Angiologie d. DDR, Berlin 8.–11. 6. 76
[272] LOSSE, H. In: Sozialmedizinische Probleme der Hypertonie in der Bundesrepublik Deutschland. Essener Hypertonie-Kolloquium Schloß Hugenpoet 24./25. Juni 1977. In: K. D. BOCK (Hrsg.), G. Thieme-Verlag, Stuttgart 1978
[273] LOSSE, H.: Klinische Einteilung der arteriellen Hypertonie. In: Arterielle Hypertonie (Hrsg.) HEINTZ, R. u. H. LOSSE, G. Thieme-Verlag 1969
[274] LOSSE, H.: Dtsch. Med. Wschr. **91** (1966), 2130
[275] LOSSE, H., E. RISSE und F. WESSELS: Med. Klin. **69** (1974), 2043
[276] LOSSE, H. und F. WESSELS: Essentielle Hypertonie und Natriumhaushalt. In: Aktuelle Hypertonieprobleme. Franz Volhard-Gedächtnistagung, Bad Salzuflen 1972, (Hrsg.) LOSSE, H. u. R. HEINTZ, G. Thieme, Stuttgart 1973
[277] LOUIS, W. J., A. E. DOYLE und S. ANAVEKAR: New Engl. J. Med. **288** (1973), 599
[278] LOUIS, W. J. S., R. SPECTOR and A. TABEI SJOERDOMA: Lancet, I (1968), 1013
[279] LUDWIG, C.: Arch. Anst. Physiol. Wiss. Med. (1847), 242
[280] LUDWIG, C.: Ber. Verh. Sächs. Akad. Wiss. **18** (1869)
[281] LUFT, U. C.: Die Höhenanpassung. Ergebnisse Physiol. **44** (1941), 256
[282] LUMPEN, H.: Verh. Dtsch. Ges. Kreislaufforschg. **15** (1949), 88
[283] LUND, A.: Acta Psychiatr. Neurol. **20** (1945), 213
[284] LUND, P. A.: A Acta Neurol. XX, I, (1945), 233
[285] LUNDGREN, P.: Acta physiol. Scand. **35**. Suppl. 121 (1955)
[286] LURIA, M. H., A. J. MILLER and B. M,

KAPLAN: Circulation XXIX (1964), 494
[287] LURIA et al.: Circulation **29** (1964)

[288] McCUBBIN, J. W., J. H. GREEN and I. H. PAGE: Circulation Res. **4** (1956), 205 (zu S. 64, neben Lit. 373)
[289] LEWINA, Z. A. und T. M. TELEZKAJA: Sowjetische Medizin, 1951, 10, 17—20 S. 188 (Schluss)
[290] MAGAKJAN, G. O., D. I. MIMINOSCHWILI und J. JA. KOKAJA: Klinische Medizin **34**, 7 (1956), 30. (S. 65, Lit. Nr. 373)
[291] MAKARYTSCHEW, A. L. und O. JA. KURZIN: Pawlow-Zeitschrift f. höhere Nerventätigkeit **1** (1951), 199—213 (S. 40, Lit. 337)
[292] MALKOWA, N. N.: Hypertoniekrankheit **2** (1952), 14—27 (S. 188, nach 379)
[293] MEJERSON, I. I.: Hypertoniekrankheit. Verlag der Akademie der Wissenschaften der UdSSR **7** (1948), 24—27 (S. 5. Schluss)
[294] MJASNIKOW, A. L.: Pawlow-Zschr. f. höhere Nerventätigkeit 1951 **1**, 1 (99 bis 109) (S. 63, nach 312 Schluss)
[295] MARKELOW, G. I.: Erkrankungen des vegetativen Nervensystems. Medgis, Moskau—Leningrad 1939. (S. 65, nach 373)
[296] MARKELOW, G. I. und S. A. ROWINSKI: Sowjetische Psychoneurologie **4** (1940) 3—9 (S. 65, nach 373)
[297] MANDELTSCHAM, M. S. und SCH. I. LIFSCHITZ: Wien. Arch. f. inn. Med. **22** (1932) 397 (S. 59, nach Lit. 406)
[298] LEWASCHEW, S.: Arch. Pathol. Anatom. **92** (1883), (S. 59 nach 406)
[299] LEBEDINSKI, M. S. und L. N. GOLDMANN: Die Psychotherapie in der Klinik der Hypertoniekrankheit. Neues in der Medizin. Verlag der Akademie der Medizinischen Wissenschaften der UdSSR **7** (1948), 32—33
[300] LISUNOWA, M. I.: Sowjetische Medizin **8** (1951), 28—29 (S. 188, nach 379)
[301] LUND-JOHANNSEN, P.: Acta Med. Scand. **183**, Suppl. 482, p. 1 (1967) (S. 137, nach 252)
[302] McWILLIAM, J. A.: Physiol. Rev. **5** (1925) 303 (S. 137, nach 252)
[303] MACHLEDER, H. I., J. P. SWEENEY and W. F. BARKER: Lancet, I (1972), 407
[304] MAGOUN, H. W.: Arch. Neurol. Psychiat., **67** (1952), 145
[305] MAGOUN, H. W.: Descending connestions from the hypothalamus. Chapt VII, Baltimore 1940, 270
[306] MAGOUN, H. W., F. HARRISON, J. R. BROBECK and S. W. RANSON: J. Neurophysiol. **1** (1938), 101
[307] MAINZER, F.: Münch. Med. Wschr. **100** (1958), 1819
[308] MAKABE, R.: Klinische Monatblätter für Augenheilkunde **147** (1965), 519
[309] MAREY, E. J.: La circulation dù sang. Masson & Cie., Paris 1881
[310] MARK, GION: Die idiopathische orthostatische Hypotonie. Dissertation 1971. Schwabe & Co.-Verlag, Basel/Stuttgart. Schweiz. med. Wschr. **99** (1877)
[311] MASTER, A. M., L. I. DUBLIN and H. H. MARKS: J. Amer. med. Ass. **143** (1950), 1464
[312] McCUBBIN, J. W. and I. H. PAGE: Circ. Res. 12 Ass. J. **90** (1964), 328
[313] McGIFF, J. C. and H. D. ITSKOVITZ: Circ. Res. **33** (1973), 479
[314] McGIFF, J. C., K. V. MALIK und N. A. TERRAGNOA: Fed. Proc. **35** (1976), 2382
[315] McGIFF, J. C. and H. D. ITSKOVITZ: Circ. Res. **33** (1973), 479
[316] McRAVEN, D. R. and S. L. MARK: J. clin. Invest. **50** (1971), 773
[317] McWILLIAM J. A.: Physiol. Rev. **5** (1925), 303,
[318] MEESMANN, W., H. J. STÖVEKEN und C.-P. BILLING: Deutsch. Med. Wschr. **95** (1970) 734—740
[319] MECHELKE, K.: Physiologie und Pathophysiologie des vegetativen Nervensystems, 1I, Hippokrates-Verlag Stuttgart 1963, 51
[320] MECHELKE, K., Formen und Bedeutung der Blutdruckregelung bei vegetativen Kreislaufstörungen. In: Probleme der zentralnervösen Regulation. Bad Oyenhausener Gespräche, Springer, 1962
[321] MEDOFF, H. S. and A. M. BONGIAVANNI: Amer. J. Physiol. **143** (1945), 300
[322] MELLANDER, S.: Acta physiol. Scand. **50**, Suppl. (1960), 176
[323] MENZEL, W.: Med. Welt **12** (1961), 560
[324] MESSERLI, F. H. und W. FLURY: Therap. Umschau **33** (1976), 303
[325] MICHALAKIS, A. M., J. CANDLE and G. W. LIDDLE: Proc. Soc. Exp. Biol. Med. **130** (1969), 748
[326] MIURA, M. and D. J. REIS: J. Physiol. **222** (1972), 1
[327] MIURA, M. and D. J. REIS: Am. J. Physiol. **219** (1970), 1330
[328] MJASNIKOW, A. L.: Die Hypertoniekrankheit und Arteriosklerose. Moskau 1965 (39—42) Med. Verl.
[329] MJASNIKOW, A. L.: Hypertoniekrankheit. VEB Verlag Volk und Gesundheit, Berlin 1961
[330] MOELLER, J. und O. HEYDER: Z. Kreislaufforschg. **48** (1959), 413
[331] MOESCHLIN, A.: Schweiz. Med. Wschr. **91** (1961), 193

[332] MOHNIKE, G. und G. STÖTTER: Dtsch. Med. Wschr. **80** (1956), 826
[333] MONCADA, S., R. GYLEWSKI, S. BUNTING and J. R. VANE: Nature **263** (1976), 663
[334] MONNIER, M.: Helv. physiol. pharmacol. Acta **2**, (1944), 533
[335] MONTOYE, H. J., F. H. EPSTEIN and M. O. KJELSBERG: Amer. J. clin. Nutr. **18** (1966), 397
[336] MORGAN, P.: Charakteristische Parameter bei schwer einstellbaren Hypertonikern und ihre Konsequenzen für die Therapie. Dissertation 1979
[337] MORIN, G. and P. ZWIRN: J. Physiol. **45** (1953), 199
[338] MORRUZZI, G. and H. W. MAGOUN: EEG Clin. Neurophysiol. **1** (1949), 455
[339] MÜLLER, C.: Acta med. scand. **55** (1921), 381

[340] NAKAMURA, K. M. and H. GEROLD: Arc h Pharmakol. **271** (1971), 157
[341] NASJELETTIG, A. and J. COLINA-CHOURIO: Fed. Proc. **35** (1976), 189
[342] NATHAN, M. A. and D. J. REIS: Circ. Res. **37** (1975), 226
[342a] National High Blood Pressure Education Program. Reports to the hypertension information and education advisory committee. Task forces I-KV, Dept. of Health, Education and Welfare (NIH), Washington, D.C., 1973
[343] NEIL (FOLKOW u. NEIL): Circulation. Oxford University Press, Toronto 1971
[344] NITSCHKOFF, ST.: Dtsch. Ges.-Wesen **27** (1972), 1537
[345] NITSCHKOFF, ST.: Dtsch. Ges.-Wesen **24** (1969), 678
[346] NITSCHKOFF, ST.: Dtsch. Ges.-Wesen **21** (1966), 244
[347] NITSCHKOFF, ST. und H. GAHLOW: Dtsch. Ges.-Wesen **31** (1976), 1729
[348] NITSCHKOFF, ST., M. GRÜNER, R. BAUMANN, U. GNÜCHTEL und CH. KREHER: Dtsch. Ges.-Wesen **25** (1970), 1876
[349] NITSCHKOFF, ST. und R. BAUMANN: Dtsch. Ges.-Wesen **23** (1968), 4—11 und 49—55
[350] NITSCHKOFF, ST. und R. BAUMANN: Dtsch. Ges.-Wesen **23** (1968), 49
[351] NITSCHKOFF, ST. und R. BAUMANN: Dtsch. Ges.-Wes. **23** (1968), 4
[352] NITSCHKOFF, ST., K. H. BACHMANN und G. JAHNKE: Dtsch. Ges.-Wes. (1967), 458
[353] NITSCHKOFF, ST. und G. BIELECKE: Dt. Ges.-Wesen **21** (1966), 865

[354] ÖBERG, B. und P. THOREN: Acta physiol. scand. **87** (1973), 121; **80** (1970), 383; **62**, Suppl. 229 (1964)
[355] OBERHOLZER, R. J. H.: Helv. physiol. Act. **13** (1955) 331
[356] OBERMAN, A., N. E. LAUE, W. R. HARLAM, A. GRAYBRIEL and R. E. MITCHELL: Circulation **36** (1967), 812
[357] OKAMOTO, K.: Intern. Rev. Of. exp. Pathol. **7** (1969), 227
[358] OPARIL, S., C. VASSAUX, C. A. SANDERS und E. HABER: Circulation **41** (1970), 89
[359] OPPELT, W.: Kleines Handbuch technischer Regelvorgänge. Weinheim 1956
[360] OVSJANNIKOV, F. A.: In: MARKOSSJAN (Hrsg.): Die Untersuchungen I. P. Pawlows auf dem Gebiet des Blutkreislaufes und der Verdauung. VEB Verlag Volk und Gesundheit, Berlin 1955

[361] PAGE, I. H.: Drug treatment of hypertension, in: GROSS, F. G. (Hrsg.): Antihypertensive Therapie, Principles and Practice, an International Symposium, Springer Berlin/Göttingen/Heidelberg/New York, 1966
[362] PAGE, I. H.: Die Mosaiktheorie der Hypertonie, in: Essentielle Hypertonie; (Hrsg.) BOCK, K. D. and P. COTTIER: Springer, Berlin 1960
[363] PAGE, I. H.: Amer. Heart J. **38** (1949), 161
[364] PAGE, I. H. and H. C. CORCORAN: Yearbook publ. 1949, Chicago
[365] PAINTAL, A. S.: J. Physiol. **203** (1969), 511
[366] PAUL, O., M. H. LEPPER, W. H. PHELAN, G. W. DUPERTUIS, A. MCMILLAN, H. MCKEEN and H. PARK: Circulation **28** (1963), 20
[367] PAUSCHINGER, P., K. BARBY und K. BRECHT: Klin. Wschr. **36** (1958), 915
[368] PAWLOW, I. P., in: K. M. BYKOW (Hrsg.): Kortiko-viszerale Pathologie. VEB Verlag Volk. Gesundheit, Berlin 1966
[369] PEREDA, S. and J. W. ECKSTEIN: Am. J. Physiol. **202** (1962), 249
[370] PERERA, G. A.: Journal of Chronic Diseases, Vol. I (1955), 121
[371] PFLANZ, M.: Medizinische Klinik **70** (1975) 1159
[372] PFLANZ, M.: Rhein. Ärzteblatt **26** (1972), 780
[373] PFLANZ, B.: Epidemiologie des normalen Blutdrucks. In: Arterielle Hypertonue (Hrsg.) HEINTZ, R. u. H. LOSSE, G. Thieme-Verlag Stuttgart 1969
[374] PICKERING, G. W.: Lancet I (1963), 1213
[375] PICKERING, G. W.: High Blood Pressure, London 1955
[376] PIERACH, A.: Münch. Med. Wschr. **101** (1959), 737
[377] PIETSCHMANN, H.: Die Medizinische

Welt 19 (N. F.) (1968), 1276 u. 1323
[378] PILOWSKY, I., D. SPALDING, B. A. I. SHOW and P. I. KORNER: Psychosomatic Medicine Vol. 35 (1973), 50
[379] PLATT, R.: In: Sozialmedizinische Probleme der Hypertonie in der Bundesrepublik Deutschland. Essener Hypertonie-Kolloquium. Schloß Hugenpoet, 24./25. Juni 1977, Hrsg. K. D. BOCK, G. Thieme-Verlag, Stuttgart 1978
[380] PLATT, R.: Lancet I (1963), 899
[381] POISEUILLE, J. L. M.: Arch. Guc. med. 18 (1828), 550
[381a] PREIS, R., E. BRUNCK und H. BANASCHAK: Ergebnisse der experimentellen Medizin 22 (1976), 43
[382] PRUS, J.: Wien. Klin. Wschr. 12 (1899), 11, 24

[383] RADIG, K.: Ärztliche Praxis XIX (1967), 1627
[384] RAFTERY, E. B. and A. P. WARD: Cardiovasc. Res. 2 (1968), 210
[385] RAGAN, V. and J. BRODLEY: Bull. Johns Hopkins Hosp. 69 (1941), 526
[386] RAHN, K. H.: Sympathiko-adrenales System und Hypertonie. In: Aktuelle Hypertonieprobleme. Franz-Volhard-Gedächtnistagung, Bad Salzuflen 1972 LOSSE, H. und R. HEINTZ (Hrsg.). G.-Thieme-Verlag, Stuttgart 1973
[387] RANSON, S. W. and B. R. BILLINGSLEY: Amer. J. Physiol. 41 (1916), 85
[388] RAU, G.: Der Landarzt 42 (1966), 182
[389] RECKLINGHAUSEN, H. von: Arch. exp. Path. Pharm. 46 (1901), 78
[390] REID, J. L., D. H. JONES and H. J. DARGIES: Postgrad. Med. J. 53, Suppl. 3 (1977), 40
[391] REINDELL, H., E. SCHILDGE, H. KLEPZIG und W. KIRCHHOFF: Kreislaufregulation, eine physiologische, pathophysiologische und klinische Studie. G. Thieme-Verlag, Stuttgart 1955
[392] REINLE, E.: Schweiz. Med. Wschr. 93 (1963), 1616
[393] REMINGTON, R. D., B. LAMBARTH, M. MOSER und S. W. HOBLER: Amer. Heart. J. 59 (1960), 58
[394] RICHARDSON, D. W., A. J. HONOUR, G. W. FENTON, F. H. STÜTT and G. W. PICKERING: Clin. Sci. 26 (1964), 445
[395] RICHTER-HEINRICH, E., V. HOMUTH, E. HEINRICH, K. H. SCHMIDT und R. WIEDEMANN: III. Deutsch-Sowjetisches Symposium, Berlin. Akademie-Verlag, Berlin 1981
[396] RICHTER-HEINRICH, E., U. KNUST, H. SPRUNG und K. H. SCHMIDT: Therapiewoche 26 (1976), 1
[397] RICHTER-HEINRICH, E., U. KNUST, M. LORI und H. SPRUNG: Zschr. f. Psychologie 184 (1976), 538
[398] RICHTER-HEINRICH, E., M. BORYS, H. SPRUNG und J. LÄUTER: Dtsch. Ges. Wesen 26 (1971), 1481
[399] RICHTER-HEINRICH, E.: Dtsch. Ges.-Wesen 19 (1964), 1990
[400] RICHTER, K., G. BÖCK, H. COBET, S. LIEHERENZ und S. UNGER: Medizintechnik 13 (1973), I
[401] RIES, W.: Fettsucht. Barth, Leipzig 1970
[402] RIES, W.: Dtsch. Ges. Wesen 15 (1960), 991
[403] RITTER, G.: Münchn. Med. Wschr. 115 (1973), 765
[404] RIVA-ROCCI, S.: Gazz. Med. Torino 47 (1896), 981
[405] ROBERTS, L. N., J. R. SMILEY and G. W. MANNING: Circulation 8 (1953), 232
[406] ROBINSON, G. A., R. W. BUTCHER and E. W. SUTHERLAND: Ciclic AMP, New York and London, Academie Press 1971
[407] ROSE, G. A.: Bull. World Health. Organiz. 27 (1962), 645
[408] ROSE, G. A. and H. BLACKBURN: Cardiovascular survey methods WHO, Geneva 1968
[409] ROST, R. H. HECK und W. HOLLMANN: Die Medizinische Welt 26 (N. F.) (1975), 670

[410] SACHS, E.: J. experiment. Med. 14 (1911), 408
[411] SACHS, E., S. J. BRENDLER and J. F. FULTON: Brain 72 (1949), 227
[412] SAFAR, M. E. and M.: Clin. Sci. molec. Med. 47 (1974), 153
[413] SAFAR, M. E. and M.: Amer. J. Cardiol. 31 (1973), 315
[414] SARRE: Med. Klinik 55 (1960), 757
[415] SARRE, H.: In: Verh. Dtsch. Ges. Krsf. 1962, Steinkopff, Darmstadt 1963
[416] SCOTT, J. M. D. und F. ROBERTS: J. Physiol. 59 (1925), 443
[417] SHAW, D. B., M. S. KNAPP and D. H. DAVIES: Lancet, I (1963), 797
[418] SHY, G. M. und G. A. DRAGER: Arch. Neurol. 2 (1960), 511
[419] SIEGENTHALER, W., V. VERAGUT und C. WERNING: Deutsch. Med. Wschr. 98 (1983), 13
[420] SIEGENTHALER, W.: Klinische Pathophysiologie, G. Thieme-Verlag 1976, 117
[421] SIENTTERI, F., F. FANCIVLECCI, G. FEROUNDI und P. L. del BIANCO: Life, Sci. 4 (1865), 369
[422] SIVERTSAN, R.: Acta Physiol. scand, Suppl. (1970), 343
[423] SMIRK, F. H.: Brit. Heart. J. 6 (1944), 175

[424] SMITH, M. C.: Advertiding. Education and the New Pharmacist. Talk before PAC, Sept. II, 1969
[425] SMITH, W. M., B. BACHMANN, J. G. GALANTE, E. G. HONOWELL, W. P. JOHNSON, C. E. KOCH, S. D. KORFMACHER, R. H. THURM and L. BROMER: Amer. Intern. Med. **65** (1966), 657
[426] SMITHWICK, S and I. H. PAGE: siehe dort
[427] SOKOLOV, M. and T. LYON: Amer. Heart. J. **37** (1949), 161
[428] SOKOLOW, M. and M.: Circulation **3** (1966), 279
[429] SOLBERG, W.: Nervenarzt **7** (1940), 308
[430] SOMMERVELL, T. H.: J. Physiol. (Lond.) **60** (1925/26), 282
[431] SPIEGEL, E. A. and W. C. HUNSICKER: J. nerv. ment. Dis. **83** (1936), 252
[432] SUDAKOV, K. W.: Physiol. Journal SSSR **49** (1963), 901
[433] SCHÄFER, H.: Mü. Med. Wschr. **99** (1957), 107
[434] Ders.: Münch. Med. Wschr. **3**, 69–74
[435] SCHAEFER, H.: Dt. Ges. Wesen: Inn. Med. **69** (1963), 472
[436] SCHAEFER, H. und H. NIEMCZYK: In: v. EIFF, A. W. (Hrsg.) Essentielle Hypertonie, Stuttgart (1967), 1
[437] SCHEINBERG, P. and E. A. STAED: J. Clin. Invest. **28** (1949), 1163
[438] SCHELLONG, F. und B. LUDEWITZ: Regulationsprüfung des Kreislaufes. Steinkopff-Verlag, Darmstadt 1954
[439] SCHEPPOKAT, K. D.: Med. Welt **25** (N.F.) (1974), 2083
[440] SCHETTLER, G.: Dtsch. Med. Wschr. **87** (1962), 1221
[441] SCHIFF, M.: Untersuchungen zur Physiologie des Nervensystems, VI. Einfluß der nervösen Zentralorgane. I. Kapitel. Literarische Anstalt Frankfurt/M. 1855
[442] SCHIMERT, G. CH.: Triangel **13** (1974), 2
[443] SCHMID, P. G., F. M. ABBOUD and M. G. WENDLING: Am. J. Physiol. **227** (1974), 998
[444] SCHMIDT-VOIGT: In: PIETSCHMANN, H.: Med. Welt **19** (N.F.) 1276
[445] SCHNABEL, W. und R. BAUMANN und H. THIEL: Dt. Ges. Wesen (1975), 1451
[446] SCHNEIDER, P. B.: Arch. intern. Med. **110** (1962), 240
[447] SCHOENBERGER, J. A., J. STAMLER, R. B. SHEKELLE and S. SHEKELLE: JAMA **222** (1972), 559
[448] SCHRAMEK, E. und H. WOLKERSTORFER: Wien. Med. Wschr. **123** (1973), 571
[449] SCHRAMM, L. P. and K. E. BIGNALL: Am. J. Physiol. **221** (1971), 754
[450] SCHRAMM, L. P., C. R. HONIG and K. E. BIGNALL: Am. J. Physiol. **221** (1972), 768
[451] SCHREIBER, H.: Die Medizinische Welt **24** (N. F.), (1973), 645
[452] SCHRÖDER, P. und K. WAGNER: Die Medizinische Welt **26** (N. F.), (1975), 583
[453] SCHROEDER, H. A.: Am. J. Med. **17** (1954), 540
[454] SCHROEDER, H.: Hypertensive Diseases. Lea u. Febinger, Philadelphia 1953
[455] SCHUBERT, R.: Dtsch. Med. Wschr. **11** (1962)
[456] SCHUBERT, R.: Dt. Ges.-Wesen **17** (1962)
[457] STÄHELIN, H. B.: Epidemiogie der Adipositas. Ther. Umschau **33** (1876), 717
[458] STAMMLER, J., R. STAMLER, W. F. RIEDLINGER, G. ALGÉRA and R. W. ROBERTS: JAMA, May **24** (1976), 2299
[459] STARKE, K.: Klin. Wschr. **50** (1972), 1069
[460] STARKE, K., R. ENDO and H. D. TAUBE: Arch. Pharmacol. **291** (1975), 55
[461] STEGEMANN, J.: Pflüg. Arch. ges. Physiol. **276** (1963), 481
[462] STEINER, J. A., P. A. LOW and C. Y. HUANG et al.: L-Dopa and the SHY-DRAGER-Syndrome. Med. J. Aust. Z. **2** (1974), 133
[463] STERN, E. and S. RAPPOPORT: Clinic. Red. **20** (1967), 214
[464] STIEGLITZ, E. J.: Amer. J. med. Sci. **179** (1930), 776
[465] STOCKMANN, L.: In: Sozialmedizinische Probleme der Hypertonie in der Bundesrepublik Deutschland. Essener Hypertonie-Kolloquium. Schloß Hugenpoet, 24./25. Juni 1977 (Hrsg. K. D. BOCK, G. Thieme-Verlag, Stuttgart 1978)
[466] STOLTZ, P.: Klin. Wschr. **27** (1949), 338
[467] STRICKER, S.: In: OBERHOLZER, R. J. H.: Verh. Dt. Ges. Kreislaufforschg. 25. Tagung in Bad Nauheim, Steinkopff-Verlag, Darmstadt 1959
[468] STRUGHOLD, H. und J. AVIST.: Med. Welt **23** (1952), Suppl. 80
[469] STURM, A. jr.: Med. Welt **25** (N. F.): (1974), 2051
[470] STURM, A., jr., F. PUENTES und H. W. SCHAJA: Dtsch. Med. Wschr. **95** (1970), 1914
[471] STURM, A., jr.: Dt. Med. Wschr. **93** (1968), 1259
[472] STURM, A., jr.: Med. Welt **25** (1974), 2051
[473] TARAZI, R. C. and M.: Circulation Res., Suppl. I, **34**, **35** (1974) 23
[474] THOMAS, C. B.: Amer. J. Med. Sci. **224** (1952), 367
[475] THOMPSON, W. C. und L. M. N. BACH: J. Neurophysiology **13** (1950), 455
[476] THULESIUS, O. und U. FERNER: Z. Kreislauff. **61** (1972), 742
[477] THURAU, K.: Verh. dtsch. Ges. Kreis-

lauff. **33** (1967), 1

[478] TOURNIAIRE, A., J. BLUM, M. TARTULIER, F. DEYRIEUX: Nouvelle Presse Médicale 8. novembre 1975, 4, n⁰ 38, 2701–2704

[479] TOURNIAIRE, A., J. BLUM, M. TARTULIER and M. LESTAEVEL: Arch. Mal. Coeur, **65** (1972), 1179

[480] TSCHERNIGOWSKI, W. N.: Untersuchung der Rezeptoren einiger innerer Organe. I. Mitt. Physiol. J. UdSSR **29** (1940), 3

[481] UEXKÜLL, T. von und E. WICK: Arch. Kreislauff. **39** (1962), 236

[482] UEXKÜLL, T. von: Münch. Med. Wschr. **101** (1959), 380

[483] ULRYCH, M., B. BURIANOWA, A. HORNACH, M. MYLIK, T. DOASA and Z. HEJL: Cor et Vasa **8** (1966), 77

[484] UVNÄS, B.: Fed. Proc. **25** (1966), 1618

[485] Ders.: Physiol. Rev. **40** (1960), 69

[486] VAITL, D.: In: Sozialmedizinische Probleme der Hypertonie in der Bundesrepublik Deutschland. Essener Hypertonie-Kolloquium. Schloß Hugepoet, 24./25. Juni 1977. Hrsg. K. D. BOCK, G. Thieme-Verlag, Stuttgart 1978

[487] VIERORDT, zit. nach RECKLINGHAUSEN/389

[488] VINCENT, G.: Anatomie du systéme nerveux central structures et functions, Paris 1961

[489] VOLHARD, F.: Nierenerkrankungen und Hochdruck. J. A. Barth, Leipzig 1962

[490] WAGNER, R.: Dtsch. Med. Wschr. **83** (1961), 1710

[491] WALTER, J., W. O. STRIK, ST. KRICHER, A. DIETZ und C. RAUTER: Med. Klin. **73** (1978), 583

[492] WEBER, P. C., C. LARSSON und B. SCHERER: Nature **266** (1977), 65

[493] WEBER, F. C. und K. MANN: Der Internist **18** (1977), 529

[494] WEBER, E.: Grundriß der biologischen Statistik. VEB Verlag Gustav Fischer, Jena 1961

[495] WEINER, H.: Psychosomatic research in essential hypertension: Retrospect and prospect. In: KOSTER, M., H. MUSAPH und P. ESSER (Hrsg.): Psychosomatics in essential hypertension, Basel 1970, S. 58

[496] WEINSTEIN, M. C. und W. B. STASON: In: Sozialmedizinische Probleme der Hypertonie in der Bundesrepublik Deutschland. Essener Hypertonie-Kolloquium Schloß Hugenpoet, 24./25. Juni 1977 Hrsg. K. D. BOCK, G. Thieme-Verlag Stuttgart 1978

[497] WEISS, A.: Verh. dtsch. Ges. Kreisl.-Forsch. **15** (1949), 272

[498] WESEMANN, W. und F. ZILLIKEN: Hoppe-Seylers Z. Physiol. Chem. **349** (1968), 823

[499] WESSELS, F. und H. WAGNER: Erbliche spontane Hypertonie im Tierexperiment. Akt. Hypertonieprobleme, Symposium 1972, Bad Salzuflen

[500] WICK, E.: Med. Welt, Stuttgart **19** (N. F.), (1968), 692

[501] WIDIMSKY, J., H. M. FEJFAROVA, Z. FEJFAR, R. DEJDAR, M. EXNEROVÁ und F. PIRK: Arch. Kreislaufforschg. **28** (1958) 100

[502] WILENSKI, L. I., W. A. ANSCHELEWITSCH und I. E. DILIDAROW: Klimatopathologie, Verlag Medis, Moskau 1961

[503] WIENER, N.: Kybernetik, New York 1948

[504] WOLF, H. J. und B. v. BONSDORFF: Z. ges. exper. Med. **79** (1931), 569

[505] WOLLHEIM, E.: Mü. Med. Wschr. **112** (1970), 605

[506] WOLLHEIM, E. und J. MOELLER: Hypertonie. In: G. v. BERGMANN, W. FREY und H. SCHWIEGK (Hrsg. Handbuch d. Inn. Med., IX/5, Springer-Verlag, Berlin 1960

[507] WOLYNSKI, S. M. und W. S. SOLOWEWA: Die Hypertoniekrankheit in der Frühphase bei Jugendlichen, Verlag Medizina, Moskau 1965, S. 48

[508] WOLYNSKI, S. M., I. I. ISSAKOW, S. I. JAKOWLEW und S. A. KEISER: zit. nach MJASNIKOW: Die Hypertoniekrankheit. VEB Verlag Volk und Gesundheit, Berlin 1961

[509] World Health Organization. Arterial hypertension and ischaemic heart disease Technical Report Series (1962), 231

[510] World Health Organization: Hypertension and coronary heart disease. Classification and criteria of the epidemiological studies. Technical Report Series (1959), 168

[511] ZABEL, D.: Münch. med. Wschr. **57** (1910), 2278

[512] ZADEK, J.: Z. Klin. Med. **2** (1881), 509

[513] ZIEGLER, M. G., C. RAYMOND LAKE and I. J. KOPIN: New England Journal of Medicine **296** (1977), 293

[514] ZÜLCH, K. J.: Die Medizinische **14** (1959)

[515] ZÜLCH, K. I. und V. HOSSMANN: Dtsch. Med. Wschr. **92** (1967), 567

[516] ZWEIFACH, B. W.: Fed. Proc. **25** (1966), 1789

[517] ZWIENER, U.: Pathophysiologische neurovegetative Regelungen und Rhythmen. G. Fischer-Verlag, Jena 1976

[518] ZWIENER, U. und N. TIEDT: Modellierung von Herz-Kreislauffunktionen in Experiment und Klinik. G. Fischer-Verlag, Jena 1978

Sachregister

Acetylcholin 31, 32
Adaptation 38, 40, 116, 125
Adenylcyclase 33, 43
ADH 33, 34, 35, 43, 45, 63
Adipositas 81, 82
Adrenalin 31, 32, 42, 45, 64
Aldosteron 40, 43, 44, 45, 52, 63
Alltagsblutdruck 125, 126
Altershypertonie 49, 136, 137
Altershypotonie 136, 137
AMP 31, 43
Anamnese
  Hypertonie 59, 61, 62
  Hypotonie 59, 61, 62
Angiotensin 31, 32, 33, 34, 35, 43, 49, 63
Angiotensinasen 43
Angiotensinogen 34, 43, 49
Armumfang 14
Arrhythmie 15
Arteriolen 24, 25, 26, 32, 43
Arteriosklerose 14, 15, 60, 61, 71, 73, 133, 137, 138
Athletiker 78, 79
ATP 33
Auskultatorische Lücke 14
Automatische Meßgeräte 11, 18, 19
Axomreflexe 37

Biokybernetik 36, 40, 122
Blutdruck
— amplitude 25, 26, 77
— Basisdruck 118, 119, 120, 121, 122
— diastolisch 42, 43, 75, 76
— differenzen
  rechter Arm 87, 88
  linker Arm 87, 88
— Einschwingungsformen 39
— Geschlecht 75, 76, 77
— anstieg 32, 34, 35
— jahreszeitlicher 84
— beim Kind 15
— Meßmethoden 8, 9, 10, 11
— messung am Bein 14
— Körperlage 106, 107, 108
— Mitteldruck 13, 14, 66, 67, 77
— Normalwerte 75, 76, 77, 78
— regulation 23, 28, 30, 31, 33, 36, 37, 38, 39
— Rhythmen 38
— Schweregrade 56, 57
— selbstmessung 15, 16, 17, 18, 19, 20, 21, 22, 50, 57, 58, 81
— senkung 32, 34, 35
— 24-Stundenrhythmus 91, 92, 93, 94
— systolischer 42, 43, 75, 77
— wellen 38, 67, 68
— zentrale Steuerung 27, 28, 29, 30
Blutvolumen 25, 63, 65, 67, 68, 89
Borderline
— hypertonie 71, 86, 87
— hypotonie 71, 77, 78, 87
Bradykinin 31, 33, 35, 66
BROCA-Index 80, 81, 82

Carotissinus 23, 28, 31, 32, 66
Cerebellum 29
Cholinerg-sympathische Fasern 30
Compliance 5, 101, 113, 117, 127, 128, 129, 134, 137
COMT 42
Convertingenzym 34, 43, 45

Diabetes 78
Diastole 26
Dopamin 31, 32
Dopaminbetahydroxylase 42, 64

Elastischer Widerstand 26, 37, 38, 41
Elektrolytenstoffwechsel 33, 34, 35, 40, 43, 45
Emotion 46, 109, 110, 111, 112, 114, 116, 118
Entspannungsdruck 118, 119, 120, 121, 122, 123
Epidemiologie 1, 47, 53, 73, 141, 142
Erbliche Faktoren 48, 49, 53, 64, 74

Fazilitation 27, 28
Feed back 37, 40, 112, 134, 135
Fehlmessungen 14, 15
FFS 55
Flüssigkeit
  intrazellulär 41, 43, 70
  extrazellulär 41, 43, 45, 70
Formatio reticularis 27, 28, 30
Fundus hypertonicus 50
Funktionelles System 110

Gefäße
— dilatation 27, 28, 29, 30, 31, 34, 35, 38, 41, 64
— Kapazitäts- 24
— konstriktion 31, 34, 38, 41, 43, 64
— radius 26
— schäden 60, 125
— Sphinkter- 23, 26, 30
— Strukturfunktionen 24, 25, 26, 27, 125
— widerstand 26, 34
peripherer 25, 41, 45, 65, 68
Strömungs- 25
Widerstandsgefäße 23, 24, 30, 43
— Windkessel 23, 26
Gelegenheitsblutdruck 120, 122, 123, 124
Genetik 48, 49
Geräte zur Selbstmessung 17, 18, 19
Gewebsmetaboliten 32
Großhirnrinde 27, 28

Handgriptest 86
Hämodynamik 39, 40, 45, 55, 56, 66, 67, 86, 125
Herzfrequenz 39, 68, 98, 99, 112
Herzminutenvolumen 25, 26, 31, 35, 38, 39, 40, 66, 67, 69
Herzzeitvolumen 40, 41, 63, 65
Hippocampus 27, 30, 32
Hirnischämie 66, 125
Histamin 30, 32
Höhenklima 83, 84, 145
Hypertonie 29, 42, 43
— essentielle 43, 44, 50, 51, 52
— Faktoren
ätiologische 52
pathogenetische 52
— Formen 50
— Früherfassung 2, 3
— Grenzwert 86, 87
— labile 86, 87, 100, 101, 102, 103
— maligne 42, 44, 52
— modelle 42, 51
endokrine 51
Natrium- 51
neurogene 51
pressorische Substanzen 51
renale 51
— primäre 127, 128
— Prähypertonie 86, 87
— postorthostatische 70
— Schweregrade 53, 54, 55, 57, 58, 59
— Situationshypertonie 110
— Symptome 59, 60, 61, 62
— Ursachen 51, 52
hormonelle 52
kardiovaskuläre 52
medikamentöse 52
neurogene 52
renale 51
reno-vaskuläre 52

Hypertoniker 53, 84, 85
— Alter 53, 55
— Geschlecht 53, 55
— Inzidenz 53
— Prävalenz 53
— Verteilung 53
Hypoglykämie 29
Hypothalamus 27, 28, 29, 30
Hypotonie 44, 84, 85
— absolute 70
— erbliche Belastung 73, 74
— Formen 64, 65
— Inzidenz 73, 74
— labile 87, 100, 101, 102, 104, 105
— posturale 66
— Prävalenz 73, 74
— relative 70
— Schweregrade 711, 72
— Symptome 59, 60, 16, 62
— Ursachen 64, 65, 66, 67
— Verteilung 73, 74
Hypovolämie 65
Hypoxie 32, 83, 125, 126

Informationsverarbeitung 36, 37, 38
Inhibition 28
Intraarterielle Druckmessung 11
Inzidenz 53, 73, 74

Kallikrein-Kinin 33, 34, 35, 44
Kapillaren 23, 26
Katecholamine 31, 32, 33, 34, 35, 64
Klima 82, 83, 84
Kohlenhydratstoffwechsel 47, 49, 55, 61, 71
Konflikt 110, 111, 117
Konsultationshäufigkeit 137, 138
Körpergewicht 80, 81, 82
Körperliche Belastung 14, 72, 86, 90, 93, 99, 125
Koronarinsuffizienz 5, 60, 61, 125
Kortex 30
Kosten — Nutzen 3
Kosten — Wirksamkeit 3
Kreislauf
— aktive Substanzen 32
— belastung 119, 120, 121
— regulation 27, 28, 46, 64, 67, 89, 90, 94, 96, 120, 121
Kurzzeitregulierung 28
Langzeitregulierung 33
Autoregulation 32, 39

Lagewechsel 39
Leptosomen 78, 79
Limbisches System 30, 68
Lipidstoffwechsel 47, 49
Lokale Regulation 30, 32

Maladaptation 47
Manschettenbreite 9

MAO 42
Medikationsverhalten 128, 129, 130
Medulla obl. 27, 28, 29
Membranmanometer 11
Menopause 75
Menstruationszyklus 89, 90
Mesencephalon 28, 29, 30
Meßeinheiten 7, 8
Mischtypen 79, 80
Mosaiktheorie 42

Natrium 33, 41, 43, 44, 49, 63
Nerventätigkeit 28, 29, 30, 57, 110–115
Neurose 111, 112, 116, 118
Neurotransmitter 31, 34
Niere 32, 33, 51, 61
Noradrenalin 28, 31, 33, 35, 42, 43, 64, 65, 67, 69
Notfallsituation 41

Ökologie 141, 142
Orthostase 39, 65, 67, 68, 69, 70, 71, 120, 121, 122
Ovulationshemmer 49, 50

Parasympathikus 30, 40, 45, 67
Pathophysiologie
– Hypertonie 42
– Hypotonie 63
Perpetuierung 46, 47, 52
Prävalenz 3, 5
Prostacyclin 33, 34, 44, 45
Prostaglandine 31, 33, 34, 35, 44, 74
Psychosomatik 37, 47, 111, 116
Psycho-soziale Faktoren 46, 116, 125, 144, 145
Psychotherapie 47
Pykniker 79, 80

Quecksilbermanometer 10

RAAS 32, 35, 43
Regelgröße 26, 37, 38
Renin 30, 32, 34, 43, 49, 63
Rezeptoren 66, 67
– Alpha 30, 31, 43, 137
– Baro 28, 29, 30, 32, 36, 41, 46, 52, 126
– Beta 30, 31, 43
– Chemo 28, 32
– Presso 30
– Vorhof 30
Risikofaktoren 6, 51, 60, 61, 65, 78, 79, 81, 90
Rückenmark 28

Salz-Stoffwechsel 27, 34, 45, 47
Sauerstoffverbrauch 24, 83, 84
Schallphänomen 10
Schlagvolumen 26, 40, 68
Schock 15
Schwangerschaftshochdruck 49, 50
Screening 2, 3, 54, 60, 61, 132
Serotonin 31, 33
SHR 29, 48, 49
Sympathiko-adrenales System 31, 35, 42, 45, 67, 68
Stammganglien 27
Statistische Verfahren 8
Streß 37, 38, 45, 46, 111, 113
Sympathikus 27, 28, 29, 30, 43, 68

Tachykardie 60, 61, 66, 67, 72, 87, 98, 99
Thalamus 28
Telemetrie 12
Therapie 127, 128, 129, 130, 131, 132, 133, 134, 135, 136
Therapieversager 2
Thromboxan 44
Tractus soltarii 28, 32

Übergewicht 80, 81, 82
Ultraschallgeräte 11

Vagus-Tonus 31, 66, 67
Valsalva 66
Vanillin-Mandelsäure 42
Vasomotorische Bahnen 29
Vasomotorenzentrum 37, 38, 40, 41
Vasopressin 28, 31
Vasovagale Synkope 67, 68
Vegetative Funktionen 97, 98, 99, 100
– Blasendruck 98, 100
– Koitus 99, 100
– Laparoskopie 99, 100
– Nahrungsaufnahme 98, 100
– Rektaler Druck 98, 100
– Rektoskopie 99, 100
Vegetatives Nervensystem 32, 33
Venen 24, 25, 26, 30, 34, 45, 63, 66
– Rückfluß 66
Vermaschter Regelkreis 40
Volumenregulation 41

Wasserhaushalt 33, 34, 35, 40, 41, 45, 63
WHO-Stadieneinteilung 1, 58, 59

Zivilisation 47
ZNS 28, 29, 30, 37

MIX
Papier | Fördert gute Waldnutzung
FSC® C083411

Zeitfracht Medien GmbH
Ferdinand-Jühlke-Straße 7
99095 Erfurt, Deutschland
produktsicherheit@kolibri360.de